Dr. Jan-Peter Jansen (Hrsg.)

Schmerzmedizin kompakt

1. Auflage

Mit Beiträgen von Dr. Andrea Denk, Berlin; Dr. Tatjana Dessoy, Berlin; PD Dr. Jacqueline Detert, Templin; PD R. Charly Gaul, Frankfurt a.M.; Dr. Hans-Ulrich Giesen, Solingen; Jan-Peter Jansen, Berlin; Dr. Johan Kroeger, Berlin; Dr. Angelika McDaniel, Berlin; Dr. Kerstin Mechtel, Berlin; PD Dr. Lars Neeb, Berlin; Dr. Raymund Pothmann, Hamburg; Dr. Hans-Bernd Sittig, Geesthacht; PD Dr. Thomas Wieser, Berlin

ELSEVIER

Elsevier GmbH, Bernhard-Wicki-Str. 5, 80636 München, Deutschland
Wir freuen uns über Ihr Feedback und Ihre Anregungen an kundendienst@elsevier.com

ISBN 978-3-437-23642-6
eISBN 978-3-437-18336-2

1. Auflage 2023

Wichtiger Hinweis
Die medizinischen Wissenschaften unterliegen einem sehr schnellen Wissenszuwachs. Der stetige Wandel von Methoden, Wirkstoffen und Erkenntnissen ist allen an diesem Werk Beteiligten bewusst. Sowohl der Verlag als auch die Autorinnen und Autoren und alle, die an der Entstehung dieses Werkes beteiligt waren, haben große Sorgfalt darauf verwandt, dass die Angaben zu Methoden, Anweisungen, Produkten, Anwendungen oder Konzepten dem aktuellen Wissensstand zum Zeitpunkt der Fertigstellung des Werkes entsprechen.
Der Verlag kann jedoch keine Gewähr für Angaben zu Dosierung und Applikationsformen übernehmen. Es sollte stets eine unabhängige und sorgfältige Überprüfung von Diagnosen und Arzneimitteldosierungen sowie möglicher Kontraindikationen erfolgen. Jede Dosierung oder Applikation liegt in der Verantwortung der Anwenderin oder des Anwenders. Die Elsevier GmbH, die Autorinnen und Autoren und alle, die an der Entstehung des Werkes mitgewirkt haben, können keinerlei Haftung in Bezug auf jegliche Verletzung und/oder Schäden an Personen oder Eigentum, im Rahmen von Produkthaftung, Fahrlässigkeit oder anderweitig übernehmen.
Obwohl alle Werbemittel mit ethischen (medizinischen) Standards übereinstimmen, stellt die Erwähnung in dieser Publikation keine Garantie oder Anerkennung der Qualität oder des Wertes dieses Produkts oder der Aussagen der Herstellerfirmen dar.

Für die Vollständigkeit und Auswahl der aufgeführten Medikamente übernimmt der Verlag keine Gewähr.
Geschützte Warennamen (Warenzeichen) werden in der Regel besonders kenntlich gemacht (®). Aus dem Fehlen eines solchen Hinweises kann jedoch nicht automatisch geschlossen werden, dass es sich um einen freien Warennamen handelt.

Bibliografische Information der Deutschen Nationalbibliothek
Die Deutsche Nationalbibliothek verzeichnet diese Publikation in der Deutschen Nationalbibliografie; detaillierte bibliografische Daten sind im Internet über https://www.dnb.de abrufbar.

23 24 25 26 27 5 4 3 2 1

In ihren Veröffentlichungen verfolgt die Elsevier GmbH das Ziel, genderneutrale Formulierungen für Personengruppen zu verwenden. Um jedoch den Textfluss nicht zu stören sowie die gestalterische Freiheit nicht einzuschränken, wurden bisweilen Kompromisse eingegangen. Selbstverständlich sind **immer alle Geschlechter** gemeint.

Planung: Barbara Schweighofer, München
Projektmanagement: Sophie Eckart, München
Redaktion: Willi Haas, München
Bildredaktion und Rechteklärung: Katja Sieger-Schauer, München
Herstellung: Der Buchmacher, Arthur Lenner, Windach
Satz: Thomson Digital, Noida/Indien
Druck und Bindung: Drukarnia Dimograf Sp. z o. o., Bielsko-Biała/Polen;
Umschlaggestaltung: SpieszDesign, Neu-Ulm
Titelfotografie: © Viktoria Proskurina - stock.adobe.com

Aktuelle Informationen finden Sie im Internet unter **www.elsevier.de**

J.-P. Jansen (Hrsg.)

Schmerzmedizin kompakt

Geleitwort

Der wissenschaftliche Zugewinn im Bereich der Schmerzforschung und -therapie ist in den letzten Jahren unaufhaltsam vorangeschritten. Dies gilt einerseits für innovative pathophysiologische Konzepte zur Entstehung chronischer Schmerzen, die den Weg für eine zukünftige Individualisierung der Schmerzmedizin ebnen. Zum anderen wurden zahlreiche neue medikamentöse wie auch nichtmedikamentöse Therapieansätze in der Schmerzmedizin etabliert. Chronischer Schmerz hat erstmals als eigenständige Erkrankung Eingang in die neue ICD-11-Klassifikation gefunden. Durch diesen wichtigen Schritt wird die epidemiologische Schmerzforschung revolutioniert werden.

Um dieses enorme Volumen von neuen Erkenntnissen in den praktischen Alltag umsetzen zu können, ist ein präzise geschriebenes, fokussiertes, aber auch verständliches Lehrmedium erforderlich, das im interdisziplinären Ansatz alle Aspekte der Schmerzmedizin abbildet.

Dieses ambitionierte Ziel ist mit dem Buch „Schmerzmedizin kompakt" auf hervorragende Weise umgesetzt worden. Dieses Multiautorenwerk ist ein Plädoyer für präzise Diagnostik, interdisziplinäre Herangehensweise und mechanismenbasierte Therapieoptionen in der Schmerzmedizin, alles Aspekte, die für eine optimale Versorgung unserer Schmerzpatienten essenziell sind.

Ich möchte alle an diesem Werk Beteiligten für dieses hervorragende Buch beglückwünschen und wünsche den Leserinnen und Lesern viel Spaß und Freude bei der intellektuellen Auseinandersetzung mit den vielen neuen Erkenntnissen und beim Umsetzen des neuen Wissens in die tägliche Praxis.

Kiel, Frühjahr 2023
Prof. Dr. Ralf Baron

Vorwort

Erst seit 2017 ist die Ausbildung in der Schmerztherapie als eigenes Fach in das Studium der Allgemeinmedizin hinzugetreten. Seitdem haben an den Universitäten also dementsprechende Lehrinhalte ihren Platz und sind auch Bestandteil der Prüfungen.

Das Fach hat sich rasch interdisziplinär entwickelt. Zu vielen Fragen gibt es inzwischen Antworten oder wenigstens intelligente Gedanken.

Der neue ICD-11 spiegelt eine Anzahl dieser Neuerungen auch wider: Die Schmerzdiagnosen werden in einem eigenen Kapitel abgebildet, die Dichotomie von Körper und Seele wird hier aufgehoben.

Es existieren zahlreiche völlig neue Therapieprinzipien, die bisherige, Jahrzehnte stabil scheinende Überzeugungen und Handlungsempfehlungen vom Kopf auf die Füße stellen. Einiges war undenkbar: die Behandlung neuropathischer Schmerzen mit Capsaicin-Folie, die Migräneprophylaxe mit Antikörpern oder gar die Neuromodulation mit wiederaufladbaren Aggregaten.

Auch die Vorstellungen zum Thema „Wann trifft der Schmerz wo und wie das Bewusstsein?" hat inzwischen völlig neue Facetten bekommen. Die thalamokortikale Projektion, der Begriff Neuroplastizität sowie auf- und absteigende Schmerzbahnen und deren Modulation sind nunmehr fester Bestandteil unserer theoretischen Kenntnisse. Dies führt aber auch zu völlig neuen Erklärungsmodellen im Bereich der tatsächlich realisierbaren Schmerztherapie. Diese hat sich inzwischen vom Hobby einiger Anästhesiologen, die endlich mit ihren Patienten auch mal mehr sprechen wollten, zu einer handfesten Wissenschaft entwickelt, die selbst langjährig mit dem Thema Beschäftigte stets mit Neuigkeiten zu überraschen in der Lage ist.

„Schmerzmedizin kompakt" soll das Wichtigste und Neueste für nicht spezialisierte Kolleginnen und Kollegen fokussiert veranschaulichen, um in der Behandlung komplexer Erkrankungen voranzukommen. Eine gute Lesbarkeit und kompakte Darstellungsweise, die Integration der tatsächlich aktuellen Überzeugungen sowie praktische Tipps runden das Bild einer intelligenten Zusammenfassung und Darlegung der entsprechenden Zusammenhänge ab.

Ich danke allen, die Texte erarbeitet und geschrieben haben, sowie dem Elsevier-Verlag mit seinen hochprofessionellen Mitarbeiterinnen und Mitarbeitern. Ich danke aber auch allen Beteiligten für ihre Geduld und „mediterrane Gelassenheit" bei der Arbeit an dem Buch, welche auch Covid während der Pandemie nicht stoppen konnte.
Ich wünsche Ihnen viel Freude beim Lesen, Erfahren und natürlich in der Schmerzmedizin!

Berlin, Frühjahr 2023
Dr. Jan-Peter Jansen

P. S.: Auf Wunsch des Verlags wurde im Buch eine gendergerechte Sprache umgesetzt.

Benutzerhinweise

Kernaussagen
Das Wichtigste zu jedem Kapitel in Stichworten

INFO
Hintergrundinformationen und Ergänzungen zum vorgestellten Thema.

PRAXISTIPP
Hinweise zur therapeutischen Praxis

LEITLINIE
Leitlinien und Empfehlungen der wissenschaftlich-medizinischen Fachgesellschaften

MERKE
Wichtige Zusatzinformationen

BEISPIELE
Patientenfälle aus der Praxis

CAVE
Warnhinweise

Fehler gefunden?

An unsere Inhalte haben wir sehr hohe Ansprüche. Trotz aller Sorgfalt kann es jedoch passieren, dass sich ein Fehler einschleicht oder fachlich-inhaltliche Aktualisierungen notwendig geworden sind.
Sobald ein relevanter Fehler entdeckt wird, stellen wir eine Korrektur zur Verfügung. Mit diesem QR-Code gelingt der schnelle Zugriff.

https://else4.de/978-3-437-23642-6

Wir sind dankbar für jeden Hinweis, der uns hilft, dieses Werk zu verbessern. Bitte richten Sie Ihre Anregungen, Lob und Kritik an folgende E-Mail-Adresse: kundendienst@elsevier.com

Adressen

Dr. Jan-Peter Jansen
Schmerzzentrum Berlin
Schönhauser Allee 172a
10435 Berlin

Dr. Hans-Bernd Sittig
Schmerzzentrum Stade
Bunteskamp 5A
21502 Geesthacht

PD Dr. Lars Neeb
Helios Global Health
Friedrichstraße 136
10117 Berlin

Dr. Johan Kroeger
Schmerzzentrum Berlin
Schönhauser Allee 172a
10435 Berlin

Dr. Andrea Denk
Schmerzzentrum Berlin
Schönhauser Allee 172a
10435 Berlin

Dr. Tatjana Dessoy
Schmerzzentrum Berlin
Schönhauser Allee 172a
10435 Berlin

Dr. Hans-Ulrich Giesen
St. Lukas Klinik
Schwanenstraße 132
42697 Solingen

Dr. Kerstin Mechtel
Schmerzzentrum Berlin
Schönhauser Allee 172a
10435 Berlin

PD DR. Jacqueline Detert
Rheumatologisch-immunologische Praxis
Lychener Straße 65
17268 Templin

Dr. Raymund Pothmann
delfin-kids Kinderschmerztherapie
Alsterdorfer Markt 8
22297 Hamburg

PD Dr. Charly Gaul
Kopfschmerzzentrum Frankfurt
Dalbergstraße 2a
65929 Frankfurt am Main

Dr. Angelika McDaniel
Ärztehaus in Zehlendorf
Potsdamer Chaussee 80
14129 Berlin

PD Dr. Thomas Wieser
Turmstraße 21
10559 Berlin

Abkürzungen

ACC	Acetylcystein
ACG	Akromioklavikulargelenk
ACPA	antizitrullinierter Proteinantikörper
ACTH	adenotropes Hormon
ADH	antidiuretisches Hormon
ADL	Activities of Daily Living
ASS	Acetylsalizylsäure
AZ	Allgemeinzustand
BESD	Beurteilung von Schmerzen bei Demenz
BfArM	Bundesinstitut für Arzneimittel und Medizinprodukte
cAMP	zyklisches Adenosinmonophosphat
CCP	zyklisches zitrulliniertes Peptid
CGRP	Calcitonin Gene-related Peptide
COX-2	Cyclooxygenase-2
CPSP	Chronic Postsurgical Pain
CREST	Calcinosis Cutis, Raynaud's Phenomenon, Esophageal Involvement, Sclerodactyly, Teleangiectasia
CRP	C-reaktives Protein
CRPS	Chronic Regional Pain Syndrome
CT	Computertomografie
CTZ	Chemorezeptoren-Triggerzone
CX	Chemotherapie
d	Tag(e)
DBS	Durchbruchschmerz
DDD	Daily Defined Dose
DGN	Deutsche Gesellschaft für Neurologie
DIA-S	Depression im Alter-Skala
DLA	diagnostische Lokalanästhesie
DMARD	Disease Antirheumatic Drugs
DMKG	Deutsche Migräne- und Kopfschmerzgesellschaft
DSG	Deutsche Schmerzgesellschaft
EMA	European Medicines Agency
FBSS	Failed Back Surgery Syndrome
FMS	Fibromaylgie-Syndrom
FORTA-Liste	Fit fOR The Aged-Liste
GABA	Gamma-Aminobuttersäure
GDS	Geriatrische Depressionsskala
GHG	Glenohumeralgelenk
h	Stunde(n)
HADD	Hydroxylapatit-Ablagerungserkrankung
HAGL	humerale Avulsion des glenohumeralen Ligaments
HRDT	Herzrhythmusstörungen
IAS	International Association for the Study of Pain
ICD	International Classification of Diseases
ISG	Iliosakralgelenk
J.	Jahr(e)
KG	Körpergewicht
KHK	koronare Herzerkrankung
KST	Kopfschmerz vom Spannungstyp
LA	Lokalanästhetikum
LAO	Long Acting Opioids
LJ	Lebensjahr
M./Mm.	Muskel/n
MCP	Metoclopramid
MDK	medizinischer Dienst der Krankenversicherungen
min	Minute(n)
MPS	myofasziales Schmerzsyndrom
MRT	Magnetresonanztomografie
MS	Multiple Sklerose
MSS	muskuloskelettale Schmerzen
NMDA-Rezeptor	N-Methyl-D-Aspartat-Rezeptor
NPP	Nucleus-pulposus-Prolaps
NRS	numerische Rating-Skala
NSAR	nichtsteroidale Antirheumatika
OF	osteoporotische Fraktur
OIC	opioidinduzierte Obstipation
PAMORA	Periphally Acting Morphin-Opioid-Receptor Antagonists
pAVK	periphere arterielle Verschlusskrankheit
PEG	Polyethylenglykol
PG	Prostaglandine
PIM	potenziell inadäquate Medikation
PMR	Progressive Muskelentspannung
PPI	Protonen-Pumpen-Inhibitor
PRT	periradikuläre Therapie
PSPS	Persistent Spinal Pain Syndrome
QST	quantitative sensorische Testung
ROO	Rapid Onset Opioids
RX	Strahlentherapie
s	Sekunde(n)
SAO	Short Acting Opioids
SAPHO	Synovitis/Akne/Pustulose/Hyperostose/Osteitis
SAPV	spezialisierte ambulante palliativmedizinische Versorgung
SCS	Spinal Cord Stimulation
SEA	spontane elektrische Aktivität
SLAP	Superior Labrum Anterior-Posterior
SLE	systemischer Lupus erythematodes
SSD	Somatic Symptom Disorder
STH	somatotropes Hormon
TD	Tagesdosis
TENS	transkutane elektrische Nervenstimulation
TIA	transitorische ischämische Attacke
TLA	therapeutische Lokalanästhesie
TMD	Tagesmaximaldosis
TTS	transdermales therapeutisches System
VAS	Visuelle Analogskala
VIP	vasoaktives intestinales Peptid
VRS	Verbal Rating-Skala
WHO	World Health Organization
ZNS	zentrales Nervensystem

Abbildungsnachweis

Der Verweis auf die jeweilige Abbildungsquelle befindet sich bei allen Abbildungen im Werk am Ende des Legendentextes in eckigen Klammern. Alle nicht besonders gekennzeichneten Grafiken und Abbildungen © Elsevier GmbH, München.

E1026	Travell, Simons & Simons' Myofascial Pain and Dysfunction: The Trigger Point Manual. Wolters Kluwer, 3. A. 2018.
F807-003	Srinivasan, M. et al.: Trigger Point Injections. In: Physical Medicine and Rehabilitation Clinics of North America, Vol. 33, Issue 2, Pages 307–333. Elsevier 2022.
G1228	Magerl, W., Treede, RD. (2011). Physiologie von Nozizeption und Schmerz. In: Kröner-Herwig, B., Frettlöh, J., Klinger, R., Nilges, P. (eds) Schmerzpsychotherapie. Springer, Berlin, Heidelberg.
H156-002	Gaul, C.: Clusterkopfschmerzen – Bewährtes und Neues. In: Der Schmerz 34, 511–516. Springer Nature, 2020.
L141	Stefan Elsberger, Planegg
L190	Gerda Raichle, Ulm
L231	Stefan Dangl, München
M1197	Dr. med. Andrea Denk, Schmerzzentrum Berlin
M1198	Dr med Hans-Ulrich Giesen, Solingen
M1205	PD Dr. med. Jacqueline Detert, MHBA, Templin
P485/P486	Prof. Dr. Dr. Walter Zieglgänsberger, Max-Planck-Institut für Psychiatrie / Prof. Dr. Dr. Herta Flor, Institut für Neuropsychologie und Klinische Psychologie, Zentralinstitut für Seelische Gesundheit
T873	Prof. Dr. Martin Trepel, Augsburg
V1011	Dololen UG, Berlin
W867-002	Bundesärztekammer (BÄK), Kassenärztliche Bundesvereinigung (KBV), Arbeitsgemeinschaft der Wissenschaftlichen Medizinischen Fachgesellschaften (AWMF). Nationale VersorgungsLeitlinie Nicht-spezifischer Kreuzschmerz – Langfassung, 2. A. Version 1. 2017 [cited: 2023.02.23]. DOI: 10.6101/AZQ/000353. www.kreuzschmerz.versorgungsleitlinien.de.
W1214	StatConsult – Gesellschaft für klinische und Versorgungsforschung mbH, Magdeburg

Inhaltsverzeichnis

KAPITEL

1 Physiologische Grundlagen

Jan-Peter Jansen

Kernaussagen

- Schmerz ist eine Summe von Sinneswahrnehmungen.
- Diese werden zentral verarbeitet, moduliert und wahrgenommen.
- Schmerz ist eine angeborene Qualität, gehört aber auch zum Lernen dazu.
- Schmerz mobilisiert Reserven des Körpers, um ihn – durch Flucht oder Kampf – aktiv zu verteidigen und zu schützen.
- Durch Freisetzung verschiedener Botenstoffe wird die Schmerzschwelle moduliert.
- Auch das Immunsystem wird aktiviert und stellt Ressourcen zur Verfügung.

1.1 Schmerz als protektives System

Schmerz ist eine angeborene Fähigkeit, auf überstarke und/oder schädigende Reize von außen und von innen mit Aufmerksamkeit und ggf. Verteidigung, Schutz, Abwehr oder Flucht zu reagieren. Die Integrität des Körpers soll durch Vermeidung von Schmerzreizen geschützt und Schaden von ihm abgewendet werden. Als Reaktion auf Schmerz werden die Schmerzschwellen durch Stresshormone (Adrenalin, Noradrenalin, Kortison) angehoben. Die Kortex-Hypothalamus-Adenohypophysen-Achse setzt adenotropes Hormon (ACTH) und Glukokortikoide frei, der Hypophysenhinterlappen antidiuretisches Hormon (ADH) und somatotropes Hormon (STH). Sie steigern den Blutdruck und die Herzfrequenz. Die Gefäße werden verengt und das Blutvolumen erhöht. Glukose, Milchsäure und freie Fettsäuren erscheinen vermehrt im Blut. Auch die gesteigerte Aktivität des autonomen Nervensystems ist eine Folge von Schmerz: Alles im Körper stellt sich darauf ein, diesen wahrzunehmen, abzuwehren (Freye 2002) oder durch Flucht oder Kampf zu vermeiden.

Die kleinsten und primitivsten Lebewesen spüren keinen Schmerz. In der Evolution gab es also offensichtlich einen Punkt, ab dem die Komplexität der sich entwickelnden Organismen auch eine Diskriminierung der auf sie einwirkenden äußeren und dann inneren Signale erforderte, um zwischen bedrohlichen und weniger bedrohlichen zu unterscheiden.

Biologisch gesehen handelt es sich bei „Schmerz" um ein eigenes, komplexes System, um diesen Reiz zu erfassen, zu bewerten (bzw. zu verarbeiten), mit Emotionen und Komponenten aus der „Wissensdatenbank" des Organismus zu verknüpfen und letztendlich dem Individuum Möglichkeiten zu geben, auf diesen Schmerz zu reagieren.

Der Schmerz dient also als ein „Frühwarnsystem" für den Organismus, um möglichen Schaden von ihm abzuwenden. Dies geschieht zum Beispiel, wenn die auf den Organismus einwirkenden Reize so stark sind, dass dessen Integrität in Gefahr ist – etwa große Hitze bei einem Waldbrand, die uns zur Flucht in eine weniger heiße Umgebung animiert. Auch bei der Nahrungsaufnahme wird zwischen „zu heiß" und „zu kalt" unterschieden. Gerät eine Extremität in bedrohliche Nähe zu einer Hitzequelle, erfolgt die Umschaltung der Signale bereits auf ein Motoneuron, wenn der Kortex davon noch gar nichts „erfahren" hat.

Schmerzen können aber auch zielgerichtete Handlungen nach einer komplexen Analyse auslösen: Zum Beispiel führen Kopfschmerzen dazu, dass das Individuum (mit ausreichendem Bewusstsein gesegnet) darüber entscheidet, ob es eine Kopfschmerztablette nimmt – oder eben nicht.

Die zeitliche Dimension des Schmerzes entwickelt noch andere Qualitäten: Dauert der Schmerz unverändert an, z. B. länger als drei Monate, dann gilt er als chronisch. Er verliert seine Warnfunktion und erhält die Qualität einer eigenen Krankheitsentität.

Diese „Erkenntnisse" sind relativ neu. Noch im 19. bis ins 20. Jahrhundert hinein wurde zwischen **körperlichem** und **seelischem** Schmerz unterschieden. Erst gegen Ende des 20. Jahrhunderts gab man diese Dichotomie auf. Es dauerte bis zur ICD-11, die am 1. Januar 2022 in Kraft trat, dies auch in den Klassifikationen abzubilden. Die beteiligten Fachgesellschaften hinken mit ihren sich erst langsam weiter entwickelnden „Lehrgebäuden" und den überholten Krankheitsmodellen etwas hinterher, weil es einiger Generationen von Medizinstudent*innen bedarf, um diese Veränderungen in der Auffassung auch fest zu etablieren.

MERKE

Die Fähigkeit, Schmerz zu empfinden und auf ihn differenziert zu reagieren, gehört zu den wesentlichen Merkmalen intelligenten Lebens. Schmerzwahrnehmung schützt den Körper, unterstützt Lernprozesse zu seiner weitgehenden Vermeidung und dient damit der sicheren weiteren Existenz des Individuums.

Die Intensität der Schmerzwahrnehmung steht nicht im engen Zusammenhang mit der Intensität der Schmerzen, sondern korreliert mit der Intensität der Schmerzverarbeitung im zentralen Nervensystem (ZNS). Diese kann bei einer Chronifizierung stark moduliert werden. Dabei spielt Serotonin eine entscheidende Rolle auf den verschiedenen Etappen der Schmerzmodulation und -wahrnehmung (Kugler 2014).

1.2 Schmerzleitung, Schmerzbahnen

1.2.1 Nozizeptive Afferenzen

Jeder komplexere Organismus kann mit der Umwelt kommunizieren: Das ist eine Grundvoraussetzung für die Entwicklung „höherer" Lebensformen. Es wurde immer behauptet, dass Wirbellose keine Schmerzen empfinden. Dies wurde in jüngster Vergangenheit aber widerlegt: Auch Fadenwürmer, Ringelwürmer und Weichtiere haben Nozizeptoren. Bei den Insekten weiß man es mit Sicherheit von der Fruchtfliege, dass sie Nozizeptoren besitzt und damit eine Ausnahme bildet. Die Größe des Gehirns ist nicht entscheidend, ob ein Lebewesen Schmerz empfinden kann oder nicht (Chittka und Niven 2009).

Nozizeptoren sind freie Nervenendigungen oder auch bestimmte Nervenstrukturen, die Schmerzreize wahrnehmen und in elektrische Signale umwandeln. Man unterscheidet **Mechano-, Chemo-, Thermo-** und **polymodale Rezeptoren.** Sie können durch andere Botenstoffe des Körpers aktiviert (z. B. durch Prostaglandine), aber auch gehemmt (z. B. Kortison, Endorphine) werden.

Wichtige, den Körper bedrohende Schmerzreize werden sehr schnell wahrgenommen und weitergeleitet (übliches Beispiel: die Hand auf der Herdplatte …). Periphere Maßnahmen (z. B. Lokalanästhesie, Behandlung mit Capsaicin, Salben mit Lidocain, ASS, Ambroxol oder auch Ketamin, Kältereize) können die Aktivität der Nozizeptoren hemmen (Chittka und Niven 2009).

Es gibt zahlreiche Körperregionen, die nicht mit Nozizeptoren versorgt sind. Dazu gehört z. B. das Großhirn, es ist schmerzunempfindlich. Schmerzen – z. B. bei Migräne – entstehen beispielsweise durch Volumenänderungen in der Schädelkapsel und den damit verbundenen Zug an Hirnhäuten und/oder Blutgefäßen.

Auch die Bandscheiben – als Krankheitsmodell seit den 1960er Jahren fest in der Überzeugung der Bevölkerung etabliert – sind schmerzunempfindlich. Man hatte zunächst angenommen, dass degenerierende Bandscheiben einen Wachstums- und Lockstoff für Nervenfasern abgeben, der das Wachstum von C-Fasern in die entsprechenden Bandscheiben fördert und damit für deren Empfindlichkeit und die Entstehung von Schmerzsignalen verantwortlich ist.

1.2.2 Schmerzweiterleitung

Die Informationsübertragung aus der Peripherie erfolgt über zwei Nervenfasertypen: Aδ- und C-Fasern.

„Wichtige", akute Schmerzen werden durch die **Aδ-Fasern** schnell mit einer Geschwindigkeit von 20–30 m/s weitergeleitet. Sie sind für den „frühen, hellen" Schmerz verantwortlich. Die erste Schaltstelle dieser Fasern befindet sich im Spinalganglion. Hier können bereits Umschaltungen auf Motoneurone erfolgen, die motorisch-reflektorisch Reaktionen ermöglichen (z. B. Zurückziehen der Hand von der heißen Herdplatte). Von hier führen die Fasern über das Hinterhorn des Rückenmarks in den Thalamus. Dann werden der sensomotorische Kortex und das limbische System angesteuert (Bernatzky 2009).

Erst ca. 0,3 s später erreichen über die **C-Fasern** vermittelte Schmerzsignale das Großhirn. Sie sind für den „verzögerten, dumpf-quälenden" Schmerz verantwortlich: Über Querverbindungen zum limbischen System werden die thalamokortikalen Projektionen mit Gefühlsqualitäten versehen. Die Betroffenen beschreiben den Schmerz z. B. als „quälend" und „demoralisierend". Diese Schmerzqualitäten sind häufig peinigender als die Schmerzintensität an sich.

Der Thalamus ist in unserem Gehirn das Organ für die zentrale Verarbeitung und Vernetzung der eingehenden schmerzrelevanten Signale: Hier trifft der Schmerz das „Bewusstsein" (➤ Abb. 1.1).

1.2.3 Absteigende Bahnen

Über deszendierende Bahnen können die Schmerzen **moduliert** werden (die subjektive Wahrnehmung korreliert üblicherweise nicht mit der Reizintensität). Das erste Neuron befindet sich im periaquäduktalen Höhlengrau des Mittelhirns. Von hier zieht die Bahn über den Hirnstamm in das tiefere Rückenmark bis zu den Nozizeptoren. Über dieses System wird die zentrale und periphere Gegenregulation aktiviert (z. B. als Vorbereitung auf eine Flucht). Die Nervenfasern können auch zu einer zentralen und peripheren Sensibilisierung wie beim chronischen Schmerz führen. Eine Störung der körpereigenen Schmerzhemmung wird beispielsweise für das Fibromyalgie-Syndrom diskutiert.

Die absteigenden, hemmenden Interneurone schütten Neurotransmitter wie Serotonin oder Noradrenalin aus. Diese wiederum regulieren die Freisetzung von schmerzhemmenden Substanzen wie GABA und endogenen Opioiden. Der zelluläre Mechanismus besteht in einer Bindung des Opioids an den

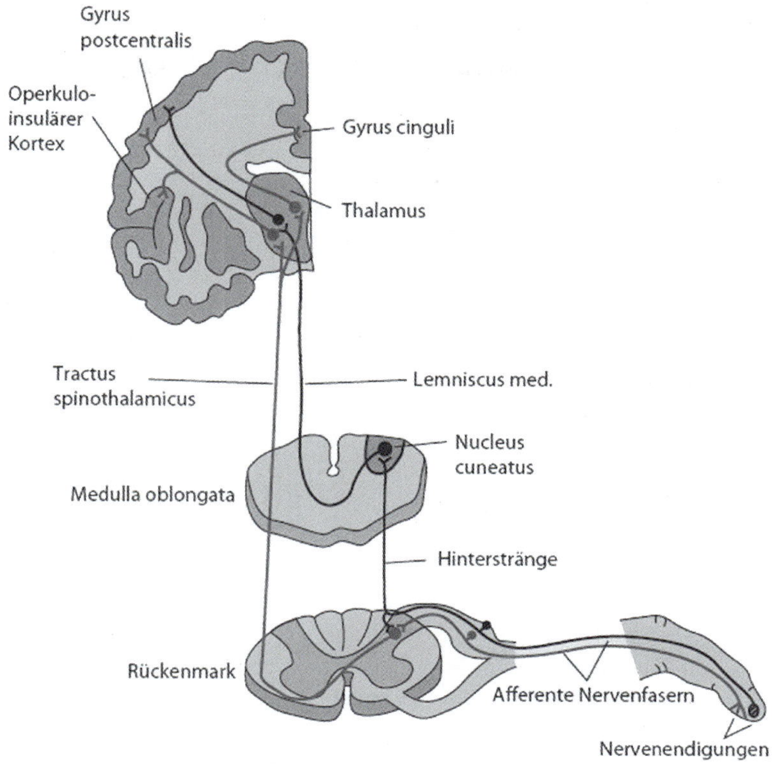

Abb. 1.1 Übersicht über das lemniskale System und seine Bestandteile [G1228]

Opiatrezeptor. Darüber wird ein inhibitorisches G-Protein aktiviert, dieses hemmt cAMP, daraus resultiert eine Öffnung der Kaliumkanäle mit einer Hemmung der zellulären Reagibilität und die Kalziumkanäle schließen sich.

Die absteigenden Bahnen können über diese Mechanismen eine Stabilisierung oder Erhöhung des Ruhepotenzials erzeugen und somit die Weiterleitung von Schmerzsignalen hemmen.

MERKE

Die Wahrnehmung von akuten Schmerzen ist durch die zentripetale Verarbeitung der nozizeptiven Signalkaskade gekennzeichnet. Hier können auf allen Etagen Umschaltungen auf sensorische (Head-Zonen) oder motorische (Reflexe) Bahnen erfolgen. Die Verarbeitung der Signale erfolgt bereits im Bereich des 1. Neurons, welches im Hinterhorn des Rückenmarks sitzt und die eingehenden Signale kontrolliert und neuronal vernetzt. Hier können bereits Umschaltungen auf Motoneurone realisiert werden, aber auch auf andere Nervenarten (Head-Zonen). Absteigende, schmerzhemmende Bahnen können über die Regulation des Ruhepotenzials entweder eine herauf- oder herabgesetzte Erregbarkeit auslösen und somit die Schmerzschwelle bereits auf dieser Ebene kalibrieren.

1.3 Projektion von Schmerzsignalen

Die Reizung eines Schmerzrezeptors führt zu einer Öffnung der Ionenkanäle und damit zu einem Aktionspotenzial, das u. a. von der Höhe des Ruhemembranpotenzials abhängt. Dieses wiederum kann durch absteigende hemmende Schmerzbahnen in Richtung Sensitivierung oder Desensitivierung moduliert werden.

Die in der Peripherie erzeugten Aktionspotenziale in den Schmerzrezeptoren oder auch in den freien Nervenendigungen werden auf verschiedenen Signalwegen in das thalamokortikale System weitergeleitet. Hier sind auf allen Etagen Einflüsse aus den zur Verfügung stehenden Interneuronen möglich und sinnvoll.

Vereinfacht gesagt werden eingehende Schmerzreize in diesem System beispielsweise mit bisher erlebten Schmerzreizen verglichen. Sie werden auf ihre Intensität geprüft und aus der Erfahrung heraus mit einem systemschädigenden Potenzial versehen. Dennoch kann die Schmerzintensität durch deszendierende Mechanismen deutlich gehemmt werden, nämlich, wenn diese z. B. auf der Flucht hinderlich sein könnte. Auch die absolute Schmerzlinderung nach einem akuten Unfallereignis kann als Beispiel herangezogen werden: Der Organismus kann die Gefahrenzone noch bei vollem Bewusstsein verlassen und somit ggf. die weitere Existenz sichern.

Im thalamokortikalen System werden der **laterale** (Schmerzdiskriminierung, Vergleich mit bisherigen Schmerzerlebnissen, „Verleihung" von Schmerzqualitäten) und der **mediale** (schmerzassoziierte Emotionen, ebenfalls Vergleich mit bisherigen Schmerzqualitäten, „Verleihung" von emotionalen Komponenten) Projektionsweg unterschieden. Diese sind für die Bewertung akuter Schmerzreize wichtig.

Auf diesen Projektionswegen erfolgt wahrscheinlich die Unterscheidung zwischen schmerzhaften und nichtschmerzhaften Aktionspotenzialen aus der Peripherie. Diese Mechanismen sind aber noch nicht vollständig geklärt.

Man könnte sich den Thalamus als Beamer vorstellen, der in unserem Kopf einen zentralen Platz einnimmt. Er ist also wie ein Kinoprojektor auf einem Stativ angebracht, seine „Leinwand" ist der Kortex. Bei vollem Betrieb bringt er ein brillantes Bild inkl. Sound auf die gesamte Projektionsfläche, so dass kaum Platz für einen anderen Gedanken bleibt.

Alle schmerzrelevanten Signale erreichen den Thalamus und werden dort entsprechend der Gesamtsituation des Organismus verarbeitet. Dabei wird entschieden, was der Großhirnrinde in welcher Qualität angeboten wird. Der chronische Schmerz ergreift Besitz von allen Strukturen im Großhirn, die er erreichen kann.

Beispiel: Eine Mutter läuft in ein brennendes Haus, um ihr Baby zu retten. Hier wird der Thalamus über die massive Aktivierung der absteigenden, schmerzhemmenden Bahnen dafür sorgen, dass die Mutter mit hoher Motivation ihrer Aufgabe nachgehen kann: Die protektiven Mechanismen werden ausgeschaltet und sie spürt keine Schmerzen. Erst, wenn sie das Baby gerettet hat, bricht die Schmerzhemmung zusammen und sie wird das Ausmaß ihrer eigenen Körperschädigung erahnen können.

Was aber passiert, wenn der „Beamer" in seiner Funktion beeinträchtigt wird? Dies ist das Grundprinzip der multimodalen Schmerztherapie. Alle möglichen vorhandenen „Eingangssignale" des Großhirns werden benutzt, um die Arbeit des Beamers zu modulieren:

- Nutzung der „Grafikkarte": Betroffene malen, um so Ankerbilder zu erzeugen.
- Nutzung der „Soundkarte": Betroffene singen und musizieren.
- Aktivierung des Belohnungssystems: Schmerzkranke bringen ihrem eigenen Sein Aufmerksamkeit entgegen (z. B. durch Achtsamkeitsübungen, progressive Muskelrelaxation, Meditation).

Jeder Betroffene sollte sich aus den vielen Möglichkeiten einen eigenen „Werkzeugkasten" zusammenstellen, um die Leistung seines „Beamers" zu vermindern. Erst dann wird wieder er das Gefühl haben, „Herr im eigenen Haus" zu sein und sich nicht mehr vom allgegenwärtigen Schmerz dominieren lassen.

➤ Abb. 1.2 zeigt den Thalamus und seine Kerngebiete. Die thalamokortikale Projektion hat Verbindungen zu allen entscheidenden Systemen des Großhirns. Hier wird der Schmerz

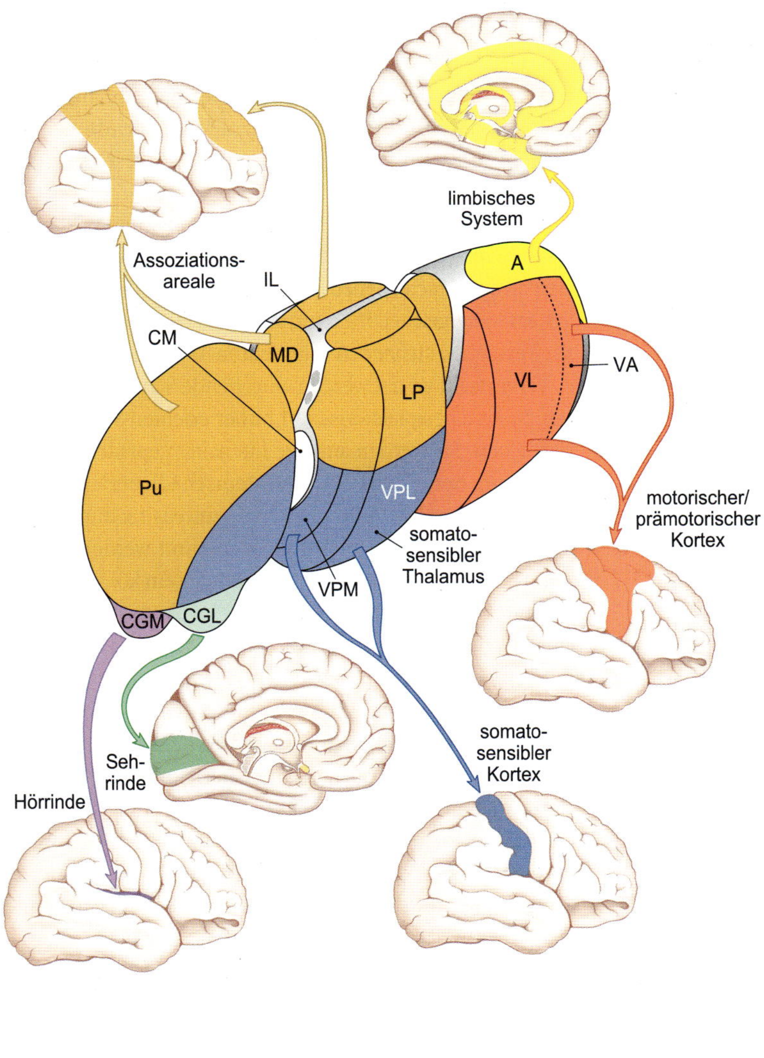

Abb. 1.2 Der menschliche Thalamus und seine Kerngebiete mit kortikalen Projektionen. **A** anteriore Kerngruppe (Faserverbindungen zu limbischen Kortexarealen, vor allem zu Gyrus cinguli und Hippocampus), **CGM** Corpus geniculatum mediale (Faserverbindungen zur Hörrinde), **CGL** Corpus geniculatum laterale (Faserverbindungen zur Sehrinde), **CM** Nucleus centromedianus („unspezifischer" Thalamuskern), **IL** intralaminäre Kerne, **LP** Nucleus lateralis posterior (dorsale Kerngruppe), **MD** Nucleus mediodorsalis (größter Teil der medialen Kerngruppe, Faserverbindungen zum präfrontalen Kortex), **Pu** Pulvinar (dorsale Kerngruppe, Faserverbindungen zu visuellen kortikalen Zentren), **VA** Nucleus ventralis anterior, **VL** Nucleus ventralis lateralis (ventrale Kerngruppe, gemeinsam mit **VA** Faserverbindungen zum motorischen und prämotorischen Kortex), **VPL** Nucleus ventralis posterolateralis (ventrale Kerngruppe), **VPM** Nucleus ventralis posteromedialis (ventrale Kerngruppe, gemeinsam mit **VPL** Projektion zum somatosensiblen Kortex), **VIM** Nucleus ventralis intermedius [T873, L141]

entweder als angenehm (und ggf. sexuell stimulierend) oder unangenehm empfunden. Außerdem wird der Schmerz an dieser Stelle auch mit Emotionen verbunden und dann als „quälend" oder „demoralisierend" wahrgenommen und auch mit diesen Worten beschrieben. Er wird zudem mit bereits erlebten, ähnlichen Informationen verglichen. Wenn die gleichen Signale häufig auftreten, fördert das auch die zentrale Sensibilisierung: Diese Signale können dann – nachdem sie vom aufsteigenden System bereits identifiziert, „markiert" und verstärkt wurden – auch zentral deutlich stärkere Reaktionen auslösen. Dies sind die Grundprinzipien der Chronifizierung von Schmerzen auf zentraler Ebene.

Gleichzeitig werden an dieser Stelle auch alle anderen intrazerebralen Kontakte genutzt. Somit gewinnt der chronische Schmerz einen deutlichen Einfluss auf die Gesamtpersönlichkeit des betroffenen Individuums. Hier werden ggf. alle möglichen Charaktereigenschaften „überschrieben", es kommt zu einer „Persönlichkeitsänderung bei chronischen Schmerzen". Dies ist beispielsweise bei der Begutachtung von Menschen mit chronischen Schmerzen unbedingt zu berücksichtigen (➤ Kap. 14).

MERKE

Schmerzsignale treffen bereits durch im Rückenmark realisierte Modulationen sozusagen „vorbereitet" auf den Thalamus und das Bewusstsein. Durch die thalamokortikale Projektion werden die Schmerzsignale diskriminiert und erhalten durch das limbische System auch eine emotionale Dimension. Zahlreiche andere Interaktionen zwischen den beteiligten Strukturen erklären, warum der chronische Schmerz letztendlich eine starke Wirkung auf die Gesamtpersönlichkeit des betroffenen Organismus hat.

1.4 Chronifizierung

Jeder chronische Schmerz war vermutlich zunächst einmal akut. Das Erleben eines akuten Schmerzes ist also die Voraussetzung für die Entwicklung chronischer Schmerzen.

Was muss aber noch passieren, damit ein Schmerz chronisch wird?

Es scheint bestimmte Rahmenbedingungen zu geben, die das Risiko einer Chronifizierung von akutem Schmerz erhöhen.

Bei einem adäquaten Reiz reagiert die Nervenzelle mit einem Aktionspotenzial (➤ Abb. 1.3). Bei einer Reizfolge reagiert sie mit einer Aktionspotenzialfolge. Intrazelluläre, transskriptive Prozesse sorgen dafür, dass sich in der Nervenzelle bzw. an der Oberfläche die Rezeptorpopulation drastisch verändert: So werden neue, ggf. wesentlich mehr, aber auch leichter ansprechbare Rezeptoren gebildet. Das Ergebnis: Die Nervenzelle wird empfindlicher. Es reicht ein immer kleineres Signal von außen, um Aktionspotenziale auszulösen. Letzten Endes kann die Chronifizierung so weit voranschreiten, dass die Zelle auch ohne Auslöser Aktionspotenziale produziert.

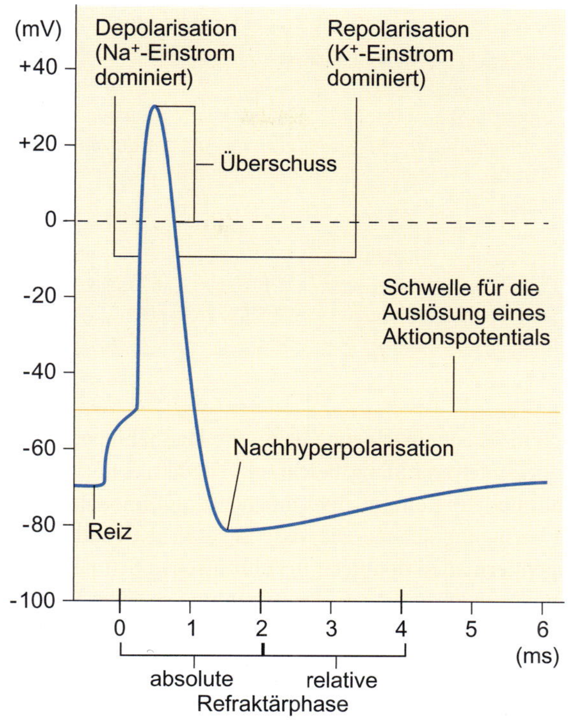

Abb. 1.3 Aktionspotenzial [L190]

Es ist das morphologische Korrelat der Chronifizierung. Dies kann auch auf verschiedenen Ebenen der Schmerzwahrnehmung, -projektion und -zentralisation stattfinden, wie u. a. auch bei der synaptischen Langzeitpotenzierung (Burtschler et al. 2017).

Einen wesentlichen Einfluss haben aber auch alle anderen „Systeme" des Organismus: Eine depressive Grundstimmung kann bspw. deutlich bahnend auf die Chronifizierung wirken. Eine Depression führt zu einer Absenkung der Schmerzschwelle. Ein höherer Bildungsgrad ist immer mit einem besseren Therapieerfolg verbunden. Ein niedriges Einkommen stellt eine Summe negativer Prädiktoren dar.

Folgende Frage während der Erstanamnese bei einer Person mit chronischen Rückenschmerzen öffnet eine **psychosoziale Dimension,** auf die jeder Betroffene eine spontane Antwort geben kann: „Was geht in Ihnen vor, wenn ich Ihnen nun sage: Der Rücken ist ein Tummelplatz der Seele?". Genauso wie die Frage „Was oder wer sitzt Ihnen denn im Nacken?". Andererseits erfährt man mit der Antwort gleichzeitig vieles über die Krankheitsauffassungen der Betroffenen. Wenn die Antwort lautet: „Ich habe da mehrere Bandscheibenvorfälle", ist der somatische Weg geebnet. Wenn aber wie aus der Pistole geschossen kommt: „Die Pflege meiner dementen Mutter überfordert mich deutlich", dann sind auch hier therapeutische Konzepte skizziert (➤ Tab. 1.1).

Insgesamt wird also deutlich, dass die Chronifizierung keine einfache Bedingungsverknüpfung darstellt, sondern alle Bereiche der Existenz einer Persönlichkeit modulierend beteiligt sind. Daher bleibt eine Therapie chronischer Schmerzen

Tab. 1.1 Psychosoziale Faktoren der Schmerzchronifizierung

• Depressivität, Distress (negativer Stress, vor allem berufs-/arbeitsplatzbezogen) • Schmerzbezogene Kognitionen, z. B. Katastrophisieren, Hilf-/Hoffnungslosigkeit, Angst-Vermeidungs-Überzeugungen (Fear-Avoidance-Beliefs), Gedankenunterdrückung (Thought Suppression) • Passives Schmerzverhalten, z. B. ausgeprägtes Schon- und Angst-Vermeidungsverhalten • Überaktives Schmerzverhalten, z. B. beharrliche Arbeitsamkeit (Task Persistance), suppressives Schmerzverhalten • Neigung zur Somatisierung

auch nicht auf einzelne medizinische Maßnahmen, wie z. B. Arzneimittelverordnung, beschränkt, sondern es muss stets ein multimodales Konzept eines möglichst multimodalen Teams zur Verfügung stehen: „Die wissenschaftliche Grundlage wird folgendermaßen definiert: Bei chronischen Schmerzen mit komplexen körperlichen, seelischen und sozialen Folgen ist eine Therapieeinheit von mindestens 100 Stunden notwendig. Unter diesen Voraussetzungen ist die multimodale Schmerztherapie anderen Therapieformen überlegen." (Burtschler et al. 2017)

Dies ist sowohl bei tagesklinischen als auch bei stationären Konzepten zu berücksichtigen. Eine „schnelle" Schmerztherapie gibt es nicht, diese muss im Langzeitergebnis erfolglos bleiben.

Eine Unterbringung der Schmerzpatient*innen in sogenannten „Wechselbetten", die auf anders gewidmeten Stationen stehen, hat sich in der Praxis ebenfalls nicht bewährt. Zahlreiche Krankenhausträger haben daher dieses Konzept verlassen.

Es wäre wünschenswert, dass die stationäre Schmerztherapie ebenso planbar wäre, wie jede andere Fachrichtung der Medizin es aktuell erfährt. Leider ist dies nicht der Fall.

LITERATUR

Burtschler A et al. Multimodale Schmerztherapie für die Behandlung chronischer Schmerzen. Nervenheilkunde. 2017; 36(5): 361–368.

Chittka L, Niven J. Are Bigger Brains Better? Current Biology. 2009; 19(21): R995–R1008.

Freye E. Der Schmerz als Teil des protektiven Systems. In: Opioide in der Medizin. Berlin, Heidelberg: Springer; 2002.

Gillaci G, Pilger B. Schmerzkompendium – Schmerzen verstehen und behandeln. 2. A. Suttgart: Thieme; 2005.

Groh A, Mease R, Krieger P. Wo der Schmerz in das Bewusstsein tritt: das thalamo-kortikale System bei der Schmerzverarbeitung. E-Neuroforum. 2017; 23(3): 157–163.

Günther Bernatzky, Der Mediziner, 5/2009, S. 38–39

Kugler M. Neuromodulation in der Schmerztherapie. Stuttgart: Thieme; 2014.

Kuner R, Flor H. (2016). Structural plasticity and reorganisation in chronic pain. Nat Rev Neurosci. 2016; 18: 20–30.

Sandkühler J. Neurobiologische Grundlagen des Schmerzgedächtnisses. psychoneuro. 2005; 31(2): 77–80.

KAPITEL

2 Grundlagen der Schmerzmedizin

Kerstin Mechtel

Kernaussagen

Schmerz ist
- unangenehm,
- sensorisch und emotional,
- individuell,
- multifaktoriell (körperliche, psychologische und soziale Komponenten),
- nicht kongruent mit der physiologischen Schädigung,
- durch Erfahrungen erlernt und
- das Verhalten beeinflussend.

2.1 Definitionen

Schmerz ist ein unangenehmes Sinnes- oder Gefühlserlebnis, das mit einer tatsächlichen oder potenziellen Gewebeschädigung assoziiert ist oder mit Begriffen solch einer Schädigung beschrieben wird (Definition der International Association for the Study of Pain).

Schmerz ist eine hochgradig **individuelle** Erfahrung. Sie umfasst körperliche (Gewebe- oder Nervenschädigung), psychologische (Angst, Vermeidung, Depression, Abwehr, Schmerzerwartung) und soziale (soziale Unterstützung und Einbindung, Stigmatisierung, Ausgrenzung, Arbeitsplatz) Komponenten.

Das Phänomen Schmerz ist nicht identisch mit der bloßen Aktivierung von Nervenzellen durch potenziell schädigende Einflüsse (Hitze, chemische Stoffe, Verletzung, Sauerstoffmangel u. a.). Schmerz kann nicht direkt aus der Neuronenaktivität abgeleitet werden. Das Konstrukt Schmerz wird während des Lebens durch Erfahrungen **erlernt.**

Obwohl Schmerz letztlich der Anpassung dient, kann er trotzdem ungünstige Auswirkungen auf das funktionelle, soziale und psychologische Wohlbefinden haben. Wenn eine Person eine Schmerzerfahrung berichtet, muss dies respektiert werden. Die Beschreibung des Schmerzes mit Worten ist nur eine von verschiedenen Verhaltensweisen (z. B. Schwitzen, Unruhe, Bewegungsdrang, Schonhaltung, Weinen, Jammern), um Schmerz auszudrücken. Die Unfähigkeit, Schmerz zu beschreiben, heißt nicht, das menschliche oder nicht menschliche Lebewesen keinen Schmerz empfinden.

Akuter Schmerz ist ein Symptom. Er tritt unmittelbar nach einem akuten Ereignis auf und korreliert in der Regel in seinem Ausmaß gut mit der Dauer und Intensität der Schädigung.

Chronischer Schmerz dagegen ist eine eigenständige Erkrankung. Die Intensität des wahrgenommenen Schmerzes wird hierbei stärker durch somatische (Vergrößerung des schmerzhaften Areals, Veränderung der Schmerzqualität), funktionelle (Mobilitätsverlust, Funktionseinschränkungen, schmerzbezogenes Verhalten wie Vermeidung), soziale (Rückzug, Beeinträchtigung der Arbeitsfähigkeit) und psychologische Faktoren (Stimmung und Denken) moduliert. Als chronisch wird ein Schmerz bezeichnet, wenn er länger als drei bis sechs Monate (je nach Schmerzart) anhält.

Die **Qualität eines Schmerzes** kann Hinweise auf die vermutliche Schmerzursache geben. Nozizeptiver Schmerz (aus Muskeln, Knochen, Bändern, Haut) wird als drückend, stechend, bohrend oder schneidend angegeben. Nervenschmerz wird oft als brennend, kribbelnd, nach außen drückend (Engegefühl), elektrisierend, einschießend oder als Taubheitsgefühl beschrieben. Schmerz aus Haut, Muskeln oder Bändern ist oft oberflächlich und gut lokalisiert. Solcher aus inneren Organen wird als diffus, dumpf und tief, häufig auch als krampfartig beschrieben.

MERKE

Schmerzbeschreibung nach Qualität: dumpf, drückend, stechend, bohrend, schneidend, brennend, kribbelnd, muskelkaterartig, krampfartig, elektrisierend, einschießend.
Schmerzbeschreibung nach Ort: tief, oberflächlich, diffus, lokalisiert.

2

INFO

Wichtige Begriffe in der Schmerztherapie:

Allodynie: Schmerzen bei normalerweise nicht schmerzhaften Reizen
Analgesie: fehlender oder reduzierter Schmerz bei normalerweise schmerzhaften Reizen
Anästhesie: fehlende Wahrnehmung jeglicher Reize
Anaesthesia dolorosa: Dauerschmerz mit fehlender Reizwahrnehmung
Belastungsschmerz: bewegungsabhängiger Schmerz
Dysästhesie: unangenehme Empfindung, nicht obligat schmerzhaft
Evozierbarer Schmerz: durch Reiz auslösbarer Schmerz
Spontanschmerz, Ruheschmerz: Schmerz unabhängig von auslösendem Reiz, Verstärkung durch Belastung oder Reize möglich
Hyperalgesie: verstärkte Schmerzempfindlichkeit bei überschwelligen Reizen bei gleichzeitig herabgesetzter Schmerzschwelle (Gegenteil: Hypoalgesie)
Hyperästhesie: verstärkte Wahrnehmung von nicht schmerzhaften Reizen (Gegenteil: Hypästhesie)
Parästhesie: abnorme, aber nicht unangenehme Empfindung
Schmerzschwelle: Reizintensität, ab welcher ein Reiz schmerzhaft empfunden wird
Schmerztoleranzschwelle: maximale Reizstärke oder -dauer, die ein Mensch erträgt

2.2 Epidemiologie

Kernaussagen

Für Deutschland gilt:

- Fast die Hälfte der Bevölkerung sucht wegen Schmerzen eine Arztpraxis auf.
- Etwa 3,25 Mio. Menschen leiden vermutlich unter chronischen Schmerzen.
- Die häufigsten Diagnosen sind Rückenschmerz, Bauch- und Beckenschmerz sowie Gelenkschmerzen.
- Die verschiedenen Schmerzdiagnosen zeigen unterschiedliche Altersabhängigkeiten.
- Chronischer Schmerz bzw. mit chronischen Schmerzen assoziierte Diagnosen werden rund um das Renteneintrittsalter (65. Lebensjahr) seltener kodiert als im 60. und im 70. Lebensjahr.
- Es besteht ein Ost-West-Gefälle für schmerzassoziierte Diagnosen.
- Zwischen 2005 und 2014 hat sich die Anzahl der von unspezifischen Schmerzdiagnosen Betroffenen verdreifacht.
- 2014 erhielten nur 61.000 Personen eine multimodale, stationäre Schmerztherapie.

2.2.1 Datenerhebung

In der Literatur findet sich nur eine geringe Anzahl an Erhebungen hinsichtlich der Belastung der Bevölkerung durch akute und chronische Schmerzen. Umfangreichere Datenanalysen fanden bisher in großen zeitlichen Abständen statt (Bundesgesundheitssurvey 1998, Barmer-GEK-Arztreport 2016) oder betrachten nur ausgewählte Erkrankungen (Journal of Health Monitoring 2021): 61,3 % der von 2019 bis 2020 befragten 5.009 Erwachsenen in Deutschland gaben Rückenschmerzen innerhalb der letzten zwölf Monate an, 15,5 % der Befragten sogar chronische Rückenschmerzen. Die jüngsten Daten, welche allerdings auf die Prävalenz jeglicher Schmerzen innerhalb der letzten zwölf Monate fokussieren, stammen aus einer Umfrage von GCS Spezials OTC & Pharma an 1.037 Erwachsenen (älter als 18 Jahre) in Deutschland im Jahr 2021 (veröffentlicht durch Statista 2023). Hier gaben 69 % der Befragten (75 % der Frauen, 59 % der Männer) an, in den letzten zwölf Monaten unter Kopfschmerzen gelitten zu haben. Kopfschmerzen stellen somit in dieser Befragung die häufigste Schmerzart dar, dicht gefolgt von Rückenschmerzen (gesamt 67 %, 73 % Frauen, 64 % Männer). Immerhin fast die Hälfte der Befragten nannte Gelenkschmerzen (gesamt 45 %, Frauen 47 %, Männer 43 %) und noch ein Drittel (gesamt 32 %, Frauen 34 %, Männer 22 %) Bauchschmerzen. Muskelschmerzen (gesamt 29 %, Frauen 30 %, Männer 35 %) und Zahnschmerzen (gesamt 21 %, Frauen 22 %, Männer 21 %) wurden von ca. einem Viertel der Befragten berichtet. Auch die jüngeren Untersuchungen zeigen, dass Schmerzen in der Bevölkerung weit verbreitet und somit von gesundheitspolitischer Relevanz sind.

Eine detailliertere, differenzierte und auf einer breiten Datenbasis beruhende Erhebung wurde durch die Analyse der Abrechnungsdaten der Barmer-GEK durchgeführt, die mit einem Versichertenanteil von 10,6 % zu den größten Krankenkassen Deutschlands gehört. Die Ergebnisse aus der Analyse der anonymisierten Abrechnungsdaten von ca. 8 Millionen Versicherten werden in dem Barmer-GEK-Arztreport jährlich in einer entsprechend der Geschlechts- und Altersstruktur der deutschen Bevölkerung standardisierten Form vorgestellt. In dem Bericht von 2016 wurde der Fokus auf das Thema Alter und Schmerz gelegt. Erhoben wurden die Daten 2014. Die vollständigen Daten sind im Barmer-GEK-Arztreport 2016 nachzulesen.

Der Anteil der von Schmerz betroffenen Personen pro 100.000 Einwohner*innen hat sich zwischen 2005 (2.900 Betroffene) und 2014 nahezu verdoppelt (5.000 Betroffene). Parallel dazu hat sich die Anzahl der von chronischem Schmerz (sowohl unbeeinflussbarer als auch sonstiger chronischer Schmerz) betroffenen Menschen entwickelt (von 1.589 auf 3.530 je 100 000 Einwohner). Somit litten 2014 ca. 2,86 Mio. Menschen in Deutschland an chronischen Schmerzen.

Obwohl die Daten nur den Zeitraum von 2005 bis 2014 betrachten, kann leider nicht davon ausgegangen werden, dass sich seitdem die Lage entspannt hätte. Aus der klinischen Erfahrung heraus muss sogar ein weiterer Anstieg der Schmerzbelastung, insbesondere durch muskuloskelettale Erkrankungen, postuliert werden. Als ursächlich für letztere dürfte in vielen Fällen der durch die fortschreitende Technisierung zunehmend inaktive Lebensstil der Bevölkerung gesehen werden.

2.2.2 Die häufigsten Schmerzdiagnosen

Demnach wurde bei 46,2 % der Versicherten mindestens einmal eine Diagnose mit direktem Schmerzbezug dokumentiert, davon 54,8 %Frauen und 37,3 % Männer. Hochgerechnet auf die deutsche Bevölkerung entspräche dies ca. 37,4 Mio. Einwohner*innen mit mindestens einer Diagnose mit direktem Schmerzbezug, davon 22,6 Mio. Frauen und 14,8 Mio. Männer.

Dabei stellen **Rückenschmerzen** mit einem Gesamtanteil von 25,57 % (28,88 % Frauen, 22,13 % Männer) die bei weitem häufigste Diagnose dar. **Bauch- und Beckenschmerzen** bilden mit insgesamt 10,33 % (14,17 % Frauen, 6,3 % Männer) die zweithäufigste Diagnose. Es folgen **Gelenkschmerzen** (gesamt 5,47 %, Frauen 6,16 %, Männer 4,75 %) und **Schmerz ohne unmittelbaren Organbezug** (gesamt 5,01 %, Frauen 6,27 %, Männer 3,69 %). **Kopfschmerzen** rangieren auf Platz 6 (gesamt 4,45 %, Frauen 5,25 %, Männer 3,62 %), **Migräne** auf Platz 8 (gesamt 4,43 %, Frauen 6,75 %, Männer 2,02 %). Chronischer unbeeinflussbarer und sonstiger Schmerz betrifft immerhin noch 3,53 % der Versicherten (Frauen 4,53 %, Männer 2,49 %). Schlusslicht der 25 häufigsten Diagnosen bildet die Postzosterneuralgie mit gerade einmal 0,12 % der Versicherten (Frauen 0,15 %, Männer 0,09 %).

2.2.3 Altersverteilung

Die in dem Report aufgeführte Häufigkeit der Diagnosen deckt sich mit dem Spektrum der in der Schmerztherapie behandelten Patient*innen.

Die Häufigkeit der Diagnose Rückenschmerz steigt in beiden Geschlechtern zwischen dem 10. und dem 60. Lebensjahr nahezu linear an, um nach einem geringen Rückgang rund um das 65. Lebensjahr im 75. Lebensjahr ihr Maximum zu erreichen und im späteren Leben wieder abzufallen.

Die Diagnosen Schmerz sowie chronischer unbeeinflussbarer und sonstiger Schmerz werden bei beiden Geschlechtern ab dem 65. Lebensjahr zunehmend häufig, fast linear ansteigend, dokumentiert.

Schmerzen im Zusammenhang mit den weiblichen Geschlechtsorganen und der Menstruation nehmen ab dem 10. Lebensjahr rapide zu und zeigen bei 15-jährigen Frauen ein Maximum, um nahezu linear bis zum 55. Lebensjahr wieder abzufallen.

Auch die Diagnosen mit Bezug zu chronischen Schmerzen nehmen mit steigendem Alter bis auf ein kleines Plateau zwischen dem 60. und 65. Lebensjahr wiederum fast linear zu und erreichen in der Altersgruppe der 90-Jährigen ihr Maximum. In dieser Altersgruppe werden bei fast 10 % der Männer und ca. 15 % der Frauen chronische Schmerzen dokumentiert.

2.2.4 Chronischer Schmerz ohne direkten Organbezug

Sind die Ursachen für die Schmerzzustände nicht oder nicht mehr ausreichend körperlich begründet, konnte bis 2008 nur die Diagnose „Anhaltende Schmerzstörung" (F45.4) codiert werden. Seit 2009 steht auch die Diagnose „Chronische Schmerzstörung mit somatischen und psychischen Faktoren" (F45.41) zur Verfügung. Die Anzahl der Betroffenen hat sich 2005 und insbesondere nach der Einführung der Subdiagnosen 2008 von 487 pro 100 000 Einwohner auf 1.546 pro 100 000 Einwohner (2014) mehr als verdreifacht, was insgesamt ca. 1,25 Mio. Menschen in Deutschland im Jahr 2014 entspricht. Auch bei diesen Diagnosen wird ein deutlicher, fast exponentieller Anstieg mit steigendem Lebensalter beobachtet, mit einem wesentlich deutlicheren Abfall rund um das 65. Lebensjahr als bei chronischem Schmerz. Das Maximum der F45.4(1)-Diagnosen wird bei Frauen im 75. und bei Männern im 80. Lebensjahr erreicht.

Eine mögliche Ursache für diesen Rückgang rund um das Renteneintrittsalter könnte das in der Schmerzpraxis wiederholt beobachtete Phänomen sein, dass es einem Teil der Patient*innen gelingt, nach Wegfall der äußeren Stressoren und Verbindlichkeiten (Berufstätigkeit mit Zeitdruck, Leistungsanforderungen ohne Möglichkeit der Rücksichtnahme auf die eigene Leistungsfähigkeit) durch individuelle Zeit- und Tagesgestaltung (Ruhe, Bewegung, Ablenkung zum benötigten Zeitpunkt) ihre Beschwerden durch geringere ärztliche Unterstützung in einem für die Betroffenen akzeptablen Ausmaß zu stabilisieren. Diese These wird durch die Abrechnungsdaten der verordneten definierten Tagesdosen (DDD) von schmerzbezogenen Medikamenten bei Patient*innen mit chronischen Schmerzen in Abhängigkeit vom Alter unterstützt. Dabei verlangsamt sich der bis zum Alter von 65 Jahren lineare Anstieg der verschriebenen DDD und geht ab dem 65. Lebensjahr wiederum in einen linearen, aber deutlich abgeflachten Anstieg über. Werden mehrere Diagnosen mit Bezug zum chronischen Schmerz ohne eindeutige Organzuordnung einbezogen (R52.1, R52.2 und F 45.41), wurde 2014 bei ca. 3,25 Mio. Menschen eine solche Diagnose dokumentiert.

2.2.5 Regionale Verteilung

In der Dokumentation von mit chronischen Schmerzen in Bezug stehenden Diagnosen zeigt sich ein Ost-West-Gefälle. Im Raum Berlin-Brandenburg werden diese Diagnosen am häufigsten, deutlich über dem Bundesdurchschnitt liegend, kodiert, gefolgt von Mecklenburg-Vorpommern und Thüringen. In den Bundesländern Schleswig-Holstein, Hamburg, Bremen, Nordrhein-Westfalen und Baden-Württemberg werden Schmerzdiagnosen seltener als im Bundesdurchschnitt codiert.

2.2.6 Multimodale stationäre Schmerztherapie

Trotz des hohen Anteils an unter chronischen Schmerzen leidenden Menschen in Deutschland erhielten 2014 hochgerechnet auf die deutsche Bevölkerung nur ca. 61.000 Betroffene eine multimodale stationäre Schmerztherapie, was einem Anteil von 0,07 % der Bevölkerung entspricht. Im Zeitraum von 2006 bis 2014 ist der Anteil der multimodal stationär behandelten Menschen pro 100.000 Einwohner*innen jedoch um 143 % gestiegen (von 31 Behandelten 2006 auf 75 Behandelte 2014). In der Altersanalyse ist ein fast linearer Anstieg der Behandeltenraten sowohl bei Männern als auch bei Frauen ab dem 25. Lebensjahr zu beobachten, mit einem ersten Gipfel im 55. Lebensjahr. Frauen unterziehen sich wesentlich häufiger einer stationären Therapie als Männer (Frauen ca. 180 pro 100.000, Männer ca. 115 je 100.000). Zwischen dem 60. und 65. Lebensjahr kommt es zu einem Abfall auf das Niveau der 50-Jährigen, um dann erneut anzusteigen und bei Frauen ein neues Maximum im 75. Lebensjahr zu erreichen. Auch bei Männern gibt es im 75. Lebensjahr einen zweiten Gipfel, der jedoch hinter dem Niveau im 55. Lebensjahr zurückbleibt. Anschließend sinken die Behandlungsfälle bei beiden Geschlechtern bis zum 90. Lebensjahr ab. Im Alter von 90 Jahren werden fast so viele Männer wie Frauen multimodal stationär behandelt.

2.3 Diagnoseverfahren

MERKE

Säulen der Diagnosefindung:
- Befragung
- Untersuchung
- Bildgebung
- Funktionsdiagnostik
- Selbsteinschätzungsfragebögen

2.3.1 Befragung

Das wesentliche Diagnostikelement in der Schmerztherapie ist die **Anamneseerhebung.** Dabei liegt der Schwerpunkt auf dem Erfragen von Beschwerdebeginn, Ort, Art, Qualität und Stärke der Schmerzen, Dauer und zeitlichem Verlauf, lindernden und verstärkenden Faktoren, Beeinflussbarkeit durch den Betroffenen selbst sowie Lebensumstände im zeitlichen Zusammenhang mit dem Schmerzbeginn. Durch die Angaben der Patient*innen können die Beschwerden sehr häufig einer Verdachtsdiagnose zugeordnet werden, welche anhand der übrigen Säulen der Diagnostik erhärtet werden muss.

Des Weiteren wird die soziale Situation (familiäre und Wohnsituation, soziale Unterstützung, Besonderheiten des Arbeitsplatzes, Grad der Behinderung, Pflegegrad, Hilfsmittel) berücksichtigt, da Zufriedenheit oder Unzufriedenheit in diesen Bereichen das Schmerzerleben gravierend beeinflussen können.

Wichtig ist auch die Betrachtung der Kindheit des Betroffenen mit seinem Verhältnis zu Eltern und Geschwistern sowie weiteren Bezugspersonen, weil in der Kindheit die Art des Schmerzumgangs sowie Bewältigungsstrategien erlernt werden. Diese nehmen unmittelbar auf die Therapieoptionen im Erwachsenenalter Einfluss. In diesem Zusammenhang ist auch eine Erfassung der psychischen Situation (Ängste, Depression, Vermeidung, Durchhalten, Katastrophisieren) wichtig, da negative Emotionen den Behandlungserfolg schmälern (Hasenbring 1992). Wichtige Hinweise auf die seelische Situation kann auch die Wortwahl der Patient*innen geben. Hier lohnt es sich, genau hinzuhören.

Die Erhebung der Medikamentenanamnese, von Allergien und weiteren vorbestehenden Erkrankungen sowie Operationen ist obligat. Auch die Kenntnis über andere, mitbehandelnde Ärzt*innen ist notwendig, da die Schmerztherapie nur gelingen kann, wenn die Schmerztherapeutin im Sinne einer Koordinatorin die Therapie mit den anderen mitbehandelnden Fachrichtungen abstimmt. Schließlich wird auch der Behandlungswunsch der Patientin erfragt, um gleich am Behandlungsbeginn unrealistische Erwartungen auf Patientenseite zu erkennen und zu korrigieren.

2.3.2 Körperliche Untersuchung

An die ausführliche Anamnese schließt sich die körperliche Untersuchung an. Hier wird insbesondere auf durch Berührung auslösbare Schmerzen, Bewegungseinschränkungen, Muskelschwächen, Reflexausfälle bzw. pathologische Reflexe und Sensibilitätsstörungen (Verlauf und Arealgröße) geachtet.

2.3.3 Bildgebende Diagnostik

Die Bildgebung schließlich dient dazu, die Verdachtsdiagnose zu erhärten bzw. andere Diagnosen auszuschließen. Hier werden überwiegend Magnetresonanztomografie (MRT), Computertomografie (CT), Röntgen, Angiografie, Szintigrafie, Sonografie und die Duplexsonografie eingesetzt.

2.3.4 Funktionsdiagnostik

Wenn nötig, kann eine Funktionsdiagnostik angeschlossen werden. Hierzu zählen Nervenleitgeschwindigkeitsmessung, Elektromyografie, quantitative sensorische Testung (QST), Schmerzschwellenmessung, Elektroneurografie, evozierte Potenziale, Single-Photonen-Abduktionsmessung und die Positronenemissionstomografie.

Welches ergänzende diagnostische Verfahren wann eingesetzt wird, wird bei den einzelnen Krankheitsbildern aufgeführt.

2.3.5 Fragebögen

Die letzte wichtige Säule der schmerztherapeutischen Diagnostik stellen Selbsteinschätzungsfragebögen dar. Der Fragebogen der Deutschen Gesellschaft für Schmerztherapie e. V. (kurz: Deutscher Schmerzfragebogen) enthält verschiedene Tools zu folgenden Themen:

- Schmerztopografie
- Schmerzintensität (kombinierte visuelle Analogskalen und numerische Ratingskalen von 0 bis 10)
- Psychophysiologische Parameter (sogenannte Befindlichkeits-Scores), die die allgemeine psychovegetative Belastung erfassen
- Verhaltensdokumentation (Pain Disability Index; Dillmann et al. 1994, Tait et al. 1990)
- Psychologische Tests zur Erfassung von Angst und depressiven Verstimmungen, z. B. allgemeine Depressivitätsskala (Hautzinger und Bailer 1993), Beck Depressions Inventar (Beck et al. 1961), Hospital Anxiety and Depression Scale (Herrmann et al. 1995)
- Schmerzqualität (Schmerzempfindungsskala; Geissner 1994)
- Habituelles Wohlbefinden (Herda et al. 1998)
- Erfassung des Schweregrades von Schmerzen (Korff et al. 1992)
- Beurteilung der Chronifizierung (Mainzer Stadienmodell der Schmerzchronifizierung, nach Gerbershagen 1990)

Diese können sowohl die Diagnoseerhebung, die Verlaufskontrolle als auch das Erkennen von Ressourcen und Hindernissen für die Krankheitsbewältigung unterstützen. Die verwendeten Fragebögen sind standardisiert, validiert und aufgrund ihrer Aussagekraft und guten Anwendbarkeit in der Praxis seit teilweise 20 Jahren in Verwendung.

PRAXISTIPP

- Vor der Erstvorstellung ausgefüllte Fragebögen können die Anamneseerhebung erleichtern und unterstützen, ersetzen aber die Befragung durch den Arzt nicht.
- Zwischenmenschliche Signale, z. B. die Übertragung von Emotionen, oder bestimmte Formulierungen der Patient*innen, die auf das Schmerzerleben verstärkende Denkstrukturen hinweisen, können nur im Gespräch erfasst werden und bieten wichtige, diagnostische Hinweise.
- Durch die aus der hausärztlichen Versorgung bekannte Gesprächsführung des **induktiven Streifens** (freie Beschwerdeschilderung durch die Patientin; Donner-Banzhoff und Hertwig 2014) könnte auch in der Schmerztherapie die Diagnosefindung schneller und sicherer erfolgen als durch eine arztzentrierte Befragung allein.

LITERATUR

Beck AT et al. An inventory for measuring depressions. Arch Gen Psychiat. 1961; 4: 561–571.

Dillmann U et al. Behinderungseinschätzung bei chronischen Schmerzpatienten. Der Schmerz. 1994; 8: 100–110.

Donner-Banzhoff N, Hertwig R. Inductive foraging: improving the diagnostic yield of primary care consultations. Eur J Gen Pract. 2014; 20(1): 69–73.

Geissner E. Die Schmerzempfindungsskala (SES) (Handanweisung). Göttingen: Hogrefe, 1996.

Grobe TG, Steinmann S, Szecsenyi J. Barmer GEK Arztreport 2016. Schriftenreihe zur Gesundheitsanalyse Band 37. Asgard-Verlagsservice GmbH. Siegburg, 2016.

Hasenbring M. Chronifizierung bandscheibenbedingter Schmerzen. Stuttgart: Schattauer, 1992.

Hautzinger M, Bailer M. Allgemeine Depressionsskala (ADS). Weinheim: Beltz, 1993.

Herda C, Scharfenstein A, Basler HD. Marburger Fragebogen zum habituellen Wohlbefinden. Arbeitspapier 98/1. Marburg: Phillips-Universität Marburg, 1998.

Herrmann Ch, Buss U, Snaith, RP. HADS-D – Hospital Anxiety and Depression Scale – Deutsche Version: Ein Fragebogen zur Erfassung von Angst und Depressivität in der somatischen Medizin. Bern: Huber, 1995.

International Association for the Study of Pain: www.iasp-pain.org/publications/iasp-news/iasp-announces-revised-definition-of-pain/ (letzter Zugriff: 15.12.2022).

Korff v. M e al. Grading the severity of chronic pain. Pain. 1992; 50: 133–149.

Schmidt N, Gerbershagen HU. The mainz pain staging system (MPSS) for chronic pain. Pain. 1990; S1: 484

Statista. https://de.statista.com/statistik/daten/studie/1295004/umfrage/umfrage-zur-praevalenz-von-schmerzen-in-deutschland-nach-art-des-schmerzes/ (letzter Zugriff: 6.1.2023)

Tait RC, Chibnall JT, Krause S. The pain disability index: psychometric properties. Pain. 1990; 40: 171–182.

Von der Lippe E et al. Prävalenz von Rücken- und Nackenschmerzen in Deutschland. Ergebnisse der Krankheitslast-Studie BURDEN 2020. Journal of Health Monitoring. 2021; 6(S3): 1–14.

KAPITEL

3

Andrea Denk, Jan-Peter Jansen, Johan Kroeger

Therapieverfahren

Kernaussagen

- Schmerztherapie muss immer multimodal und möglichst interprofessionell realisiert werden.
- Es ist nicht absehbar, welche Methode bei welchen Schmerzpatient*innen einen Schwerpunkt bilden wird.
- Medikamentöse Therapien und nichtmedikamentöse Therapien sind gleichberechtigt und jeweils genauso wichtig.
- Grundlegend sind Soma und Seele bei chronischen Schmerzen nicht zu trennen, dies wird auch im ICD-11 an der neuen Klassifikation sichtbar.
- Das Behandlungsziel ist mit den Patient*innen gemeinsam zu erarbeiten und zu formulieren.
- Das Behandlungsziel einer „Schmerzfreiheit" ist in der Regel nicht realistisch und daher entsprechend individuell angepasst zu formulieren.

3.1 Medikamentöse Therapie

Jan-Peter Jansen

3.1.1 Einleitung

Der Einsatz von Medikamenten gegen Schmerzen stellt eine uralte Tradition im Umgang mit dieser Gesundheitsstörung dar. Bereits 4.000 v. Chr. haben sich Sumerer und Ägypter an Opiaten berauscht und betäubt und wussten um deren schmerzstillende Wirkung. 1805 gelang es dem damals 22-jährigen Apothekergehilfen Friedrich Sertürner in Paderborn, Morphin aus dem Opium, dem getrockneten Milchsaft des Schlafmohns, zu isolieren. Er berichtete später von Selbstversuchen mit drei Freunden, die dem Tod nur entgangen seien, weil sie Brechmittel benutzt hätten. Er promovierte 1817 mit seiner Arbeit über Morphin (Wikipedia 2023a).

Hildegard von Bingen empfahl im Mittelalter einen mit Opium-, Alraunen-, Bilsenkraut- und Schierlingsauszügen getränkten Schwamm als „Schlafschwamm" oder „Schlaftrunk". Mit seiner Hilfe konnten Knochenbrüche gerichtet, Geschwüre geöffnet und Gliedmaßen entfernt werden.

Bereits im 16. Jahrhundert fand der französische Chirurg Ambroise Paré heraus, dass die Wundheilung bei Schussverletzungen sich deutlich besserte, wenn man die Wunde reinigte.

Horace Wells führte 1846 die Lachgasnarkose ein und ließ sich von einem Assistenten einen Zahn in diesem Zustand schmerzlos ziehen.

Karl Koller hörte als Freund von Sigmund Freud viel über die Benutzung des Kokains bei dessen Patient*innen. Er experimentierte mit Kokainlösung, tropfte sie in das äußere Auge und erfand damit praktisch die Lokalanästhesie mit Opiaten (Deutsche Schmerzgesellschaft 2022).

Die Geschichte der medikamentösen Schmerztherapie entwickelt sich daraufhin rasant weiter und kulminierte mit zahlreichen neuen Medikamenten im Drei-Stufen-Schema der WHO von 1986. Dessen Anwendung wird heute immer noch von vielen als Leitlinie verstanden, es ist aber an sich völlig überholt und sollte nur noch historischen Betrachtungen dienen.

Es stehen heutzutage viele neue Arzneimittel zur Verfügung, um chronische Schmerzen auch über viele Jahre hinweg in einem Gesamtkonzept so behandeln zu können, dass die Organe der Patient*innen nicht zusätzlich geschädigt werden.

MERKE

Die Menschheit suchte und fand in ihrer Geschichte stets neue Substanzen und Zusammenhänge, mit denen man eine Schmerzlinderung erzielen konnte. Zahlreiche Substanzen führten zu Sucht und schwerer Abhängigkeit. Moderne Medikamente haben diese Nachteile nicht mehr (zumindest bei bestimmungsgemäßem Gebrauch) und sind somit eine wichtige Säule für die Behandlung von Schmerzzuständen.

3.1.2 Aktuelle Verordnungszahlen

Der Arzneimittelverordnungsreport wird jährlich herausgegeben. Er spiegelt das Verordnungsverhalten der deutschen „Kassenärzte" wider. Die Zahlen sprechen für sich, der Report liefert zusätzlich Interpretationen und weitere Fachinformationen.

Diese Übersicht liefert auch einen Eindruck über die Menge der Schmerzmittel, die innerhalb Deutschlands zur Anwendung kommen.

➢ Tab. 3.1 zeigt die Verordnungszahlen von Nichtopioiden im Jahr 2021, also alle Medikamente, die GKV-Patient*innen verordnet und die von den gesetzlichen Krankenkassen bezahlt wurden.

Das BfArM (Bundesinstitut für Arzneimittel und Medizinprodukte) gibt die amtliche Fassung der Anatomisch-therapeutisch-chemischen (ATC) Klassifikation mit definierten Tagesdosen (DDD) heraus. Sie wird jährlich aktualisiert und tritt jeweils zum 1. Januar in Kraft. DDD steht hier für „daily defined dose" und ist ein vom BfArM festgelegtes, jährlich aktualisiertes Maß für eine Medikamentenmenge: Es stellt die angenommene mittlere tägliche Erhaltungsdosis für die Hauptindikation eines Wirkstoffs bei Erwachsenen dar.

Bei **Ibuprofen,** dem Anführer der „Hitliste" der Schmerzmittel, betrug die Verordnungsmenge im Jahr 2021 514,4 Mio. DDD. Die DDD von Ibuprofen ist 1.200 mg, also 3 × 400 mg. 514 Millionen Menschen haben also im Jahr 2021 eine solche Tagesdosis von 1.200 mg erhalten.

Deutschland hatte im Jahr 2021 eine Bevölkerung von 83,2 Millionen Menschen, das Jahr hat 365 Tage: Würde man also gerecht aufteilen, hätten jedem Bundesbürger im Jahr 2021 exakt 18 Tabletten Ibuprofen 400 mg zur Verfügung gestanden.

Dies spiegelt die aktuelle Philosophie der deutschen Bevölkerung wider, wie sie der Autor auch in der eigenen Sprechstunde täglich erlebt: Selbst wirklich schwerkranke, chronische Schmerzpatient*innen lassen sich nur sehr ungern und langsam davon überzeugen, die Vollwirkdosis der verordneten Schmerzmittel einzunehmen. Die meisten möchten keine „Chemie" und fürchten einen Schaden für Leib und Leben bei der Dauereinnahme von Medikamenten. Zur Veranschaulichung mag der Vergleich mit einem Brillenträger dienen: Niemand käme auf die Idee, die Optikerin zu bitten, eine um zwei bis drei Dioptrien schwächere Brille zu verkaufen, damit man „noch eine Reserve für das Alter" hat. Niemand trägt seine Brille nur jeden zweiten Tag, damit „man sich nicht daran gewöhnt".

Insgesamt zeigt die Zahl der verordneten Schmerzmittel, dass in Deutschland mit Schmerzmitteln sehr aufmerksam und kontrolliert umgegangen wird. Der Autor vermutet, dass hier sogar eine Unterversorgung dokumentiert wird.

Aus dem Arzneimittelverordnungsreport kann man auch entnehmen, dass die Verordnung von **Metamizol** im Vergleich am stärksten angestiegen ist. Der Wirkstoff steht seit 1922 zur Verfügung, damals zugelassen von der Firma Hoechst unter dem Namen Novalgin. Er ist von der Aura umgeben, dass er eine schwere Agranulozytose auslösen kann; diese Eigenschaft haben aber sehr viele NSAR und andere Medikamente ebenfalls. Die Angaben zur Häufigkeit verteilen sich zwischen 1,1 auf 1 Million Anwendungen pro Woche bis zu 1 pro 1.439 Verordnungen (Wikipedia 2023b, Hedenmalm und Spigset 2002).

Der Autor hat in der eigenen Praxis noch keinen Fall von Agranulozytose im Zusammenhang mit Metamizol erlebt, belehrt aber die Patient*innen, denen Novaminsulfon verordnet wird, selbstverständlich diesbezüglich.

Nach Meinung des Autors steht **Tilidin** an erster Stelle, weil es (neben Tramadol) das einzige Opioid ist, welches auf einem rosa Rezept verordnet werden kann. Lange Zeit gab es bei vielen niedergelassenen Ärzt*innen starke Vorbehalte, sich mit BtM-Rezepten auszustatten. Die Existenz von dreiteiligen BtM-Formularen geht auf das Jahr 1923 zurück: Bereits damals wollte man den Weg des Morphins von der Apotheke über die Ärzt*innen zu den Patient*innen bestens kontrolliert wissen, weil sich diese Substanz auch beim medizinischen Fachpersonal erheblicher Beliebtheit erfreute. Ein falsch ausgestelltes

Tab. 3.1 Medikamentöse Schmerztherapie: Nichtopioide (Darstellung in DDD = daily defined dose; zusammengestellt nach dem Arzneimittelverordnungsreport 2021)

Wirkstoff	2018	2019	2021	Tendenz
Ibuprofen	538,6	552,2	515,4	↓
Diclofenac	212,1	202,3	187,9	↓
Metamizol-Natrium	224,6	259,7	268,8	↑↑↑
Etoricoxib	126,6	141,1	151,4	↑
Celecoxib	30,5	30,4	31,2	↑
Naproxen	37,5	42,5	47,4	↑
Paracetamol	10,8	10,6	8,7	↓
Indometacin	8,9	4,0	2,7	↓
ASS	719,5	720,3	743,7	↑
Piroxicam	5,0	3,0	3,3	↓

Komedikation: Antidepressiva, Antikonvulsiva

BtM-Rezept galt lange Zeit als Straftat. Erst zu Beginn dieses Jahrtausends wurde dann eine Ordnungswidrigkeit daraus, zumal die gängigen Praxiscomputerprogamme es inzwischen sehr einfach machen, hier genauestens und fachgerecht zu verordnen.

Tilidin steht als Kombinationspräparat mit Naloxon, dem Antagonisten für Opiate am Opioidrezeptor, zur Verfügung. Dies soll die missbräuchliche Verwendung von Tilidin, das bis 1983 auch als nichtretardierte Einzelsubstanz zur Verfügung stand, reduzieren. Inzwischen ist die Verordnung von nichtretardiertem Tilidin flüssig aus demselben Grund nur noch auf BtM-Rezept möglich.

Die für die Schmerztherapie am interessantesten Wirkstoffe finden sich am Ende der Tabelle, auf sie soll nun näher eingegangen werden.

3.1.3 Nichtopioide

Die Gruppe der Nichtopioide enthält zahlreiche Wirkstoffe, die für eine Langzeitbehandlung nicht geeignet sind. Daher werden sie nur intermittierend und ggf. ergänzend eingesetzt. Dem Autor scheint für die Langzeitbehandlung nur Novaminsulfon geeignet. Es kann sehr gut mit Opioiden kombiniert werden.

Häufig werden diese Substanzen gleichzeitig mit einem „Magenschutz“ verordnet, einem PPI. Viele Patient*innen nehmen auch nach Absetzen des Analgetikums das PPI weiter ein, um den Magen weiter zu „schützen“. Dies kann fatale Schäden hervorrufen: Die Langzeittherapie mit PPI kann zu schweren Stoffwechselstörungen führen, die z. B. die Entstehung einer Osteoporose begünstigen. Es kann aber auch zu psychischen Erkrankungen kommen: Eine dauerhafte Hemmung der Magensäureproduktion ist offensichtlich nicht sinnvoll.

Paracetamol

Paracetamol wirkt bei vielen Patient*innen nicht besser als Placebo, es hat daher keine Bedeutung in der Schmerztherapie. Es wird aber in der Selbstmedikation sehr gern verwendet, auch in Kombinationen wie z. B. Thomapyrin®.

- Wirkung: selektive COX-2-Hemmung (ohne antiphlogistische Wirkung)
- Darreichungsformen: **Hartkapseln** 500 mg; **Tabletten** 500 mg, 1.000 mg; **Brausetabletten** 1.000 mg; **Granulat** 250 mg, 500 mg, 1.000 mg; **Sirup** 200 mg/5 ml; **Suppositorien** 75 mg, 125 mg, 250 mg, 500 mg, 1.000 mg
- Kurzinfusion: Perfalgan® 500 mg/50 ml, 1.000 mg/100 ml

CAVE
Die Anwendung in der Schwangerschaft wird häufig noch als harmlos empfunden. Die Autoren empfehlen die kleinste Dosis und die kürzeste mögliche Anwendung.

Metamizol (auch Novaminsulfon)

- Wirkung: analgetisch, antipyretisch, spasmolytisch
- Darreichungsformen: **Tabletten** 500 mg; **Suppositorien** 300 mg, 1.000 mg; **Tropfen** 500 mg/ml (= 20 Tr.); **Injektionslösung** 1 g, 2,5 g (500 mg/ml)
- TMD 6 g

CAVE
Erhöhtes Risiko für Agranulozytose. In Deutschland gibt es ca. 25 Todesfälle pro 100 Mio. Anwendungen (deutlich weniger als bei ASS oder Diclofenac!).

Acetylsalicylsäure

- Wirkung: analgetisch, antiphlogistisch, antipyretisch, nichtselektive COX-Hemmung, irreversible Thrombozytenaggregationshemmung
- Darreichungsformen: **Tabletten** 500 mg; **Brausetabletten** 500 mg; **Kautabletten** 500 mg; **Infusionslösung** 1 g Kysinmono-ASS entspricht 500 mg ASS

CAVE
- Gastrointestinale Risiken, Blutungsneigung
- Bei Schwangerschaft: kleinste Dosis und kürzeste mögliche Anwendung

Diclofenac

- Wirkung: PG-Synthesehemmer, analgetisch, antipyretisch, antiphlogistisch
- Darreichungsformen: **Dragees** 12,5 mg, 25 mg, 50 mg; **Tabletten dispers** 50 mg; **Resinat Kapseln** 75 mg; **Suppositorien** 25 mg, 50 mg, 100 mg; **Injektionslösung** 75 mg i. m.

CAVE
Anwendung nur für kurze Zeit, thrombotische Risiken wohl höher, als stets vermutet.

Ibuprofen

- Wirkung: PG-Synthesehemmer, analgetisch, antipyretisch
- Darreichungsformen: **Filmtabletten** 200 mg, 400 mg, 600 mg, 800 mg; **Retardtabletten** 800 mg; **Suppositorien** 500 mg, 600 mg; **Pulver** 200 mg, Kinder ab 29 kg, ab 6 J.; **Pulver** 400 mg, Kinder ab 40 kg, ab 12 J.; **Tabletten** 200–800 mg; **Weichgelatinekapseln** 400 mg; **Granulat** 200 mg, 600 mg; **Brausetablette** 400 mg; **Sirup** 20 mg/ml, 40 mg/ml
- 200 mg und 400 mg nicht rezeptpflichtig
- Bei gastrointestinalen Risikofaktoren gleichzeitige Einnahme von PPI erwägen
- Kardiovaskuläre und zerebrovaskuläre Ereignisse häufen sich bei Langzeitbehandlung

CAVE

Die Anwendung in der Schwangerschaft wird häufig noch als harmlos empfunden. Die Autoren empfehlen die kleinste Dosis und die kürzeste mögliche Anwendung.

Naproxen

- Wirkung: analgetisch, antiphlogistisch, antipyretisch
- Darreichungsformen: **Filmtabletten** 220 mg, 500 mg
- Wird selten verordnet

Etoricoxib

- Wirkung: selektive COX-2-Hemmung, Wirkung für 24 h
- Darreichungsformen: **Filmtabletten** 30 mg, 60 mg, 90 mg, 120 mg
- Nicht für Langzeitbehandlung geeignet

Celecoxib

- Wirkung: analgetisch, antiphlogistisch, selektive COX-2-Hemmung
- Darreichungsformen: **Hartkapseln** 100 mg, 200 mg
- Nicht für Langzeitbehandlung geeignet

3.1.4 Opioide

Opioide zeichnen sich im Vergleich zu den NSAR vor allem durch eine **starke analgetische Potenz** bei fehlender Organtoxizität aus. Nebenwirkungen wie Übelkeit oder Erbrechen sind meist nur in der Anfangsphase zu beobachten, v. a., wenn zu schnell die Dosis erhöht wird. Gleiches gilt für die Beeinträchtigung der Fahrtüchtigkeit und Einschränkungen der Reaktionszeit.

Die Hauptnebenwirkung bei der Behandlung mit Opioid-Rezeptor-Agonisten ist Obstipation. Diese muss von Beginn an behandelt werden. 30–95 % der Anwender*innen entwickeln eine **opioidinduzierte Obstipation** (OIC), die bei der überwiegenden Zahl der Betroffenen nicht durch die bisher klassisch eingesetzten Wirkstoffe wie Movicol u. ä. behandelt werden kann. Hier sind periphere Opioidantagonisten sinnvoll, wie z. B. Naloxegol. Die Molekülgröße von Naloxegol wurde durch PEG (Polyethylenglykol) derart vergrößert, dass es die Darmwand nicht mehr durchdringen kann. Somit hebt dieser Wirkstoff die OIC durch Antagonisierung des Opioids direkt am Rezeptor im Darm auf, ohne eine zentrale antagonisierende Wirkung zu entfalten. Die Verordnung wirksamer (!) Laxanzien bzw. von PAMORA (**P**eriphally **A**cting **M**orphin-**O**pioid-**R**eceptor **A**ntagonists) zu Lasten der gesetzlichen Krankenkassen birgt kein Regressrisiko in sich, sondern ist eine begründete Behandlung einer verordnungstypischen Nebenwirkung in der Schmerzmedizin.

Die größte Angst auf Patientenseite bei der Neueinstellung mit Opioiden ist immer noch die Sorge, die Behandlung würde in eine **Abhängigkeit** führen. Die regelmäßige Einnahme von retardierten Opioiden (streng nach Uhrzeit, nie nach Wirkung) sorgt jedoch für gleichmäßige Plasmaspiegel, die solche Entwicklungen vermeiden. Abhängigkeiten entwickeln sich bei „empfänglichen" Personen und der Verwendung nicht-retardierter, schnell anflutender Wirkstoffe, wie z. B. nicht-retardiertes Tilidin (in der Flüssigkeit), rasch freisetzendes Oxycodon oder Fentanyl.

Fentanyl hat sich in der schnell freisetzenden Form mittlerweile einen festen Platz in der **Palliativmedizin** erobert, da hier eine wirksame Analgesie innerhalb kürzester Zeit erzielt werden kann. Die Verordnung zu Lasten der GKV ist auf diesen Anwenderbereich begrenzt, da hier schnell Abhängigkeiten entstehen. Aufgrund der kostenintensiven Therapie gehören diese Verordnungen bei Nicht-Krebs-Patient*innen insofern auch zu den Aufgreifkriterien in den Prüfmechanismen der Krankenkassen. Bei solchen Verordnungen wird also automatisch von den Kostenträgern geprüft, ob eine bösartige Erkrankung codiert wurde. Wenn dies nicht der Fall ist, wird eine Einzelfallprüfung initiiert. Für Einzelfälle (z. B. maligne Hemikranie bei Zustand nach Schlaganfall, stärkste abdominelle Schmerzen bei mehr als 40 Operationen wegen Endometriose) wurden im Rahmen von Einzelfallentscheidungen allerdings Kostenübernahmen erzielt.

Bestimmte Hinweise bei Patient*innen mit ungenügender Adhärenz oder Auffälligkeiten bei den Verordnungen („der Hund hat das Rezept gefressen") sollten ernstgenommen werden. Bei Bedarf kann eine Blutabnahme (auch ohne Ankündigung) mit Messung des Plasmaspiegels schnell Klarheit darüber verschaffen, ob das Mittel tatsächlich in der vorgeschriebenen Art und Weise eingenommen wurde. Eine Urinkontrolle kann Auskunft über den Beikonsum von anderen Substanzen geben. Möchten Patient*innen diese Untersuchungen nicht, kann dies auch zu einem Behandlungsabbruch führen, falls das Vertrauen zwischen Behandler*in und Patient*in nachhaltig zerstört ist.

Die **analgetische Potenz** der verschiedenen Opioide in Bezug auf die Referenzsubstanz Morphin wird in Umrechnungstabellen aufgelistet. Sie gibt bei der Umstellung auf ein anderes Opioid Anhaltspunkte für die äquipotente Dosis des neuen Medikaments. Die Umstellung von Medikamenten ist aber keine reine Rechenaufgabe, auch individuelle Unterschiede müssen immer berücksichtigt werden. In der Berufspraxis des Autors erfolgt die Umstellung daher nicht nach Umrechnungstabellen, sondern der alte Wirkstoff wird ausgeschlichen und der neue etwas überlappend eingeschlichen.

Opioide werden auf **BtM-Rezepten** verordnet, die jeder approbierte Arzt bei der Bundesopiumstelle bestellen kann. Sie sind geschützt aufzubewahren.

Tilidin + Naloxon

- Wirkung: synthetisches Opioid, Opioid-Rezeptor-Agonist plus Antagonist (Naloxon)

- Darreichungsform: **Tropfen** (Btm-Rezeptpflicht); **Retardtabletten** 50/4 mg, 100/7 mg, 150/12 mg, 200/16 mg
- TMD: 600 mg
- Nebenwirkungen: Obstipation seltener durch Naloxonbeigabe

Tramadol

- Wirkung: synthetisches Opioid, nichtselektiver Agonist an μ-, δ- und κ-Rezeptor, Noradrenalin-Reuptake-Hemmung, verstärkte Freisetzung von Serotonin
- Darreichungsform: **Tropfen** (20 Tr. = 0,5 ml = 50 mg); **Retardtabletten** 50 mg, 100 mg, 150 mg, 200 mg; **Retardtabletten** 1 × tgl. 150 mg, 200 mg, 300 mg, 400 mg; **Suppositorien** 100 mg
- TMD: 400 mg (höhere Dosierungen ggf. möglich, z. B. bei hohem Körpergewicht)
- Nebenwirkungen: mögliche Erniedrigung der Krampfschwelle, Gerinnungsstörungen in Kombination mit anderen Serotoninhemmern (Wirkung an Thrombozyten)

CAVE
Zulassung für 1 × tgl. einzunehmende Tabletten darf nicht überschritten werden (z. B. eine morgens, eine abends), es besteht Regressgefahr!

Morphin (Btm)

- Wirkung: Opioid-„Muttersubstanz"
- Darreichungsform: **Retardtabletten** 10 mg, 30 mg, 60 mg, 100 mg, 200 mg; **Granulat** (sondengängig) 20 mg, 30 mg, 60 mg, 100 mg, 200 mg; **Retardkapseln** 1 × tgl. 30 mg, 60 mg, 100 mg, 200 mg; **Injektionslösung** 10 mg/ml, 20 mg/ml; **Tropfen** 0,5 %, 2 %; **Filmtabletten** 10 mg, 20 mg; **Lösung** 20 mg/ml, 10 mg/5 ml, 30 mg/5 ml, 100 mg/5 ml
- TMD: nicht vorhanden
- Nebenwirkungen: Obstipation, mögl. Histaminfreisetzung v. a. bei höheren Dosierungen, Atemdepression, möglicherweise mutagene Wirkung

Buprenorphin (Btm)

- Halbsynthetisches Thebainderivat
- Wirkung: partieller Opioidagonist mit voller analgetischer Wirkung am μ-Rezeptor, Antagonist am κ-Rezeptor
- Darreichungsform: **Tabletten** sublingual 0,2 mg, 0,4 mg; **Matrixpflaster** 5 μg/h, 10 μg/h, 20 μg/h, 30 μg/h, 40 μg/h Freisetzung; Transtec PRO®: 35 μg/h, 52,5 μg/h, 70 μg/h Freisetzung; **Ampullen** 0,3 mg
- Nebenwirkungen: bei Pflaster Hautveränderungen → ggf. Behandlung mit kortisonhaltiger Salbe nach der Anwendung oder einen Tag vor Anwendung an der neuen Stelle; besser: Wechsel des Herstellers (da unterschiedliche Kleber verwendet werden)

CAVE
Anwendung möglichst immer in der gleichen „Körperetage", bevorzugt oberer Thorax und Oberarme, im Wechsel. Es bestehen erhebliche Resorptionsunterschiede zur unteren Körperhälfte.

Fentanyl (Btm)

- Wirkung: synthetisches Opioid, μ-Rezeptoragonist
- Darreichungsformen: **Matrixpflaster** 12,5 μg/h, 25 μg/h, 50 μg/h, 100 μg/h Freisetzung
- TMD: keine Obergrenze
- Nebenwirkungen: häufig Obstipation, bei langer Anwendung Appetitlosigkeit und Gewichtsverlust

CAVE
- Serotoninsyndrom bei gleichzeitiger Einnahme mit anderen serotonergen Medikamenten (z. B. Antidepressiva).
- Bei zu hoher Einstiegsdosis leicht verzögerte Atemdepression möglich.

Oxycodon (Btm)

- Wirkung: Morphinderivat, Opioid-Rezeptor-Agonist, ca. 20 % schnell freisetzend auch in der Retardform
- Darreichungsformen: **Retardtabletten** 5 mg, 10 mg, 15 mg, 20 mg, 40 mg, 60 mg, 80 mg; **Injektionslösung** 10 mg/ml; **Infusionslösung** 50 mg/ml; **Schmelztabletten** 5 mg, 10 mg, 20 mg (nichtretardiert); **Hartkapseln** 5 mg, 10 mg, 20 mg
- TMD: 400 mg
- Nebenwirkungen: Obstipation, durch schnell freisetzenden Part nach Einnahme euphorisierender Effekt möglich

Hydromorphon (Btm)

- Wirkung: Morphinderivat, Agonist
- Darreichungsformen: **Retardkapseln/Tabletten** 2 mg, 4 mg, 6 mg, 16 mg, 24 mg; **Injektionslösung** 2 mg, 10 mg, 100 mg; **Hartkapseln** 1,3 mg, 2,6 mg (nichtretardiert)
- Besonders für ältere Patient*innen geeignet

CAVE
Zulassung für 1 × tgl. einzunehmende Tabletten darf nicht überschritten werden (z. B. eine morgens, eine abends), es besteht Regressgefahr!

Levomethadon (Btm)

- Wirkung: starkes Schmerzmittel, wirkt am μ- und κ-Rezeptor, aber als einziges Opioid auch am NMDA-Rezeptor
- Darreichungsformen: **Tabletten** 5 mg, 7,5 mg, 20 mg, 30 mg; **Tropfen** 5 mg/ml (= 20 Tr.)
- Zugelassen als Schmerzmittel
- HWZ 14–55 h

3

- Intrinsisch aktive Metabolite
- Individuelle Neueinstellung
- Kann zur relevanten QT-Verlängerung führen, nicht in Verbindung mit MAO-Hemmern geben
- Levomethadon (L-Polamidon®) wirkt auch über den NMDA-Rezeptor und ist damit eine sehr interessante Substanz, falls andere Schmerzmittel nicht mehr wirken.

Tapentadol (Btm)

- Wirkung: μ-Rezeptor-Agonist (ca. 50 × schwächere Affinität als Morphin; Codein über den Metabolismus von 10 % zu Morphin stärker wirksam am Rezeptor), Noradrenalin-Reuptake-Inhibitor
- Darreichungsformen: **Retardtabletten** 50 mg, 100 mg, 150 mg, 200 mg; **Lösung** zum Einnehmen 20 mg/ml, 4 mg/ml
- TMD: 500 mg
- Nebenwirkungen: durch geringe Affinität zum Opioidrezeptor weniger Obstipation und andere opiattypische Nebenwirkungen, daher sehr gut verträglich

Dihydrocodein

- Wirkung: Opioidagonist, wird zu 10 % in Morphin umgewandelt
- Darreichungsformen: **Retardtabletten** 60 mg, 90 mg, 120 mg
- TMD: 240 mg
- Wird sehr selten verwendet

Opioide gegen Durchbruchschmerzen

Durchbruchschmerzen sind meist plötzlich auftretende, kurz andauernde Schmerzspitzen, die z. B. durch Belastungen wie Husten, Lagerung oder Mobilisation hervorgerufen werden. Viele Tumorpatient*innen leiden darunter.

Fentanyl

Handelsnamen: Actiq, Effentora, Breakyl, Abstral, Instanyl (Nasenspray), PecFent (Nasenspray)

CAVE
Nur zugelassen bei Krebsdiagnose.

Sufentanyl

- Handelsnamen: Sufenta®, Generika
- Darreichungsformen: **Injektionslösung** 5 μg/ml; **Ampullen** 1 ml, 10 ml
- Zugabe für Periduralkatheter, intrathekal nicht zugelassen

Morphin

- Handelsnamen: Sevredol (Tabletten), Morphin-Tropfen
- Darreichungsformen: **Tabletten** 10 mg, 20 mg; **Tropfen** 0,5 % (1 ml = 16 Tr. = 5 mg), 2 % (1 ml = 16 Tr. = 20 mg)

Oxycodon

- Handelsname: Oxygesic akut
- Darreichungsformen: **Tabletten** 5 mg, 10 mg, 20 mg

Hydromorphon

- Handelsname: Palladon®
- Darreichungsformen: **Kapseln** 1,3 mg, 2,6 mg

Buprenorphin

- Handelsname: Temgesic® sublingual
- Darreichungsform: **Sublingualtablette** 0,2 mg

3.1.5 Koanalgetika

Zu dieser Gruppe zählen Medikamente, die selbst einen analgetischen Effekt haben oder im Rahmen der Schmerztherapie die analgetischen Effekte der Analgetika verstärken können. Am häufigsten werden Wirkstoffe aus den Gruppen der trizyklischen Antidepressiva, der Antikonvulsiva sowie der Muskelrelaxanzien verwendet.

LITERATUR
Deutsche Schmerzgesellschaft: https://www.schmerzgesellschaft.de/patienteninformationen/entwicklung-der-schmerzmedizin/geschichte-der-schmerzmedizin (letzter Zugriff: 5. Dezember 2022).
Häuser W at al. 2. Aktualisierung der S3-Leitlinie „Langzeitanwendungen von Opioiden bei chronischen nicht-tumorbedingten Schmerzen (LONTS)". Der Schmerz. 2020; 34, 204–244.
Hedenmalm K, Spigset O. Agranulocytosis and other blood dyscrasias associated with dipyrone (metamizole). Eur J Clin Pharmacol. 2002; 58 (4): 265–274.
Wikipedia. Friedrich Sertürner. Aus: https://de.wikipedia.org/wiki/Friedrich_Sert%C3%BCrner (letzter Zugriff 24.2.2023a)
Wikipedia. Metamizol. Aus: https://de.wikipedia.org/wiki/Metamizol-Natrium#:~:text=Das%20Medikament%20wurde%201922%20von,Eur (letzter Zugriff 24.2.2023b)

3.2 Konservative, multimodale Schmerztherapie

Andrea Denk

Kernaussagen

Die strukturierte Zusammenarbeit eines interdisziplinären Teams mit dem Ziel, Patient*innen mit der Diagnose „chronischer Schmerz" in ihrer Eigenaktivität und einem selbstverantwortlichen Krankheitsmanagement zu fördern, beruht auf gegenseitigem Respekt, Wertschätzung, Vertrauen und Akzeptanz sowie auf empathischem Miteinander.

3.2.1 Einleitung

Die konservative multimodale Schmerztherapie beinhaltet alle Verfahren, welche **nichtinvasiv** durchgeführt werden. Sie grenzt sich somit auch von operativen Maßnahmen ab.

Unimodale Therapieverfahren, zu welchen auch Injektionsbehandlungen und die „einfache" Massage gehören, gelten als passive Verfahren und somit als den Chronifizierungsprozess fördernd. Sie sollten bei chronischem Schmerz vermieden werden.

Chronische Schmerzen haben meist nicht nur somatische, sondern auch psychische und soziale Auslösefaktoren. Sowohl bei der Diagnostik als auch bei der Therapie von chronischen Schmerzen sollte auf das Zusammenspiel und die Folgen dieser **biopsychosozialen Faktoren** eingegangen werden.
Im Rahmen einer **interdisziplinären, multimodalen Therapie** werden den Patient*innen alle Möglichkeiten der konservativen Therapie angeboten, sei es ambulant oder stationär. Dazu gehören:

- Ärztliche Gesprächstherapie (in Abgrenzung zur medikamentösen Therapie)
- Physiotherapie
- Psychologische und psychotherapeutische Therapie
- Kunst- und Musiktherapie
- Phytotherapieangebote

Verschiedene somatische, körperlich oder psychologisch übende und psychotherapeutische Verfahren nach vorgegebenem Behandlungsplan mit identischem, zwischen den Therapeut*innen abgesprochenem, individuellem Therapieziel sind darin eingebunden.

Ziel dieses konservativen, multimodalen Ansatzes ist es, den Patient*innen ein gesteigertes Aktivitätsniveau und die Kontrolle über ihre Körperfunktionen zurückzugeben, damit sie lernen, ihr Schmerzerleben eigenständig, aktiv und positiv zu gestalten. In der Folge nehmen die Patient*innen die Schmerzen gelindert wahr. Dazu gehört insbesondere das Verständnis von Schmerz und dessen Folgen, was im Rahmen von (Psycho-) Edukation vermittelt wird. Auch der Abbau von Angst, Depressivität und Vermeidung wird in diesem Konzept beleuchtet.

Zusammenfassend geht es um eine „functional restoration" und somit um eine subjektive und objektivierbare Wiederherstellung von physischer und psychischer Leistungsfähigkeit und nicht nur um die Reduktion der Schmerzintensität.

MERKE

Ziel der konservativen multimodalen Schmerztherapie ist nicht allein eine reduzierte Schmerzintensität, sondern eine „functional restoration".

3.2.2 Methoden

Ärztliche Gesprächstherapie

Die ärztliche Gesprächsführung ist entscheidend im Prozess der multimodalen Therapie. Die betreuenden ärztlichen Kolleg*innen sollten sich als Begleiter*innen im Rahmen der Multimodalität verstehen. Patient*innen sehen in den Ärzt*innen Fürsprecher*innen der eigenen Bedürfnisse, welche im empathischen Kontext beleuchtet und geleitet werden. Eine ausführliche Edukation über die jeweilige Schmerzursache gehört genauso zum täglichen Arztgespräch wie auch die Aufklärung über eine mögliche medikamentöse Therapie und deren Vor- und Nachteile.

Physiotherapie

Im Rahmen der Physiotherapie wird eine positive Körperwahrnehmung geschult und eine Verbesserung der körperlichen Leistungsfähigkeit in den Bereichen Kraft, Koordination, Beweglichkeit und Ausdauer angestrebt. Auch katastrophisierende und teilweise irrationale Überzeugungen über den Zusammenhang zwischen Schmerz und Bewegung werden thematisiert. Die individuellen Leistungsgrenzen sollen erforscht, erweitert und gefestigt werden.

Psychotherapie

In den psychotherapeutischen Sitzungen wird der biografische Hintergrund als häufige Ursache der Chronifizierung von körperlichen Beschwerden gemeinsam mit den Patient*innen beleuchtet. Ängste und dysfunktionale Muster der Schmerzbewältigung werden aufgedeckt. Dabei steht häufig der Verlust des Selbstwerts im Vordergrund. Rein somatische Fixierungen des eigenen Schmerzes werden dabei wahrgenommen und wenn möglich gelockert und neu sortiert.

Kunst- und Musiktherapie

Hierbei werden spielerisch Koordination und Bewegung geschult, Spaß und Freude am gemeinsamen Gestalten sollten im Vordergrund stehen. Das Ausdrücken von eigenen Gefühlen und somit der Kontakt zum eigenen Körper durch Schwingungen und Bewegungen wird gefördert. Gemeinsames Musizieren fördert Kommunikation auf allen Ebenen der Sinne und kann dadurch physische wie psychische Verspannungen lösen.

Phytotherapie

Im Rahmen der Phytotherapie erlernen die Patient*innen verschiedene äußere Anwendungen, um sich selbst etwas Gutes zu tun. Hierbei werden Aktivität, Selbstwirksamkeit und Eigenverantwortung gefördert. Das Kompetenzgefühl der Patient*innen soll dadurch gesteigert werden.

CAVE
Aufgabe des gesamten therapeutischen Teams ist das Verhindern von Retraumatisierungen.

3.2.3 Behandlungsprinzipien

Folgende Grundprinzipien für die therapeutische Arbeit sollten im Rahmen der multimodalen Therapie gelten:

- Regelmäßige Abstimmungen in einem gut kommunizierenden Team mit einer gemeinsamen „Philosophie" führen zu integriertem Zusammenwirken verschiedener somatischer, physiotherapeutischer sowie psychotherapeutischer Behandlungsansätze.
- Konsistente Botschaften als Ausdruck der gemeinsamen Teamphilosophie werden von allen Berufsgruppen getragen und den Patient*innen im Rahmen der Schmerzedukation als teamübergreifender Baustein vermittelt.
- Das gesamte Team beteiligt sich gleichwertig und auf Augenhöhe an der Herstellung einer tragfähigen Beziehung zu den Patient*innen.
- Interventionelle Verfahren sind kein regelhafter Bestandteil der multimodalen Schmerztherapie. Auch rein passive Maßnahmen werden nur unter Vorbehalt eingesetzt.
- Wertschätzung, Empathie, Respekt und Akzeptanz des eigenen Erlebens, sowohl auf Seiten der Patient*innen als auch auf Seiten der Behandler*innen, sind die Grundpfeiler der interdisziplinaren Zusammenarbeit.

CAVE
Widersprüchlichkeiten in Befundung und Therapieansätzen sollten vermieden werden, da Patient*innen mit chronischen Schmerzen dies in ihrer Biografie schon zu häufig erfahren mussten.

Die Effektivität einer konservativen, multimodalen Schmerztherapie zeigt sich sowohl in einer Reduktion der individuellen Schmerzintensität als auch in der Veränderung von Kontrollüberzeugungen bezüglich des eigenen Schmerzes. Die Patient*innen werden motiviert und dabei unterstützt, ihr Alltagserleben verändert wahrzunehmen.

LITERATUR

Arnold B et al. Umsetzung der interdisziplinären multimodalen Schmerztherapie nach OPS 8–918. Schmerz. 2018; 32: 5–14.

Arnold B, et al. Chronische Schmerzstörung mit somatischen und psychischen Faktoren F45.41. Schmerz. 2017; 31: 555–558.

Kaiser U, Sabatowski R, Azad SC. Multimodale Schmerztherapie. Eine Standortbestimmung. Schmerz. 2015; 29: 550–556.

Maier C, Diener HC, Bingel U. Schmerzmedizin. Interdisziplinäre Diagnose- und Behandlungsstrategien. 5. A. München: Elsevier, 2017.

Maurus B. Chronischer Rückenschmerz. Psychologische Schmerztherapie im multimodalen Therapiekonzept. Schmerzmedizin. 2016: 32(2): 24–30.

Pfingsten M, et al. Sektorenübergreifende interdisziplinäre multimodale Schmerztherapie. Schmerz. 2019; 33: 191–203.

3.3 Invasive Schmerztherapie

Johan Kroeger

Kernaussagen

- Nervenblockaden und lokale Infiltrationen können vielseitig sowohl diagnostisch als auch therapeutisch eingesetzt werden.
- Interventionen wie die periradikuläre Therapie (PRT) und die Thermodenervierung können hilfreich sein, invasivere Maßnahmen wie Operationen zu vermeiden.
- Die Spinal-Cord-Stimulation (SCS) ist ein etabliertes und je nach Indikation hochwirksames Verfahren zur Behandlung von chronischen Schmerzen.
- Intrathekale Medikamentengaben über fest implantierte Pumpen sind für einige Patient*innen eine verlässliche Therapieoption bei ausgeprägten Schmerzsyndromen.

3.3.1 Einleitung

Aufgrund der Vielzahl der invasiven Eingriffsmöglichkeiten in der Schmerztherapie kann im Rahmen dieses Buches nur exemplarisch auf einige ausgewählte Verfahren eingegangen werden, die auf die neurochirurgische Tätigkeit des Autors zurückzuführen sind. Sie mögen den Leser*innen als Einführung in die aktuellen technischen Möglichkeiten dienen. Für einen zusätzlichen Überblick empfiehlt sich der Leitfaden Schmerzmedizin von Patric Bialas und Hans-Bernd Sittig (2. Auflage 2022, Elsevier-Verlag).

3.3.2 Nervenblockaden und lokale Infiltrationen

Einleitung

Injektionen mit Lokalanästhetika, ggf. in Verbindung mit Glukokortikoiden, stellen ein Fundament in der invasiven

Schmerzmedizin dar. Das primäre Ziel bei Nervenblockaden ist die Unterbrechung der Reizweiterleitung von meist sensiblen, peripheren Nerven. Indikationen der lokalen Infiltrationen sind z. B. myofasziale Schmerzen, Tendinopathien und Gelenkbeschwerden.

Es kann zwischen Injektionen mit diagnostischer und therapeutischer Intention unterschieden werden. Bei der **diagnostischen Lokalanästhesie** (DLA) wird nur ein Lokalanästhetikum verwendet. Sie hilft dabei, das schmerzauslösende, anatomische Korrelat besser zu lokalisieren, ohne die potenziellen Nebenwirkungen von Glukokortikoiden bei wiederholten Injektionen zu riskieren. Auch sind Abschätzungen über den Erfolg von geplanten invasiveren Maßnahmen wie operativen Eingriffen möglich.

Wenn die schmerzauslösende Struktur bekannt ist und z. B. bereits durch eine DLA bestätigt wurde, können auch Injektionen mit dem Zusatz von Glukokortikoiden (Triamcinolon ist das einzige zugelassene Medikament bei der PRT) eingesetzt werden. Wiederholte Injektionen an derselben Zielstruktur mit oder ohne Glukokortikoide können als **therapeutische Lokalanästhesie** (TLA) bezeichnet werden.

Praktische Überlegungen

Eine eingehende **körperliche Untersuchung** ist als Grundlage jeder Infiltrationsbehandlung zwingend notwendig. Über das Verteilungsmuster des Schmerzes zusammen mit den durch die Patient*innen auf Druck angegebenen Beschwerden können häufig die Differenzialdiagnosen deutlich reduziert werden. Es kommt im Praxisalltag des Autors leider regelmäßig vor, dass Patient*innen mit „LWS-Schmerzen" monatelang wegen vermeintlicher Bandscheibenschäden behandelt wurden und teils wiederholt teure, diagnostische Maßnahmen eingeleitet wurden, obwohl nach kurzer Anamnese und klinischer Untersuchung sowie anschließend wirksamer Lokalinfiltration z. B. die Diagnose eines Iliosakralgelenksyndroms gestellt werden kann.

Es sind weiterhin gute Kenntnisse der **Anatomie** notwendig: Viele Infiltrationen, insbesondere im Bereich von Gelenken, Bändern, Muskeln und Sehnen, können damit rein anhand von anatomischen Landmarken unter Zuhilfenahme der Schmerzangaben der Patient*innen durchgeführt werden. Bei tiefer liegenden Nerven und der Gefahr einer Verletzung benachbarter Strukturen sollten bildgebende Verfahren wie Röntgendurchleuchtung, Computertomografie oder Ultraschall zur Kontrolle der Injektionen eingesetzt werden.

In jedem Fall ist mindestens die **mündliche Aufklärung** mit schriftlicher Dokumentation derselben erforderlich. Sie sollte Risiken wie Blutungen, Infektionen, Gewebeschäden, bleibende Nervenverletzungen, allergische Reaktionen und kardiovaskuläre Ereignisse umfassen.

Die Patient*innen sollten nach Infiltrationen für 30 Minuten zur Beobachtung in der Praxis oder Klinik bleiben.

Bei **chronischen Schmerzsyndromen** sollten Infiltrationsbehandlungen deutlich zurückhaltender eingesetzt werden, da hierdurch die Fokussierung auf eine rein körperliche Schmerzgenese begünstigt werden kann. Zusätzlich steht die passive Rolle der Patient*innen bei einer Injektion der gewünschten Aktivierung und Mitarbeit im Rahmen des multimodalen Therapieansatzes chronischer Schmerzen entgegen.

Sowohl zur Beurteilung der diagnostischen Fragestellung als auch des therapeutischen Effekts ist die **Dokumentation** der Infiltrationsbehandlung unerlässlich. Viele Patient*innen und auch Behandler*innen haben sonst nach mehreren Injektionen häufig keinen Überblick mehr, ob und welche Infiltrationen geholfen haben. Vorschläge für Fragen:

- Schmerzlinderung vorhanden?
- Wenn ja, wie ausgeprägt und wie lange anhaltend?
- Einordnen der Schmerzintensität auf NRS-Schmerzskala vor und nach Behandlung

MERKE
Um unnötige zusätzliche Behandlungen und Frustration auf beiden Seiten zu minimieren, sollten die Infiltrationsbehandlungen sorgfältig dokumentiert werden.

Anwendungsbeispiele

- Facettengelenke der Wirbelsäule bei **Spondylarthrose:** Da die Schmerzen im Rahmen der Spondylarthrose häufig nicht sehr spezifisch sind und sich die degenerativen Veränderungen meist über mehrere Wirbelsegmente erstrecken, kommt der DLA hier besondere Bedeutung zu. Idealerweise sollte in einer Sitzung nur ein Segment behandelt werden, damit später die TLA zielgerichtet appliziert werden kann.
- **Iliosakralgelenk (ISG):** Bei Verdacht auf ein ISG-Syndrom kann bei Patient*innen mit gut zu ertastender Anatomie eine Infiltration an das Gelenk auch ohne bildgebende Verfahren durchgeführt werden. Bei der Injektion in den Gelenkspalt empfiehlt sich die Röntgenunterstützung, da zusätzlich auch Kontrastmittel verabreicht werden kann.
- Bei **chronischen Gelenkschmerzen** können mit gezielten Blockaden eines Nervs, der das jeweilige Gelenk sensibel versorgt, gute Ergebnisse erzielt werden. Beispiele hierfür sind der N. suprascapularis bei Schultergelenkbeschwerden oder der häufig durch Operationen beeinträchtigte Ramus infrapatellaris des N. saphenus bei ventralen Knieschmerzen.
- Nervenblockaden der Nn. occipitales bei **Okzipitalisneuralgie:** Anatomisch können drei Okzipitalnerven unterschieden werden. Das Areal der Schmerzausbreitung gibt Hinweise auf den anzusteuernden Nerv.
- **Interkostalblockade:** z. B. bei Interkostalneuralgie oder Post-Zoster-Neuralgie.

Periradikuläre Therapie (PRT)

Die periradikuläre Therapie ist eine Spezialform einer Nervenblockade an den aus der Wirbelsäule austretenden Spinalnerven. Sie kann an der ganzen Wirbelsäule abgewendet werden. Die häufigsten Indikationen sind radikuläre Schmerzsyndrome, hervorgerufen z. B. durch Bandscheibenvorfälle (Nucleus-pulposus-Prolaps, NPP) oder degenerativ bedingte Neuroforamenstenosen mit Reizung des Spinalnervs. Die PRT kann auch gut als diagnostisches Werkzeug eingesetzt werden, was gerade bei mehrsegmentalen Stenosen und nicht klar zuzuordnender Klinik (Stichwort Überlappung von Dermatomen) sehr hilfreich sein kann.

PRAXISTIPP

Die Patient*innen sollten nach Rücksprache mit den durchführenden Ärzt*innen selbst notieren, welches Segment und welche Seite infiltriert wurden und ob und wie ausgeprägt der schmerzlindernde Effekt war. Dies gilt insbesondere bei extern durchgeführten Injektionen.

Wenn nur ein Segment betroffen ist oder das betroffene Segment durch diagnostische Injektionen bereits identifiziert worden ist, ist es häufig sinnvoll, die Behandlung im Intervall von einigen Wochen mehrfach zu wiederholen. Bei vielen Patient*innen ergibt sich durch die wiederholten Injektionen ein **additiver schmerzlindernder Effekt.** Für die therapeutische Behandlung wird neben dem Lokalanästhetikum meist auch ein Glukokortikoid verwendet (Triamcinolon). Auf dieses kann bei rein diagnostischer Intention verzichtet werden.

Durchführung

Die Indikation wird meist durch eine Neurochirurgin oder eine Orthopädin/Unfallchirurgin mit Erfahrung in der Wirbelsäulenchirurgie gestellt. Es bedarf darüber hinaus einer Überweisung durch eine Ärztin mit der Zusatzbezeichnung Schmerztherapie. Anschließend wird die Injektion durchgeführt durch die oben genannten Kolleg*innen oder einen interventionell tätigen Radiologen. Um Verletzungen des Spinalnervs zu vermeiden, sollte die PRT unter Zuhilfenahme eines bildgebenden Verfahrens wie Röntgendurchleuchtung oder Computertomografie durchgeführt werden.

Prognose

Bei Patient*innen mit einem kürzlich aufgetretenen Bandscheibenvorfall, der nur zu geringen neurologischen Ausfallserscheinungen wie leichten Missempfindungen im Dermatom führt, kann die PRT zu einer ausreichenden Schmerzlinderung führen. So kann die Zeit überbrückt werden, die der Körper zur Selbstheilung benötigt. Nicht selten sind Bandscheibenvorfälle in einer wiederholten MRT-Untersuchung, z. B. ein Jahr später, kaum noch sichtbar oder deutlich im Volumen reduziert. Bei vor allem degenerativ bedingten Stenosen sind die langfristigen schmerzlindernden Effekte häufig weniger ausgeprägt. Aber auch hier kann eine Schmerzlinderung über mehrere Monate möglich sein. Zudem kann eine PRT-Serie mit zeitlichem Abstand von einem Jahr auch wiederholt werden. Gerade bei Patient*innen mit erhöhtem Operationsrisiko (Alter, Nebenerkrankungen) kann die PRT so sinnvolle Dienste leisten.

3.3.3 Thermodenervierung

Die Thermodenervierung oder Radiofrequenzablation ist ein schmerztherapeutisches, interventionelles Verfahren. Über eine Elektrode (monopolar) oder zwischen zwei Elektroden (bipolar), die an einen Generator angeschlossenen werden, wird mittels Strom Wärme erzeugt, um lokale Gewebeverödungen vorzunehmen. Vorrangig können damit periphere, sensible Nerven erreicht werden, die zuvor mittels Nervenblockaden als am Schmerzgeschehen beteiligte Strukturen identifiziert wurden, um eine längerfristige Schmerzreduktion zu erreichen. Da im Bereich der peripheren Nerven eine Regeneration der Nervenfunktion möglich ist, kann eine Wiederholung des Eingriffs notwendig sein. Dennoch bietet die Thermodenervierung auch in diesen Fällen Vorteile, da das Verfahren insgesamt sehr risikoarm ist.

Indikationen

Am häufigsten kommt die Thermodenervierung im Bereich der Facettengelenke der Wirbelsäule zur Anwendung. Wenn ein Segment gut, aber nur kurzfristig auf die Nervenblockade anspricht, kann mittels der Thermodenervierung im Idealfall eine Schmerzreduktion über mehrere Monate erreicht werden. Auch am Iliosakralgelenk kann die Thermodenervierung eine gute und anhaltende Schmerzlinderung ermöglichen. Verödungen von oben bereits erwähnten peripheren Nerven sind ebenfalls einfach durchzuführen, z. B. des Ramus infrapatellaris des N. saphenus. Er ist häufig beteiligt bei chronischen Knieschmerzen, die nach Operationen am Gelenk auftreten können.

3.3.4 Neuromodulation

Neuromodulation ist ein Sammelbegriff für Verfahren, bei denen eine **reversible Beeinflussung der Nervenfunktion** erfolgt. Der Effekt der Schmerztherapie hält meist nur an, so lange z. B. der Strom über die Elektrode appliziert wird oder das Medikament über die Pumpe nach intrathekal abgegeben wird.

Rückenmarkstimulation

Einleitung

Die Rückenmarkstimulation (auch Spinal-Cord-Stimulation, SCS) ist ein **rückenmarknahes Verfahren.** Bei der SCS wird eine Elektrode in den Spinalkanal epidural dorsal des Rückenmarks implantiert. Die Elektrode besteht aus einem elektrischen Leiter, an dessen Ende sich mehrere Kontakte befinden, über die Stromimpulse an das Rückenmark abgegeben werden. Das andere Ende des Elektrodenkabels wird mit dem eigentlichen Neurostimulator verbunden. Dieser besteht aus einer meist wiederaufladbaren Batterie und der programmierbaren Steuereinheit. Der Stimulator wird unter der Haut implantiert, meist gluteal oder abdominell, und kann per Induktion durch die Haut aufgeladen werden. Die theoretischen Grundlagen der SCS sowie erste Versuche im Tiermodell und anschließend am Menschen erfolgten bereits Mitte des 20. Jahrhunderts. Die letzten Jahrzehnte haben aufgrund der Miniaturisierung und Weiterentwicklung der Komponenten sowie durch neue Erkenntnisse zur Schmerzweiterleitung im Rückenmark mit Entwicklung von besser wirksamen Stimulationsparametern dazu geführt, dass sich die SCS in der Schmerztherapie zu einem Therapiestandard bei bestimmten Schmerzformen entwickelt hat.

Wirkmechanismus

Eine ausführliche Darstellung des noch nicht abschließend geklärten Wirkmechanismus der SCS kann hier nicht erfolgen. Eine Schlüsselrolle spielt jedoch die Beeinflussung von Interneuronen und deren Neurotransmitterausschüttung in den Hinterhörnern des Rückenmarks durch das elektromagnetische Feld und die dadurch bedingte Modulation der Schmerzweiterleitung. Je nach Stimulationsparametern können dabei unterschiedliche Effekte erzeugt und damit an das Schmerzmuster der Patient*innen angepasst werden.

Indikationen

Die SCS zeigt die besten Ergebnisse bei **neuropathischen Schmerzen** und **Mixed Pain** (Überlappung nozizeptiver, noziplastischer und neuropathischer Schmerzen). Klassischerweise wird das Verfahren beim **Persistent Spinal Pain Syndrome** (PSPS, ➤ Kap. 5.2) eingesetzt, wenn Patient*innen nach Wirbelsäulenoperationen unter persistierenden oder neuen Schmerzen leiden, sowie beim **Chronic Regional Pain Syndrome** (CRPS) Typ 1 (➤ Kap. 8.3).

Weitere Erkrankungen, bei denen die SCS zu einer deutlichen Schmerzlinderung führen kann, jedoch mit geringerem Empfehlungsgrad, sind: Polyneuropathie mit neuropathischen Schmerzen, periphere arterielle Verschlusskrankheit und refraktäre Angina pectoris (Mechanismus über Vasodilatation), CRPS Typ 2, periphere neuropathische Schmerzen z. B. nach Herpes-zoster-Infektion sowie Phantomschmerzen.

Die für 2023 angekündigte Aktualisierung der Leitlinie „Epidurale Rückenmarkstimulation zur Therapie chronischer Schmerzen" beinhaltet eine Erhöhung des Empfehlungsgrads für einige der oben genannten Erkrankungen.

Durchführung

Da die Systeme mit z. B. wiederaufladbaren Neurostimulatoren bis zu 30.000 Euro kosten können, empfiehlt sich für einen reibungslosen Ablauf in Zusammenarbeit mit den Kostenträgern folgender Ablauf:

- Die Patientin sollte durch einen Schmerztherapeuten betreut werden, der die Empfehlung ausstellt.
- Konservative Therapien sollten ausgeschöpft worden sein und nicht zu einer ausreichenden Schmerzlinderung geführt haben. Insbesondere sind hier medikamentöse Behandlung, Physiotherapie, ggf. Injektionsbehandlungen und Thermodenervierung zu nennen.
- Auch eine multimodale Schmerztherapie (MMST) sollte bereits erfolgt sein und ebenfalls keine wesentliche Linderung erbracht haben.
- Im Rahmen der MMST oder separat sollte eine psychologische Beurteilung erfolgen, unter anderem, um akute psychische Erkrankungen wie eine schwere Depression auszuschließen.
- Es sollten keine weiteren relevanten OP-Indikationen, z. B. bei hochgradiger Spinalkanalstenose, bestehen.
- Implantation einer Testelektrode: Mit Lokalanästhesie sowie ggf. geringer Analgosedierung wird der wachen Patientin die SCS-Elektrode in den dorsalen Epiduralraum unter Röntgendurchleuchtung implantiert, z. B. bei Rücken-Bein-Schmerzen im Bereich von BWK 7 bis 10. Die Analgosedierung wird dann reduziert und die aus der Haut austretende Elektrode mit einem externen Stimulator verbunden. Es werden dann über die Elektrode Kribbelparästhesien ausgelöst. Die Patientin muss deren Verteilung angeben und die Lage der Elektrode wird so lange verändert, bis die Parästhesien das Schmerzareal idealerweise komplett abdecken. Anschließend wird die Elektrode mit einem Pflasterverband an der Haut fixiert und mit einem externen Stimulator verbunden, der über die Testphase in einem Gurt getragen wird.
- Die Testphase sollte zur besseren Beurteilbarkeit des Stimulationserfolgs mindestens eine Woche dauern. Die Patient*innen sollen sich in dieser Zeit normal bewegen und ihrem Alltag nachgehen. Sie müssen ein Schmerztagebuch führen, dass sie bereits vor der Testphase begonnen haben. Gemäß Leitlinie sollten die Schmerzen durch die SCS um mindestens 50 % Prozent reduziert werden, um die Implantation eines permanenten Systems vorzunehmen. Zusätzlich geben die Patient*innen bei Erfolg meist eine Stimmungsaufhellung, Schlafverbesserung und den Wunsch nach Medikamentenreduktion an.

- Bei Erfolg der Testung wird das endgültige SCS-Systems aus Elektrode(n) und Stimulator in einer zweiten Operation implantiert. Die **regelmäßige Nachsorge,** idealerweise durch den operierenden Arzt, ist von entscheidender Bedeutung, da bei vielen Patient*innen in den ersten Monaten nach der Operation noch Bedarf zur Anpassung der Stimulationsparameter besteht.
- Die Systeme der meisten Hersteller sind heutzutage Ganzkörper-MRT-fähig.

Prognose

Mit der Rückenmarkstimulation können bei gründlicher Patientenselektion und bei insgesamt geringem operativem Risiko sehr gute schmerzlindernde Ergebnisse erzielt werden. Langzeitstudien zeigen auch nach Jahren noch eine deutliche Schmerzreduktion von über 60 % bei einem Großteil der Patient*innen.

Intrathekale Medikamentengabe über Pumpensysteme

Einleitung

Die Applikation von Medikamenten nach intrathekal über eine implantierte Pumpe wird primär in der Schmerz- und Spastiktherapie eingesetzt. In der Schmerztherapie kommen vor allem Opioide und Ziconotid als Medikamente zum Einsatz, bei Spastiken Baclofen. Eine Indikation zur Implantation eines solchen System besteht, wenn die bisherige medikamentöse Therapie an Grenzen stößt: z. B. keine ausreichende Schmerzlinderung oder vermehrte Nebenwirkungen trotz Ausreizung der empfohlenen Maximaldosis, Resorptionsstörungen bei pathologischen Veränderungen des Magen-Darm-Trakts, Dysphagie, Unverträglichkeiten der Haut bei der transdermalen Applikation sowie bei palliativen Situationen mit einer Kombination aus diesen Punkten.

Pumpensystem

Vereinfacht besteht ein Pumpensystem aus dem intrathekalen Katheter, der direkt mit der meist abdominell implantierten Pumpe verbunden ist. Es gibt auf dem Markt grundsätzlich zwei Arten von Pumpen: gasdruckbetriebene und elektrische Pumpen. Die mit **Gasdruck betriebenen Pumpen** haben eine fest eingestellte Förderrate. Daher müssen Tagesdosisänderungen über eine veränderte Konzentration des Medikaments bei Befüllung der Pumpe erfolgen. Vorteile sind die Robustheit und lange Haltbarkeit. Bei den **elektrischen Pumpen,** hier am Beispiel der sehr häufig eingesetzten Synchromed-2-Pumpe (Firma Medtronic) beschrieben, können die Pumpenparameter drahtlos per Software angepasst werden. Dies ermöglicht eine sehr einfache Anpassung der Tagesdosis ohne Änderung der Medikamentenkonzentration. Auch sind Dosisänderungen im Tagesverlauf und Bolusgaben möglich. MRT-Untersuchungen sind mit der Pumpe ebenfalls möglich.

Implantation

Die Implantation birgt ein nicht unwesentliches Komplikationspotenzial und sollte deshalb nur von erfahrenen Neurochirurg*innen in einem Krankenhaus mit regelmäßiger Betreuung von Schmerzpumpen-Patient*innen durchgeführt werden. Zunächst wird der Pumpenkatheter unter Röntgenkontrolle von lumbal kommend durch die Dura mater in den mit Liquor gefüllten Subarachnoidalraum implantiert und mit der Spitze in den meisten Fällen bis zum mittleren Thorakalmark gelegt. Anschließend wird der Katheter subkutan nach abdominell getunnelt und dort mit einem Port verbunden oder über einen Verbindungskatheter aus der Haut ausgeleitet. Über die nächsten Tage wird unter stationärer Überwachung das gewünschte Medikament in aufsteigender Dosierung getestet. Bei erfolgreicher Schmerzlinderung wird die Pumpe dann in einem weiteren Eingriff subkutan abdominell implantiert. Je nach Bedarf gibt es Pumpen in unterschiedlichen Größen bezüglich des Reservoirs (z. B. 20 ml oder 40 ml).

Hauptrisiken bei der Implantation und während der Testung sind aufgrund der Katheterlage im Subarachnoidalraum Blutungen und Nachblutungen sowie Infektionen und Nerven-/Rückenmarkverletzungen. Zusammen mit der Gefahr eines Liquorunterdrucksyndroms sowie Überdosierungen des verabreichten Medikaments in der Testphase wird die Notwendigkeit eines erfahrenen Behandlerteams und die schnelle Verfügbarkeit ggf. einer intensivmedizinischen Überwachung deutlich. Langzeitkomplikationen betreffen vor allem technische Defekte der Pumpe und Katheterobstruktionen, die meist weitere Eingriffe nach sich ziehen.

Prognose

Auch wenn das Pumpenreservoir regelmäßig (meist alle paar Wochen oder Monate) durch ebenfalls erfahrene Hand unter sterilen Bedingungen befüllt werden muss und damit ein erhöhter organisatorischer Aufwand besteht, bedeutet die intrathekale Verabreichung von dringend benötigten Medikamenten für viele Patient*innen einen deutlichen Gewinn an Lebensqualität verglichen mit den Alternativen.

KAPITEL

4 Kopfschmerzen

Andrea Denk, Charly Gaul, Lars Neeb, Thomas Wieser

4.1 Einleitung

Thomas Wieser

Kernaussagen

- Kopfschmerzen sind weit verbreitet und stellen eine große Herausforderung für das Gesundheitswesen dar.
- Man unterscheidet der Häufigkeit nach einmalige, wiederkehrende (= episodische) und chronische Kopfschmerzen.
- Bei primären Kopfschmerzen (z. B. Migräne, Kopfschmerzen vom Spannungstyp, Cluster-Kopfschmerz, trigeminoautonome Kopfschmerzen) ist der Kopfschmerz an sich die Krankheit.
- Sekundäre Kopfschmerzen sind hingegen Symptom für eine andere Erkrankung (z. B. SHT, Infektion).

Hintergrund

Kopfschmerzen gelten weltweit, zahlenmäßig und was die Belastung für den Einzelnen betrifft, zu den größten Herausforderungen im Gesundheitswesen (Vos et al. 2017). Man geht davon aus, dass die Hälfte der Weltbevölkerung zumindest einmal im vergangenen Jahr Kopfschmerzen gehabt hat (WHO 2016). Bei nur geringen regionalen Schwankungen sind Kopfschmerzen ein weltweit präsentes Problem. Die Prävalenz einer aktiven KS-Erkrankung beträgt 39 % in Südostasien, Ostasien und Ozeanien, 52 % in „High Income"-Ländern (inkl. Europa) und 61 % in Nordafrika und Mittlerem Osten (Stovner et al. 2022). Fast 5 % der Weltbevölkerung geben an, an mehr als 15 Tagen pro Monat Kopfschmerzen zu haben, also an einem chronischen Kopfschmerz zu leiden. Kinder sind sogar in einem noch stärkeren Maß betroffen (Abu-Arafeh 2010).

Kopfschmerzen können einmalig, wiederkehrend (= episodisch) oder chronisch auftreten. Insbesondere chronische Kopfschmerzen führen zu einer erheblichen Beeinträchtigung und Verminderung der Lebensqualität. In den meisten Fällen handelt es sich um primäre Kopfschmerzen, nur in ca. einem Fünftel der Fälle um einen symptomatischen, also sekundären Kopfschmerz (WHO 2011). Die Kopfschmerzklassifikation der Internationalen Kopfschmerzgesellschaft (mittlerweile in der 3. Fassung vorliegend – ICHD-3; Headache Classification Committee of the IHS 2018) sollte grundsätzlich immer Anwendung finden, nicht zuletzt, um die für einzelne Kopfschmerzformen vorliegenden Empfehlungen und Leitlinien korrekt anzuwenden. Seit Einführung der Klassifikation 1988 und Veröffentlichung laufend aktualisierter Leitlinien und Empfehlungen hat sich die Versorgung von Kopfschmerzpatient*innen in vielen Ländern verbessert.

Global betrachtet ist der Aussage der WHO jedoch weiterhin zuzustimmen: Kopfschmerzen sind bis heute „underestimated, under-recognized and under-treated" (WHO 2016).

Primäre und sekundäre Kopfschmerzen

Bei **primären Kopfschmerzen** (Migräne, Kopfschmerz vom Spannungstyp, Cluster-Kopfschmerz und andere trigeminoautonome Kopfschmerzen, seltene primäre KS) ist der (Kopf-) Schmerz selbst die Erkrankung. Bei den sogenannten **sekundären Kopfschmerzen** ist er hingegen Symptom einer anderen Erkrankung (z. B. hypertensive Krise, Subarachnoidalblutung, Schädelhirntrauma, Infektion).

Der Ausschluss einer primären somatischen Erkrankung, die zum Symptom Kopfschmerz führt, ist der erste und essenzielle Schritte jeder Behandlung bei Patient*innen mit Kopfschmerz. Potenziell gefährliche Verläufe müssen sofort erkannt werden. Wichtigste diagnostische Maßnahme ist neben einer sorgfältigen Anamnese die neurologische Untersuchung und ggf. eine adäquate zerebrale Bildgebung. Weitere durchzuführende Diagnostik wird bei den entsprechenden Kopfschmerzformen vorgestellt.

MERKE

Der Ausschluss einer primären somatischen Erkrankung, die zum Symptom Kopfschmerz führt, ist der erste und essenzielle Schritte jeder Behandlung bei Kopfschmerz, um potenziell gefährliche Verläufe sofort zu erkennen.

Episodisch versus chronisch

Im Gegensatz zu allen anderen Schmerzerkrankungen handelt es sich bei primären Kopfschmerzen meist um primär chronische Erkrankungen, d. h., sie bestehen länger als sechs Monate. Chronizität wird bei Kopfschmerzen über die Kopfschmerzfrequenz definiert. Als chronisch wird jeder Kopfschmerz klassifiziert, der an mehr als 15 Tagen pro Monat (über einen Zeitraum von drei Monaten) auftritt. Tritt der Kopfschmerz an weniger als 15 Tagen pro Monat auf, wird er als „episodisch" klassifiziert. Lediglich beim Cluster-KS wird dieses Prinzip durchbrochen: Er wird dann als chronisch diagnostiziert, wenn keine symptomfreien Intervalle auftreten (➤ Kap. 4.4).

Ätiologie und Genetik

Schmerzrezeptoren finden sich in den Wänden der hirnversorgenden Blutgefäße sowie in den Meningen. Die Aktivierung zentraler nozizeptiver Strukturen, insbesondere der Kerne des N. trigeminus, der spinalen Hinterhörner mediiert durch Thalamus und Hypothalamus sowie anderer Kerngebiete, resultiert in entsprechender Transmitterausschüttung und Aktivierung der Schmerzrezeptoren. Die Vulnerabilität, einen Kopfschmerz zu entwickeln, scheint genetisch modifiziert, am stärksten ausgeprägt bei Migräne. Familiäre Häufung als stärkster klinischer Hinweis auf eine genetische Komponente findet sich jedoch nicht nur bei Migräne, sondern unter anderem auch bei Cluster-Kopfschmerz und weiteren primären Kopfschmerzerkrankungen. Genetische Untersuchungen spielen in der Versorgung derzeit noch keine Rolle und können keine relevanten Zusatzinformationen liefern.

Diagnostik

Die Diagnose primärer Kopfschmerzerkrankungen erfolgt klinisch anhand sorgfältig zu erhebender phänomenologischer Merkmale (Schmerzcharakter, -intensität, -dauer, -lokalisation, Begleiterscheinungen etc.). Die erforderliche Diagnostik (neurologischer Status, Labor, Bildgebung etc.) dient lediglich dem Ausschluss sekundärer KS.

Hierbei konnte eine Reihe von Begleitsymptomen identifiziert werden, die den dringenden Verdacht auf einen sekundären KS nahelegen. Diese werden auch als **Red Flags** bezeichnet (Do 2019):

- Allgemeinsymptome wie Abgeschlagenheit und Fieber
- Maligne Erkrankung in der Vorgeschichte
- Neurologisches Defizit (inklusive Vigilanzminderung)
- Plötzlicher Beginn
- Erstmanifestation > 65 J.
- Änderung der Charakteristik eines bekannten Kopfschmerzsyndroms
- Auslösen durch Niesen, Husten oder körperliche Belastung
- Papillenödem und andere Zeichen einer Hirndruckerhöhung
- Atypische Präsentation des Kopfschmerzes
- Schwangerschaft
- Puerperium
- Trauma
- Okuläre Schmerzen
- Autonome Begleiterscheinungen
- Immundefizienz
- Übergebrauch von Akutschmerzmitteln

Klassifikation

Die dritte Version der „Internationalen Klassifikation von Kopfschmerzen" bzw. ICHD-3 (IHS 2018) listet vier Gruppen bei den primären Kopfschmerzen auf:

- Migräne
- Kopfschmerz vom Spannungstyp
- Trigeminoautonome Kopfschmerzen
- „Andere primäre Kopfschmerzen"

Die ersten drei Formen werden in diesem Kapitel ausführlicher behandelt. **Die vierte Gruppe** umfasst durchwegs seltene Kopfschmerzen, an die im Einzelfall jedoch auch gedacht werden sollte:

- Primärer Hustenkopfschmerz
- Primärer Anstrengungskopfschmerz
- Primärer Kopfschmerz bei sexueller Aktivität
- Primärer Donnerschlagskopfschmerz
- Kältebedingter Kopfschmerz
- Kopfschmerz durch Einwirkung von Druck oder Zug auf den Kopf
- Primärer stechender Kopfschmerz
- Münzkopfschmerz
- Schlafgebundener Kopfschmerz
- Neu aufgetretener, täglicher, anhaltender Kopfschmerz

Kopfschmerz bei sexueller Aktivität ist für die Betroffenen sehr belastend und wird häufig nicht spontan berichtet, sondern erst auf direkte Nachfrage. Es handelt sich grundsätzlich um einen gutartigen Kopfschmerz und allein durch Aufklärung erfahren die Patient*innen bereits große Entlastung. Medikamentös kann als Kurzzeitprophlylaxe NSAR (Indometacin) zum Einsatz kommen, als Langzeitprophylaxe ein Betablocker (z. B. Propranolol). Auch Triptane zeigten sich effektiv (sowohl als Kurzzeitprophylaxe als auch in Form einer Akutschmerztherapie).

Der **schlafgebundene Kopfschmerz** beginnt ausschließlich im Schlaf und weckt die Patient*innen auf. Er kann bis zu vier Stunden anhalten, charakteristische Begleitsymptome treten nicht auf. Therapeutisch wird Koffein empfohlen, am besten in Form einer Tasse starken Kaffees vor dem Schlafen, alternativ Lithium.

Neu aufgetretener, täglicher, anhaltender Kopfschmerz hat einen plötzlichen Beginn, der von den Patient*innen meist erinnert wird. Der Charakter ähnelt dem Kopfschmerz vom Spannungstyp, kann aber auch migräneartig sein. Insbesondere Kopfschmerzen, die durch Liquorunter- oder -überdruck hervorgerufen werden, sind differenzialdiagnostisch auszuschließen. Die Behandlung gestaltet sich schwierig, Optionen sind Antidepressiva, Antikonvulsiva, okzipitale Blockaden und ggf. Kortison.

Eine exzellente Übersicht über die Diagnostik und Therapie primärer Kopfschmerzen der Gruppe vier findet sich in Barah „Other primary headaches – thunderclap-, cough-, exertional- and sexual headaches" (2020).

LITERATUR

Abu-Arafeh et al. Prevalence of headache and migraine in children and adolescents: a systematic review of population-based studies. Dev Med Child Neurol. 2010; 52: 1.088–1.097

Barah AJ. Other primary headaches – thunderclap-, cough-, exertional-, and sexual headache. Neurol. 2020; 267(5): 1.554–1.566

Do TP et al. Red and orange flags for secondary headaches in clinical practice. Neurology. 2019; 92: 134–144.

Headache Classification Committee of the International Headache Society (IHS). The international classification of headache disorders. Cephalalgia. 2018; 38(1): 1–211

Stovner et al. The global prevalence of headache: an update, with analysis of the influences of methodological factors on prevalence estimates. The Journal of Headache and Pain. 2022; 23(34).

Vos T et al. Global, regional, and national incidence, prevalence, and years lived with disability for 328 diseases and injuries for 195 countries, 1990–2016: a systematic analysis for the Global Burden of Disease Study 2016. Lancet. 2017; 390(10100): 1.211–1.259.

WHO. Atlas of Headache Disorders and Resources in the World 2011. Geneva: World Health Organization; 2011: 72.

WHO. Headache disorders. Aus: https://www.who.int/news-room/fact-sheets/detail/headache-disorders. (letzter Zugriff: 8.12.2022)

4.2 Migräne mit und ohne Aura

Andrea Denk

Kernaussagen

Typische Eigenschaften der Migräne:

- Schmerz einseitig, pulsierend, mittlere bis starke Intensität, vermehrt bei körperlicher Belastung
- Vegetative Symptome
- Episodisch vs. chronisch
- Wiederkehrender Wechsel zwischen völligem Wohlbefinden und stärkstem Leiden

Klinik und Prävalenz

Kopfschmerzen vom Migränetyp treten typischerweise **einseitig** bzw. hemikraniell (in ⅓ der Fälle holokraniell) auf. Sie zeigen einen **pulsierenden** Charakter und sind von **mittlerer bis starker Intensität.** Bei normaler körperlicher Belastung werden diese Schmerzen verstärkt wahrgenommen, weshalb sich die Patient*innen in der Phase einer Migräneattacke zurückziehen und hinlegen, um den Schmerz nicht zu verstärken. Unbehandelt dauert eine Migräneattacke **vier bis 72 Stunden.** Dabei können zusätzliche **vegetative Symptome** auftreten: Appetitlosigkeit (> 90 %), Übelkeit (80–90 %) bis zum Erbrechen (40–50 %) sowie Phono- und Photophobie (60 %). Die Prävalenz wird mit 6–8 % bei Männern und 12–14 % bei Frauen angegeben. Vor der Pubertät leiden 4–5 % der Kinder unter migränetypischem Kopfschmerz bei etwa gleicher Geschlechterverteilung. Die durchschnittliche Attackendauer liegt im Erwachsenenalter bei etwa 3,5 Tagen pro Monat, die Dauer der Anfälle wird durchschnittlich mit 24 Stunden angegeben.

Einteilung

Man unterscheidet die „gewöhnliche“ Migräne **ohne Aura** (85 % der Patient*innen) von der „klassischen“ Migräne **mit Aura** (15 % der Patient*innen). Von **episodischer Migräne** spricht man bei Kopfschmerzen an weniger als 15 Tagen pro Monat. **Chronische Migräne** liegt vor bei mehr als 15 Kopfschmerztagen pro Monat in einem Zeitraum von mehr als drei Monaten, davon sind an acht Tagen migränetypische Symptome zu verzeichnen. Bei einer Kopfschmerzdauer von über 72 Stunden oder einem kopfschmerzfreien Intervall von unter vier Stunden liegt ein **Status migraenosus** vor.

Prodromalstadium und Auraphänomene

Im **Prodromalstadium,** das acht bis 48 Stunden vor einer Migräne auftreten kann, können sich Hypo- oder Hyperaktivität, Heißhungerattacken und Konzentrationsstörungen bis hin zu depressiver Verstimmung zeigen.

Eine **Aura** beschreibt eine neurologische Reiz- und Ausfallserscheinung, die sich innerhalb von fünf bis 20 Minuten entwickelt und maximal 60 Minuten anhält. Typischerweise endet die Aura 60 Minuten vor Auftreten der Migränekopfschmerzen. Aurasymptome können Sehstörungen wie Flimmerskotome, Lichtblitze, Fortifikationen (sternförmige oder gezackte Lichtlinien) bis hin zum Gesichtsfeldausfall sein, zudem Sprach- und Gleichgewichtsstörungen, motorische und/oder sensorische Ausfälle sowie Halbseitenlähmung. Sie halten in der Regel fünf bis 60 Minuten an und werden von typischen Kopfschmerzen abgelöst.

MERKE

Prodromalstadium und Auraerscheinungen müssen unterschieden werden.

Pathogenese

Als Migräneauslöser werden Stress, Ruhe nach dem Stress, hormonelle Schwankungen (assoziiert zu Menses), Genuss von Alkohol, Veränderungen des Schlaf-Wach-Rhythmus und Hunger bzw. Blutzuckerschwankungen vermutet. Getriggert wird die Migräne laut PET-Untersuchungen im Hirnstamm (Kerngebiete des N. trigeminus).

Zudem werden verschiedene andere Theorien diskutiert, die möglicherweise an der Entstehung der Migräne beteiligt sind:

- **Neurogene aseptische Entzündung:** Sensibilisierung von (postsynaptischen?) Schmerzrezeptoren sowie Vasodilatation nach Ausschüttung von diversen Substanzen aus der Nervenendigungen im N.-trigeminus-Gebiet (Substanz P, CGRP, Neurokinin A, Neuropeptid Y, vasoaktives intestinales Peptid, Prostaglandin E2)
- Störung des **Serotoninstoffwechsels,** Störung der **mitochondrialen Energiegewinnung**

4

- Störung der **P/Q-Kalziumkanäle** mit nachfolgend veränderter Erregbarkeit der Nervenendigungen
- Ausbreitung der **kortikalen Aktivitätsminderung** von okzipital her (Spreading Depression), gekoppelt mit Welle der Minderperfusion

Diagnostik

Die Migräne wird rein klinisch diagnostiziert durch ausführliche Anamnese und Analyse des Kopfschmerzkalenders (gemäß der Diagnosekriterien der DGN und DMKG). Bildgebende Verfahren (kranielles CT ausreichend) sind nur notwendig, wenn sich die Migräne erst im höheren Lebensalter zeigt oder an Häufigkeit und Intensität zunimmt.

Individuelle Maßnahmen

Im Allgemeinen sollten Patient*innen von äußeren Reizen abgeschirmt werden (Ausruhen im abgedunkelten, kühlen sowie lärmfreien Raum). Auch topische Kälteauflagen sowie die Anwendung von ätherischen Ölen (Eukalyptus, Pfefferminze) können schmerzlindernd wirken.

Medikamentöse Therapie

Grundsätzlich gilt: Die Einnahme von Medikamenten sollte so früh als möglich in einer ausreichend hohen Startdosis erfolgen (➤ Abb. 4.1). Triptane dürfen allerdings erst nach Abklingen der Aurasymptome bzw. mit Beginn des Kopfschmerzes angewendet werden. Sie sollten nicht mehr als zweimal pro Tag im Abstand von mind. zwei bis vier Stunden sowie an maximal zehn Tagen pro Monat eingenommen werden.

CAVE

Die Einnahme von Schmerzmitteln an mehr als zehn Tagen pro Monat kann medikamenteninduzierten Kopfschmerz hervorrufen.

Triptane

Triptane spielen in der medikamentösen Migränetherapie eine wichtige Rolle. Das Ansprechen auf eine Behandlung damit gilt als Beweis für eine Migräneerkrankung. Triptane sind selektive Serotonin-Rezeptor-Agonisten am 5-HT$_{1B/1D}$-Rezeptor. Sie wirken durch:

- Hemmung der Freisetzung von vasoaktiven Substanzen aus Nervenendigungen der trigeminalen Äste (Neurokinin A, Substanz P, CGRP)
- Reduktion der erhöhten Trigeminusaktivität im ZNS/Hirnstamm
- Reduktion der neurogenen, aseptischen Entzündung der meningealen Gefäße
- Hemmung der Afferenzen nach zentral
- Konstriktion der in der Attacke erweiterten Gefäße

Einteilung nach Wirkeintritt

Schnell (mit kurzer Wirkdauer):

- Sumatriptan 3/6 mg s. c. (10 min)
- Eleptriptan (Relpax®) 20/40/80 mg p. o. (30 min)
- Rizatriptan (Maxalt®) 5/10 mg p. o. (Schmelztablette) (30 min)
- Zolmitriptan (AscoTop®) 5 mg nasal (Spray) (15 min)

Mittelschnell (mit länger anhaltender Wirkung):

- Sumatriptan (Imigran®) 50/100 mg p. o. (45–60 min) oder 20 mg nasal
- Zolmitriptan (AscoTop®) 2,5/5 mg p. o. (45–60 min)
- Almotriptan (Almogran®) 12,5 mg p. o. (OTC, frei verkäuflich) (45–60 min)

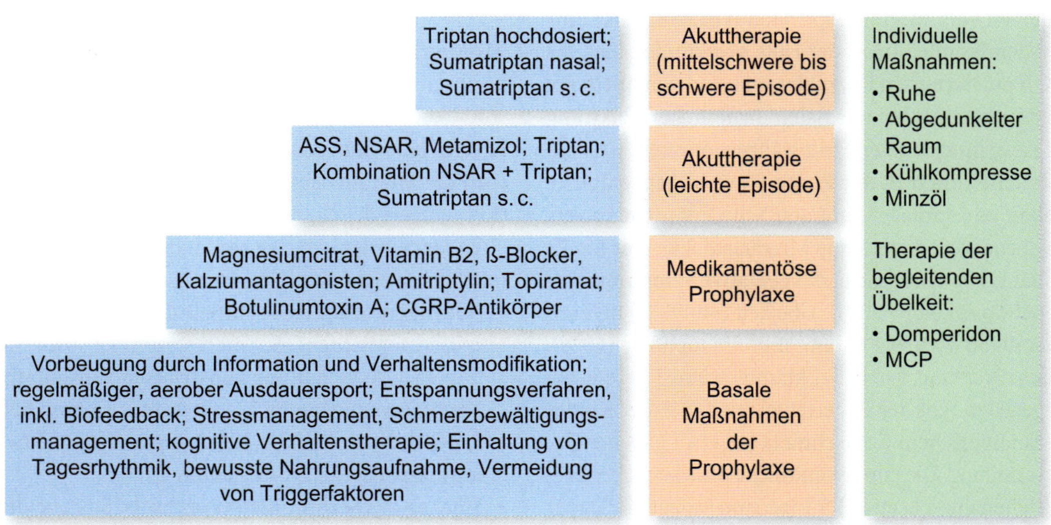

Abb. 4.1 Zusammenfassung der Migränetherapie [M1197, L231]

Langsamer Wirkeintritt (mit lang anhaltender Wirkdauer):
- Naratriptan (Naramig®) 2,5 mg p. o. (OTC, frei verkäuflich) (45–60 min)
- Frovatriptan (Allegro®) 2,5 mg p. o. (30–120 min)

MERKE
Je langsamer der Wirkeintritt, desto länger die Wirkdauer.

Nebenwirkungen
Lediglich bei 2–5 % der behandelten Patient*innen treten Nebenwirkungen auf. Hervorzuheben ist eine mögliche QT-Zeit-Verlängerung nach Einnahme von Naratriptan, Sumatriptan sowie Zolmitriptan mit dem Risiko einer „Torsade de pointes"-Episode. Daher ist eine EKG-Dokumentation vor Beginn der Triptantherapie unerlässlich. Zudem können sich Hitzegefühl, Müdigkeit, Nackenschmerzen, Parästhesien der Extremitäten sowie Engegefühl des Thorax einstellen.

Kontraindikationen
- Jegliche Durchblutungsstörung im Körper, wie z. B. KHK, Angina pectoris, Z. n. Myokardinfarkt, Morbus Raynaud, pAVK, Z. n. TIA oder Apoplex
- Unzureichend behandelte arterielle Hypertonie
- Schwangerschaft, Stillzeit (da keine Studien vorhanden, kein teratogenes Risiko bekannt → individuelle Entscheidung, siehe www.embryotox.de)
- Schwere Leber- oder Niereninsuffizienz

Leichte bis mittelschwere Attacke
- ASS (Acetylsalizylsäure) 1.000 mg oder 900 mg + MCP (Metoclopramid) 10 mg p. o. (max. 4 g/d; nicht bei Kindern: Gefahr des Reye-Syndroms)
- Ibuprofen 200/400/600 mg p. o. (max. 2,4 g/d)
- Naproxen 250/500 mg p. o. (max. 1 g/d)
- Metamizol 1.000 mg p. o. (max. 4 g/d, Effektivität in Studien nicht belegt)
- Diclofenac-Kalium 50/100 mg p. o.
- Kombination aus ASS 250/265 mg + Paracetamol 200/265 mg + Koffein 50/65 mg
- Kombination aus Triptan (s. o.) + Naproxen 250–500 mg

Mittelschwere bis schwere Attacke sowie bei Nichtansprechen auf Nicht-Opioid-Analgetika
- Triptane (s. o.)
- Kombination aus Triptan (s. o.) + Naproxen 250–500 mg
- Lasmiditan 100 mg p. o. (selektiver 1F-Rezeptorantagonist, in Deutschland seit 03/2023 verfügbar)

CAVE
Durchblutungsstörungen jeglicher Art sind eine Kontraindikation für Triptane.

Bei Übelkeit/Erbrechen
- MCP 10 mg p. o./i. v./rektal
- Domperidon 10–30 mg p. o. (zugelassen ab 12 J.)

Prophylaxe

Als **Grundprinzip** der Migräneprophylaxe gilt eine Kombination aus nichtmedikamentösen und medikamentösen Maßnahmen. Das **Ziel** sollte eine Reduktion der Migräneattacken um mindestens 50 % in einer Evaluationszeit von zwei Monaten nach Erreichen der tolerierten Höchstdosis des Prophylaktikums sein. Folgende Punkte gilt es zu beachten:
- Mit niedriger Dosis beginnen, anschließend schrittweise Steigerung
- Angemessene Einnahmedauer zur Wirksamkeitsbeurteilung vereinbaren
- Führen eines Migränekalenders zur Therapieoptimierung und Motivation der Patient*innen
- Auslassversuch nach 6 bis 9 Monaten Einnahmedauer
- Realistische Therapieziele vereinbaren
- Aufklärung hinsichtlich aller Nebenwirkungen
- Keine Prophylaxe während einer Schwangerschaft

Indikationen für eine medikamentöse Migräneprophylaxe sind:
- Mindestens sechs behindernde Migränetage pro Monat
- Regelmäßiges Auftreten eines Status migraenosus
- Unzureichende Behandlungsmöglichkeiten für die akute Migräneattacke
- Regelmäßiges Auftreten von intensiven Auren (Basilarismigräne, prolongierte Auren, familiäre hemiplegische Migräne)
- Z. n. migränösem Hirninfarkt

Nichtmedikamentöse Maßnahmen
- Regelmäßiger aerober Ausdauersport, z. B. Nordic Walking, Fahrrad fahren, Jogging (2–3×/Wo.)
- Verhaltenstherapeutische Maßnahmen, z. B. Entspannungsverfahren, Biofeedback, Gefäßtraining (Erfolgsquote bis 60 %)
- Psychologische Schmerztherapie, z. B. Schmerzbewältigung, Stressmanagement, Reizverarbeitungstraining
- Ggf. kognitive Verhaltenstherapie
- Einhaltung einer Tagesrhythmik, auch am Wochenende: regelmäßige Nahrungsaufnahme, Einplanung von adäquaten Pausen im Tagesablauf, Kontrolle von individuellen Triggerfaktoren, Vermeidung von Koffein, Nikotin, Alkohol
- Führen eines Kopfschmerzkalenders als „therapeutisches" Instrument (50 % Reduktion der Kopfschmerzen allein durch das Führen eines Kalenders)

Medikamentöse Maßnahmen
Gemäß den Empfehlungen der DGN und DMKG werden folgende Medikamente, unter Beachtung der jeweiligen Kontraindikationen, zur Migräneprophylaxe empfohlen:
- Betablocker Propranolol und Metoprolol, Kalziumantagonist Flunarizin, Antikonvulsivum Topiramat, Antidepressivum Amitriptylin

- Monoklonale Antikörper gegen CGRP oder CGRP-Rezeptor: zugelassen bei Erwachsenen mit mind. vier Migränetagen pro Monat
- Bei chronischer Migräne mit und ohne MÜK: Topiramat, Onabotulinumtoxin A

Vorgehen

- Metoprolol 50–200 mg/d; Propranolol 40–240 mg/d; Bisoprolol 5–10 mg/d
- Amitriptylin 50–100 mg/d
- Flunarizin 5 mg (jeden 2. Abend), bis 10 mg/d zu steigern
- Topiramat 25–100 mg/d
- Onabotulinumtoxin A 155–195 U/Quartal (nur bei chronischer Migräne)

Monoklonale CGRP-(Rezeptor-)Antikörper sind zugelassen ab vier Migränetagen pro Monat.

- Erenumab (Aimovig®): 70–140 mg/Mon. s. c.
- Galcanezumab (Emgality®): im 1. Monat 2 × 120 mg s. c., dann 120 mg/Mon. s. c.
- Fremanezumab (Ajovy®): 225 mg/Mon. s. c.
- Eptinezumab (Vyepti®): 300 mg i. v. alle 12 Wo.

Menstruelle Migräne

Diese Migräneart tritt zwischen zwei Tage vor bis drei Tage nach Menstruationsbeginn (in mindestens zwei von drei Zyklen) auf. Als Ursache werden hormonelle Schwankungen angenommen.

Therapeutisch kommen die gleichen Maßnahmen zum Tragen wie bei jeder anderen Attacke auch. Dabei steht die **Prophylaxe** im Vordergrund: Die Patientin nimmt bereits ab Tag 3 vor Blutungsbeginn bis Tag 4 nach Periodenbeginn bzw. bis zum Ende der Monatsblutung Naproxen (2 × 250–500 mg/d) oder Naratriptan (2,5–5 mg/d abends) ein. Auch die Nutzung eines Östrogenpflasters (Estraderm® TTS 25–100 µg/d) über sieben Tage vor und während der Monatsblutung wird angeraten.

Migräne in der Schwangerschaft

In der Schwangerschaft werden bei 70 % der Patientinnen die Migränebeschwerden sowohl bezüglich der Frequenz als auch der Stärke geringer. Bei 17 % sistiert die Migräne, nur bei 5 % nimmt die Migränehäufigkeit zu.

Akuttherapie

- Metoclopramid 20 mg p. o.
- Ibuprofen 400–600 mg p. o. (nur in 1. und 2. Trimenon bzw. bis 28. Schwangerschaftswoche; im 3. Trimenon Verschluss des Ductus arteriosus Botalli möglich)
- ASS 1.000 mg p. o. (nur in 1. und 2. Trimenon bzw. bis 28. Schwangerschaftswoche; im 3. Trimenon Verschluss des Ductus arteriosus Botalli möglich)

Prophylaxe

- Magnesiumzitrat bis 600 mg/d
- Propranolol bis 240 mg/d

MERKE
Keine NSAR nach der 28. Schwangerschaftswoche.

Status migraenosus

Der Status migraenosus ist definiert als therapierefraktäre Attackendauer von mehr als 72 Stunden. Therapeutisch kann zusätzlich zu den Basismaßnahmen einmalig Prednisolon (50–250 mg) oder Dexamethason (4–8 mg) intravenös gegeben werden.

LITERATUR

Baron R et al. Praktische Schmerzmedizin. 4. A. Berlin: Springer Medizin, 2019.

Bialas P, Sittig HB. Leitfaden Schmerzmedizin. 2. A. München: Elsevier, 2022.

Diener HC et al. Therapie der Migräneattacke und Prophylaxe der Migräne. S1-Leitlinie 2022 der DGN in Zusammenarbeit mit der DMKG. Aus: https://dgn.org/leitlinie/therapie-der-migraneattacke-und-prophylaxe-der-migrane-2022 (letzter Zugriff: 17.4.2023)

Kropp P et al. Entspannungsverfahren und verhaltenstherapeutische Interventionen zur Behandlung der Migräne. Leitlinie der Deutschen Migräne- und Kopfschmerzgesellschaft. Nervenheilkunde. 2016; 7–8: 502–516.

Maier C, Diener HC, Bingel U. Schmerzmedizin. Interdisziplinäre Diagnose- und Behandlungsstrategien. 5. A. München: Elsevier, 2016.

www.embryotox.de (letzter Zugriff: 09.12 2022)

4.3 Kopfschmerz vom Spannungstyp

Lars Neeb

Kernaussagen

- Der Kopfschmerz vom Spannungstyp ist gekennzeichnet durch einen häufig holozephalen, dumpf-drückenden Schmerz mit einer allenfalls gering ausgeprägten vegetativen Begleitsymptomatik.
- In der Akuttherapie sind klassische Analgetika oder NSAR wirksam, ebenso Kombinationen von Analgetika oder NSAR mit Koffein.
- Zur medikamentösen Prophylaxe chronischer Kopfschmerzen vom Spannungstyp ist Amitriptylin das Mittel der ersten Wahl.
- Zur nichtmedikamentösen Therapie kommen u. a. Entspannungsverfahren, Biofeedbacktherapie, Methoden der kognitiven Verhaltenstherapie und auch Ausdauersport infrage.
- Aufgrund der höheren Wirksamkeit wird eine Kombination aus medikamentöser und nichtmedikamentöser Therapie empfohlen.

4

Einleitung

Der Kopfschmerz vom Spannungstyp (KST) ist die häufigste Kopfschmerzform. Er wird oftmals auch als „normaler Kopfschmerz“ oder „Spannungskopfschmerz“ bezeichnet. Typischerweise handelt es sich hierbei um einen holozephalen, dumpf-drückenden Kopfschmerz mit geringer bis mittelgradiger Schmerzintensität. Patient*innen beschreiben ihn häufig auch als „schraubstockartig“. Der KST geht mit keiner oder allenfalls einer geringen vegetativen Begleitsymptomatik wie leichter Lärm- oder Lichtempfindlichkeit oder bei häufiger auftretenden Kopfschmerzen in einzelnen Fällen auch mit einer leichten Übelkeit einher. Im Gegensatz zur Migräne wird von den meisten Patient*innen gewohnte körperliche Bewegung nicht als schmerzverstärkend, sondern häufig sogar als schmerzlindernd empfunden.

Definition

Die Internationale Kopfschmerzgesellschaft unterscheidet in ihrer Klassifikation in der 3. Version in Abhängigkeit von der Häufigkeit des Auftretens folgende drei Formen:

- „Selten auftretender episodischer Kopfschmerz vom Spannungstyp“ (< 1 d/Mo., < 12 d/J.),
- „Häufig auftretender episodischer Kopfschmerz vom Spannungstyp“ (1–14 d/Mo. für > 3 Mo.; ≥ 12 und < 180 d/J.)
- „Chronischer Kopfschmerz vom Spannungstyp“ (≥ 15 d/Mo. für > 3 Mo.; ≥ 180 d/J.).

➤ Tab. 4.1 stellt die entsprechenden Diagnosekriterien dar (IHS 2018).

Epidemiologie und Verlauf

Fast jeder Mensch leidet im Laufe seines Lebens unter einem KST. So beträgt die Lebenszeitprävalenz des KST bei Erwachsenen bis zu 80 % (Stovner et. al. 2010). Die 1-Jahres-Prävalenz schwankt zwischen den einzelnen Studien und den Regionen. Weltweit wird sie auf ca. 25,5 % geschätzt (Stovner et al. 2018). Die globale Prävalenz des chronischen KST wird mit ca. 2–3 % angegeben (Rasmussen et al. 1991), in Deutschland zuletzt mit ca. 0,5 % (Yoon et al. 2012). Frauen sind sowohl beim episodischen als auch beim chronischen KST häufiger betroffen (ca. 2 : 1).

Der KST kann bereits im Kindesalter auftreten (Fendrich et al. 2007), die durchschnittliche Erstmanifestation liegt jedoch zwischen dem 25. und 30. Lebensjahr (Göbel et al. 1994). Der Prävalenzgipfel liegt um das 40. Lebensjahr (Ferrante et al. 2015), mit zunehmenden Alter nimmt dann die Prävalenz des KST wieder ab (Muller et al. 2019).

Pathophysiologie

Die Pathophysiologie des KST wird bisher nur unzureichend verstanden und ein anerkanntes pathophysiologisches Kon-

Tab. 4.1 ICHD-3-Kriterien für Kopfschmerz vom Spannungstyp (IHS 2018)

2.1 Selten auftretender episodischer Kopfschmerz vom Spannungstyp Zutreffen der Kriterien A und B sowie der unten angegebenen Kriterien C–E.	A) Mindestens 10 Kopfschmerzattacken, die im Durchschnitt weniger als einmal im Monat auftreten (< 12 Kopfschmerztage pro Jahr) und die Kriterien B–D erfüllen. B) Die Kopfschmerzdauer liegt zwischen 30 Minuten und 7 Tagen.
2.2 Häufig auftretender episodischer Kopfschmerz vom Spannungstyp Zutreffen der Kriterien A und B sowie der unten angegebenen Kriterien C–E.	A) Wenigstens 10 Kopfschmerzepisoden, die die Kriterien B–D erfüllen und durchschnittlich an 1 bis 14 Tagen/Monat für > 3 Monate (≥ 12 und < 180 Tage/Jahr) auftreten. B) Die Kopfschmerzdauer liegt zwischen 30 Minuten und 7 Tagen.
2.3 Chronischer Kopfschmerz vom Spannungstyp.	A) Ein Kopfschmerz, der die Kriterien B–D erfüllt, tritt an durchschnittlich ≥ 15 Tagen/Monat über > 3 Monate (≥ 180 Tage/Jahr) auf. B) Der Kopfschmerz hält für Stunden bis Tage an oder ist kontinuierlich vorhanden. C) Der Kopfschmerz weist mindestens zwei der folgenden Charakteristika auf: – Beidseitige Lokalisation. – Schmerzcharakter drückend oder beengend, nicht pulsierend. – Leichte bis mittlere Schmerzintensität. – Keine Verstärkung durch körperliche Routineaktivität wie Gehen oder Treppensteigen. D) Beide der folgenden Punkte sind erfüllt: – Für den selten und den häufig auftretenden episodischen Kopfschmerz vom Spannungstyp: – Fehlen von Übelkeit oder Erbrechen. – Es darf entweder eine Photophobie oder eine Phonophobie, nicht jedoch beides vorhanden sein. – Für den chronischen Kopfschmerz vom Spannungstyp: – Höchstens eines ist vorhanden: leichte Übelkeit oder Photophobie oder Phonophobie. – Weder Erbrechen noch mittelstarke bis starke Übelkeit. E) Nicht besser erklärt durch eine andere ICHD-3-Diagnose.

zept fehlt noch. Genetische Faktoren spielen eine Rolle: Zwei Zwillingsstudien zeigten eine Vererbbarkeit des KST von 19–48 % (Russell et al. 2007, Ulrich et al. 2004). Hinsichtlich der Pathophysiologie überwiegen beim episodischen KST wahrscheinlich die peripheren Mechanismen, wohingegen beim chronischen Spannungskopfschmerz die zentrale Sensitivierung eine größere Rolle zu spielen scheint (Jensen 1999). Vaskuläre Faktoren oder der Neurotransmitter und Vasodilatator CGRP sind in der Pathophysiologie des KST jedoch im Gegensatz zur Migräne wahrscheinlich nicht involviert (Olesen 1991, Ashina et al. 2000).

Klinische Hinweise auf eine Beteiligung des peripheren myofaszialen Systems bieten die bei vielen Patient*innen mit KST vorhandene erhöhte Druck- und Schmerzempfindlichkeit sowie eine Verhärtung der perikraniellen Muskulatur während und teilweise auch außerhalb der Kopfschmerzphase (Jensen 1999). Weiterhin findet sich bei Patient*innen mit KST (aber auch bei Patient*innen mit Migräne) eine erhöhte Zahl von Triggerpunkten in der Kopf-, Nacken- und Schultermuskulatur, an denen durch Druck ein KST ausgelöst werden kann (Do et al. 2018).

Durch die Überaktivität der perikraniellen Muskulatur können nozizeptive Nervenfasern in den Muskeln vermehrt aktiviert werden und damit zu einer Sensibilisierung von trigeminalen Neuronen im Trigeminuskern führen (Bendtsen 2000). Dies könnte zur Reduktion der Schmerzschwelle beitragen und damit zu einer Chronifizierung des KST führen (Fernandez-de-Las-Penas et al. 2007).

Diagnostik

Mithilfe einer strukturierten (Kopf-)Schmerzanamnese kann in den meisten Fällen anhand der ICHD-3-Kriterien die Diagnose des KST gestellt werden. Wichtig ist es, in diesem Rahmen auch die Dauer der Kopfschmerzattacke und die Frequenz (Tage/Monat) zu erfassen, hierbei können Kopfschmerztagebücher hilfreich sein. Insbesondere beim chronischen KST sollte darauf geachtet werden, diesen sicher von einer chronischen Migräne abzugrenzen.

Zum Ausschluss von sekundären Kopfschmerzursachen ist bei Erstvorstellung eine neurologische und internistische Untersuchung notwendig. Sollten sich in der Anamnese oder in der körperlichen Untersuchung Hinweise auf eine mögliche sekundäre Genese der Kopfschmerzen ergeben, sollte diese mittels zusätzlicher Diagnostik (in den meisten Fällen ein cMRT, ggf. auch Lumbalpunktion mit Messung des intrakraniellen Drucks und/oder Neurodoppler) ausgeschlossen werden. Mögliche Differenzialdiagnosen sind insbesondere bei einem neu aufgetretenen KST z. B. idiopathische intrakranielle Hypertension, chronisches Subduralhämatom, Riesenzellarteriitis (besonders bei älteren Patient*innen) sowie (chronische) Sinusitis.

Bei chronischem KST sollte auf das möglicherweise zusätzliche Vorliegen eines Kopfschmerzes bei Medikamentenübergebrauch geachtet werden. Dieser sollte nach den ICHD-3-Kriterien bei mindestens 15 Kopfschmerztagen/Monat und Einnahme von Nicht-Opioid-Analgetika an mindestens 15 Tagen/Monat bzw. Schmerzmittelmischpräparaten an ≥ 10 Tagen im Monat seit mindestens drei Monaten diagnostiziert werden (IHS 2018).

Therapie

Die Therapie des KST gliedert sich in die Akuttherapie sowie die Prophylaxe. Für letztere kommen nichtmedikamentöse und medikamentöse Verfahren infrage. Je häufiger der KST auftritt, umso wichtiger ist eine wirksame Prophylaxe, um die Kopfschmerzfrequenz und -intensität zu senken und einem Kopfschmerz bei Medikamentenübergebrauch vorzubeugen. Im Vordergrund stehen hier zunächst die nichtmedikamentösen Verfahren. Sollten diese nicht ausreichen, so kommen bei hochfrequentem und chronischem KST auch medikamentöse Verfahren zum Einsatz.

Akuttherapie

Der akute KST kann mit einfachen Analgetika, nichtsteroidalen Antirheumatika (NSAR) und Kombinationsanalgetika behandelt werden. Paracetamol, Acetylsalizylsäure und Ibuprofen gehören zu den bestuntersuchten Mitteln zur Akuttherapie von KST. Die Therapie kann durch Ruhe und Entspannung unterstützt werden, manche Patient*innen empfinden jedoch auch leichte körperliche Bewegung – vorzugsweise an der frischen Luft – als schmerzlindernd. Ergänzend kann die lokale Applikation von Pfefferminzöl im Schläfen- und Nackenbereich zu einer Schmerzlinderung beitragen (Göbel et al. 2016).

Ob eine medikamentöse Akutbehandlung notwendig ist, hängt individuell von der Schmerzintensität der aktuellen Attacke ab.

Medikamentöse Therapie

Positive Studien liegen für die Wirksamkeit von **Acetylsalizylsäure** (500–1.000 mg) und **Paracetamol** (500–1.000 mg) (Stephens et al. 2016, Derry et al. 2017) sowie in der Gruppe der NSAR für **Ibuprofen** (200–400 mg) und **Ketoprofen** (25 mg) vor (Derry 2015, Veys et al. 2016). Für die Wirksamkeit von Naproxen und Diclofenac ist die Evidenz nur gering (Prior et al. 2002, Kubitzek et al. 2003). Im direkten Vergleich von NSAR und Paracetamol sind die NSAR wahrscheinlich wirksamer (Bendtsen et al. 2010). Es gibt Hinweise für eine bessere Wirksamkeit einer Kombination aus Acetylsalizylsäure, Paracetamol und Koffein im Vergleich zu Paracetamol allein mit einem früheren Wirkeintritt (Diener et al. 2014, Diener et al. 2005). Allerdings ist umstritten, ob diese Kombination das Risiko für einen Kopfschmerz bei Medikamentenübergebrauch erhöhen kann.

Bei **Schwangeren** kann Paracetamol eingesetzt werden. Allerdings gibt es experimentelle und epidemiologische Daten, die darauf hinweisen, dass Paracetamol die fetale Entwicklung beeinflussen könnte. Somit sollte auch Paracetamol in der

Schwangerschaft in der niedrigsten effektiven Dosis und so selten wie möglich eingesetzt werden (Bauer et al. 2021). Bis zur 28. Schwangerschaftswoche kann alternativ auch Ibuprofen unter den gleichen Bedingungen eingesetzt werden.

Für Opioide und Triptane gibt es keine Evidenz, diese sollten beim KST nicht eingesetzt werden.

In der Wirksamkeit der einzelnen Akuttherapeutika gibt es große individuelle Unterschiede, sodass teilweise mehrere Medikamente ausprobiert werden müssen, um das am besten wirksame Präparat herauszufinden. Dabei sollte auf mögliche Nebenwirkungen geachtet werden. So steigt das Risiko von Leberschäden bei regelmäßiger Einnahme von Paracetamol. Acetylsalizylsäure erhöht die Blutungsneigung und geht mit gastralen Nebenwirkungen wie Ulzera einher. Das Gleiche gilt für die regelmäßige Einnahme von NSAR, zusätzlich können renale Nebenwirkungen und Blutdruckanstieg auftreten. Ibuprofen hat von den NSAR das beste Nebenwirkungsprofil (Verhagen et al. 2006).

Prophylaxe

Nichtmedikamentöse Therapie

Ein wichtiger erster Baustein in der nichtmedikamentösen Prophylaxe ist die Aufklärung der Patient*innen über die Erkrankung, Entstehungsmechanismen und Triggerfaktoren sowie der Ausschluss möglicher Differenzialdiagnosen (Kropp et al. 2016). Zu Beginn der Therapie sollten mit den Patient*innen realistische Behandlungsziele festgelegt werden, um auch möglichen Enttäuschungen vorzubeugen. Dabei sollte vermittelt werden, dass KST durch die Therapie zwar nicht „geheilt" wird, aber die Frequenz der Attacken signifikant gesenkt und die Lebensqualität durch eine individuelle Therapie gesteigert werden kann.

Nachgewiesen wirksame nichtmedikamentöse Therapien in der Behandlung des KST sind Biofeedback, Entspannungsverfahren wie die progressive Muskelrelaxation nach Jacobson und die kognitive Verhaltenstherapie (Verhagen et al. 2009, Nestoriuc et al. 2008). Auch Ausdauersport, Stressmanagement, physikalische Therapien, idealerweise in einem multidisziplinärem Ansatz (Gaul et al. 2011), und Akkupunktur (Linde et al. 2016) können einen positiven Effekt haben. Um eine möglichst hohe Compliance bezüglich der Maßnahmen zu erreichen, ist es wichtig, dass die Patient*innen motiviert sind und auch Spaß an der Durchführung haben. Der Ausdauersport sollte mindestens 3 ×/Woche für 30–45 min im aeroben Bereich durchgeführt werden.

Biofeedback ist im Vergleich zu den Entspannungsverfahren besser untersucht (Nestoriuc et al. 2008), allerdings ist der Zugang durch die geringe Verfügbarkeit der Geräte beschränkt. Der Vorteil von Entspannungsverfahren liegt dagegen in der einfachen Anwendung und selbständigen Durchführung.

Auch die Triggererkennung und -prävention sollte mit den Patient*innen besprochen werden. Typische Auslöser des KST sind emotionaler und physischer Stress, zu viel oder zu wenig Schlaf, Dehydratation, ausgelassene Mahlzeiten, bestimmte Nahrungsmittel und Getränke (wie Alkohol), Sonnenlichtexposition sowie Bewegungsmangel (Wang et al. 2013, Pellegrino et al. 2018). Bei der individuellen Triggeranalyse helfen Kopfschmerztagebücher (Lipton et al. 2014). Vermutete Auslöser können gemieden werden, aber auch eine Therapie mittels abgestufter Exposition gegenüber ausgewählten Auslösern kann wirksam sein (Martin et al. 2014).

Medikamentöse Therapie

Insbesondere bei chronischem KST sollte eine medikamentöse Prophylaxe empfohlen werden, bei hochfrequentem KST kann sie erwogen werden. Sinnvoll ist die Kombination von nichtmedikamentösen und medikamentösen Maßnahmen, um eine bestmögliche Wirksamkeit zu erreichen (Holroyd et al. 2001).

Mittel der 1. Wahl ist das trizyklische Antidepressivum **Amitriptylin/Amitriptylinoxid** in einer empfohlenen Dosis von 25–150 mg/d (Couch 2011). Limitiert wird der Einsatz von Trizyklika allerdings häufig durch das typische Nebenwirkungsprofil, das Gewichtszunahme, Müdigkeit, Schwindel, Mundtrockenheit, Obstipation, Miktionsstörungen, Schwitzen sowie Herzrhythmusstörungen beinhaltet. Aufgrund der möglichen Herzrhythmusstörungen sollte vor Therapiebeginn ein EKG durchgeführt werden, bei älteren Patient*innen auch im weiteren Verlauf.

Wirksam ist auch **Mirtazapin** (30 mg/d; Bendtsen und Jensen 2004) mit ähnlichen Nebenwirkungen (Gewichtszunahme, Somnolenz). Eine randomisiert kontrollierte Studie konnte eine Wirksamkeit von **Venlafaxin** in einer Dosis von 150 mg/d zeigen, dieses ist häufig besser verträglich als Amitriptylin (Zissis et al. 2007). Allerdings konnte ein Cochrane Review keine positive Wirksamkeit von Venlafaxin nachweisen (Banzi et al. 2015). Möglicherweise ebenfalls wirksam ist das Muskelrelaxans **Tizanidin** (2–18 mg/d; Fogelholm und Murros 1992). Alle drei Präparate gelten als **Mittel der 2. Wahl.**

Weitere Prophylaktika mit geringer wissenschaftlicher Evidenz sind Clomipramin (75–100 mg/d), Maprotilin (75 mg/d) und Mianserin (30–60 mg/d) (Bendtsen et al. 2010). Sie sind **Mittel der 3.Wahl.**

Topiramat (Lampl et al. 2006), Valproinsäure (Lenaerts et al. 1996) und Buspiron (Mitsikostas et al. 1997) zeigten sich in einzelnen offenen Studien wirksam. Sie können als Ausweichpräparate im Falle von Kontraindikationen oder Unverträglichkeiten der bereits genannten Medikamente erwogen werden.

Serotoninwiederaufnahmehemmer wie Citalopram und Sertralin sind hingegen in der Therapie des KST nicht wirksam und ihr Einsatz wird nicht empfohlen (Bendtsen et al. 1996, Singh und Misra 2002, Moja et al. 2005). Ebenfalls nicht wirksam ist Botulinumtoxin A (Jackson et al. 2012).

Bei der Auswahl der Prophylaxe sollten Komorbiditäten (wie z. B. Depression) und mögliche Nebenwirkungen berücksichtigt werden. Die Eindosierung der Präparate sollte langsam erfolgen, um möglichen Nebenwirkungen vorzubeugen. Da viele Präparate müde machen, ist eine Einnahme am Abend sinnvoll. Wichtig ist es, den Patient*innen zu erklären, dass eine Wirkung erst nach vier bis sechs Wochen Therapie in einer ausreichend hohen Zieldosis zu erwarten ist. Wie lange eine wirksame Therapie fortgesetzt werden sollte, ist nicht festgelegt. In vielen Fällen ist ein Auslassversuch nach ca. neun bis zwölf Monaten hilfreich, um zu prüfen, ob der Kopfschmerz auch ohne Therapie anhaltend gebessert bleibt. Hierbei sollte natürlich bedacht werden, ob Komorbiditäten wie z. B. Depressionen eine länger dauernde Therapie bedingen.

LITERATUR

Ashina M et al. Plasma levels of calcitonin gene-related peptide in chronic tension-type headache. Neurology. 2000; 55(9): 1.335–1.340.

Banzi R. et al. Selective serotonin reuptake inhibitors (SSRIs) and serotonin-norepinephrine reuptake inhibitors (SNRIs) for the prevention of tension-type headache in adults. Cochrane Database Syst Rev, 2015(5).

Bauer AZ. et al. Paracetamol use during pregnancy - a call for precautionary action. Nat Rev Endocrinol. 2021: 17(12): 757–766.

Bendtsen L, Jensen R. Mirtazapine is effective in the prophylactic treatment of chronic tension-type headache. Neurology. 2004: 62: 1.706–1.711.

Bendtsen L. Central sensitization in tension-type headache--possible pathophysiological mechanisms. Cephalalgia. 2000; 20(5): 486–508.

Bendtsen L et al, EFNS guideline on the treatment of tension-type headache - report of an EFNS task force. Eur J Neurol. 2010; 17(11): 1.318–1.325.

Bendtsen L, Jensen R, Olesen J. A non-selective (amitriptyline), but no a selective (citalopram), serotonin reuptake inhibitor is effective in the prophylactic treatment of chronic tension-type headache. J Neurol Neurosurg Psychiatry. 1996; 61: 285–290.

Couch JR. Amitriptyline in the prophylactic treatment of migraine and chronic daily headache. Headache. 2011; 51(1): 33–51.

Derry S et al. Ibuprofen for acute treatment of episodic tension-type headache in adults. Cochrane Database Syst Rev. 2015(7): p. CD011474.

Derry S, Wiffen PJ, Moore RA. Aspirin for acute treatment of episodic tension-type headache in adults. Cochrane Database Syst Rev, 2017; 1: CD011888.

Diener HC et al. The fixed combination of acetylsalicylic acid, paracetamol and caffeine is more effective than single substances and dual combination for the treatment of headache: a multicentre, randomized, double-blind, single-dose, placebo-controlled parallel group study. Cephalalgia. 2005; 25(10): 776–787.

Diener HC, Gold M, Hagen M. Use of a fixed combination of acetylsalicylic acid, acetaminophen and caffeine compared with acetaminophen alone in episodic tension-type headache: meta-analysis of four randomized, double-blind, placebo-controlled, crossover studies. J Headache Pain. 2014; 15: 76.

Do TP et al. Myofascial trigger points in migraine and tension-type headache. J Headache Pain. 2018; 19(1): 84.

Fendrich K et al. Headache prevalence among adolescents--the German DMKG headache study. Cephalalgia. 2007; 27(4): 347–354.

Fernandez-de-Las-Penas C et al. Increased pericranial tenderness, decreased pressure pain threshold, and headache clinical parameters in chronic tension-type headache patients. Clin J Pain. 2007; 23(4): 346–352.

Ferrante T et al. The PACE study: past-year prevalence of tension-type headache and its subtypes in Parma's adult general population. Neurol Sci. 2015; 36(1): 35–42.

Fogelholm R, Murros K. Tizanidine in chronic tension-type headache: A placebo controlled double-blind cross-over study. Headache. 1992; 32: 509–513.

Gaul C et al. Clinical outcome of a headache-specific multidisciplinary treatment program and adherence to treatment recommendations in a tertiary headache center: an observational study. J Headache Pain. 2011; 12(4): 475–483.

Gobel H et al. [Peppermint oil in the acute treatment of tension-type headache]. Schmerz. 2016; 30(3): 295–310.

Göbel H, Petersen-Braun M, Soyka D. The epidemiology of headache in Germany: a nationwide survey of a representative sample on the basis of the headache classification of the International Headache Society. Cephalalgia. 1994; 14: 79–106.

Headache Classification Committee of the International Headache Society (IHS). The International Classification of Headache Disorders ICHD-3, 3rd edition. Cephalalgia. 2018; 38(1): 1–211.

Holroyd KA et al. Management of chronic tension-type headache with tricyclic antidepressant medication, stress management therapy, and their combination: a randomized controlled trial. JAMA. 2001; 285(17): 2.208–2.215.

Jackson JL, Kuriyama A, Hayashino Y. Botulinum toxin A for prophylactic treatment of migraine and tension headaches in adults: a meta-analysis. JAMA. 2012; 307(16): 1.736–1.745.

Jensen R. Pathophysiological mechanisms of tension-type headache: a review of epidemiological and experimental studies. Thesis. Cephalalgia. 1999; 19: 602–621.

Kropp P et al. Entspannungsverfahren und verhaltenstherapeutische Interventionen zur Behandlung der Migräne. Leitlinie der Deutschen Migräne- und Kopfschmerzgesellschaft. Nervenheilkunde. 2016; 35: 502–515.

Kubitzek F et al. Low-dose diclofenac potassium in the treatment of episodic tension-type headache. Eur J Pain. 2003; 7(2): 155–162.

Lampl C et al. A prospective, open-label, long-term study of the efficacy and tolerability of topiramate in the prophylaxis of chronic tension-type headache. Cephalalgia. 2006; 26(10): 1.203–1.208.

Lenaerts M et al. Sodium valproate in severe migraine and tension-type headache: an open study of long-term effect and correlation with blood levels. Acta Neurol Belg. 1996; 96: 126–129.

Linde K et al. Acupuncture for the prevention of tension-type headache. Cochrane Database Syst Rev, 2016. 4: CD007587.

Lipton RB et al. Methodological issues in studying trigger factors and premonitory features of migraine. Headache. 2014; 54(10): 1.661–1.669.

Martin PR. et al. Behavioral management of the triggers of recurrent headache: a randomized controlled trial. Behav Res Ther. 2014; 61: 1–11.

Mitsikostas DD et al. Buspirone vs amitriptyline in the treatment of chronic tension-type headache. Acta Neurol. Scand. 1997; 96: 247–251.

Moja PL et al. Selective serotonin re-uptake inhibitors (SSRIs) for preventing migraine and tension-type headaches. Cochrane Database Syst Rev, 2005(3): CD002919.

Muller B et al. More Attacks and Analgesic Use in Old Age: Self-Reported Headache Across the Lifespan in a German Sample. Front Neurol. 2019; 10: 1.000.

Nestoriuc Y, Rief W, Martin A. Meta-analysis of biofeedback for tension-type headache: efficacy, specificity, and treatment moderators. J Consult Clin Psychol. 2008; 76(3): 379–396.

Olesen J. Clinical and pathophysiological observations in migraine and tension-type headache explained by integration of vascular, supraspinal and myofascial inputs. Pain. 1991; 46(2): 125–132.

Pellegrino ABW et al. Perceived triggers of primary headache disorders: A meta-analysis. Cephalalgia. 2018; 38(6): p. 1.188–1.198.

Prior MJ et al. Efficacy and safety of acetaminophen and naproxen in the treatment of tension-type headache. A randomized,

double-blind, placebo-controlled trial. Cephalalgia. 2002; 22(9): 740–748.
Rasmussen BK et al. Epidemiology of headache in a general population--a prevalence study. J Clin Epidemiol. 1991; 44(11): 1.147–1.157.
Russell MB, Levi N, Kaprio J. Genetics of tension-type headache: a population based twin study. Am J Med Genet B Neuropsychiatr Genet. 2007; 144B(8): 982–986.
Singh NN. Misra S. Sertraline in chronic tension-type headache. J Assoc Physicians India. 2002; 50: 873–878.
Stephens G, Derry S, Moore RA. Paracetamol (acetaminophen) for acute treatment of episodic tension-type headache in adults. Cochrane Database Syst Rev. 2016(6): CD011889.
Stovner LJ et al. Global Burden of Disease Headache Collaborators, Global, regional, and national burden of migraine and tension-type headache. 1990–2016: a systematic analysis for the Global Burden of Disease Study 2016. Lancet Neurol. 2018; 17(11): 954–976.
Stovner LJ, Andree C. Prevalence of headache in Europe: a review for the Eurolight project. J Headache Pain. 2010; 11(4): 289–299.
Ulrich V, Gervil M, Olesen J. The relative influence of environment and genes in episodic tension-type headache. Neurology. 2004; 62(11): 2.065–2.069.
Verhagen AP et al. Behavioral treatments of chronic tension-type headache in adults: are they beneficial? CNS Neurosci Ther. 2009; 15(2): 183–205.
Verhagen P et al. Is any one analgesic superior for episodic tension-type headache? J Fam Pract. 2006; 55(12): 1.064–1.072.
Veys L, Derry S, Moore RA. Ketoprofen for episodic tension-type headache in adults. Cochrane Database Syst Rev. 2016; 9: CD012190.
Wang J.et al. Triggers of migraine and tension-type headache in China: a clinic-based survey. Eur J Neurol. 2013; 20(4): 689–696.
Yoon MS et al. Prevalence of primary headaches in Germany: results of the German Headache Consortium Study. J Headache Pain. 2012; 13(3): 215–223.
Zissis NP et al. A randomized, double-blind, placebo-controlled study of venlafaxine XR in out-patients with tension-type headache. Cephalalgia. 2007: 27(4): 315–324.

4.4 Trigeminusneuralgie

Charly Gaul

Kernaussagen

- Die Trigeminusneuralgie ist ein Gesichtsschmerz, der durch wiederkehrende, sekundenlange, elektrisierende Attacken im Versorgungsgebiet eines oder zweier benachbarter Äste des N. trigeminus gekennzeichnet ist.
- Typisch sind spontane Attacken sowie evozierte Attacken beim Kauen, Berührung oder Zähne putzen.

Klinik

Betroffen sind überwiegend ältere Patient*innen, die sich wegen der sekundenlangen, wiederkehrenden, elektrisierend einschießenden Schmerzattacken im Gesicht vorstellen. Zweiter und dritter Trigeminusast sind häufiger betroffen als der erste, weswegen viele Patient*innen zunächst eine Zahnärztin aufsuchen. Typischerweise ist zunächst ein Ast auf einer Seite des Gesichts betroffen, ggf. auch zwei benachbarte Äste. Berichtet werden spontane sowie evozierte Attacken, typische Auslöser sind kalter Wind, Berührung, Kauen und Sprechen. Die Schmerzen können so stark sein, dass Betroffene erhebliche Schwierigkeiten beim Essen haben und an Gewicht verlieren. Zunächst handelt es sich meist um isolierte Attacken. Zwischen den einzelnen Attacken kann aber auch ein Dauerschmerz auftreten oder es kommt zu regelrechten Serien mehrerer Schmerzparoxysmen hintereinander. Typischerweise klagen die Patient*innen nicht über nächtliche Attacken bzw. aus dem Nachtschlaf heraus.

Ursachen und Klassifizierung (IHS 2018)

Am häufigsten ist die **klassische Trigeminusneuralgie,** der eine Kompression des N. trigeminus beim Austritt aus dem Hirnstamm durch ein arterielles Gefäß oder seltener eine Vene zugrunde liegt.

Findet man einen solchen Mechanismus nicht, spricht man von einer **idiopathischen Trigeminusneuralgie.**

Andere Ursachen wie die Kompression durch einen Tumor im Kleinhirnbrückenwinkel, ein Neurinom oder einen Entzündungsherd im Rahmen einer multiplen Sklerose werden als **sekundäre Trigeminusneuralgie** klassifiziert.

Diagnostik

Die Verdachtsdiagnose wird aufgrund der anamnestischen Schilderung der Betroffenen gestellt. Eine klinische Untersuchung sollte besonders die Hirnnerven berücksichtigen. Bei der vorsichtigen Untersuchung der Sensibilität im Gesicht lässt sich häufig eine Triggerzone identifizieren, bei deren Berührung der Schmerz ausgelöst werden kann. Neben einer Überempfindlichkeit (Allodynie) kann sich auch eine verminderte Sensibilität zeigen. Der Kornealreflex ist in seinem afferenten Schenkel ebenfalls trigeminal vermittelt. Die übrigen Hirnnerven sollten in der Untersuchung einen unauffälligen Befund bieten.

Bei einer Trigeminusneuralgie im zweiten und dritten Ast sollte ein zahnärztlicher Befund erhoben werden. Ein dentales Röntgenbild (Orthopantomogramm) ist sinnvoll, da entzündliche Prozesse der Zähne eine ähnliche Symptomatik auslösen können. Bei unauffälligem Befund sollte von zahnärztlichen Eingriffen dringend abgeraten werden.

Um eine sekundäre Trigeminusneuralgie auszuschließen, sollte eine Kernspintomografie des Schädels mit MR-Angiografie erfolgen. Insbesondere bei jüngeren Menschen muss an das Vorliegen eines entzündlichen Herdes im Rahmen einer multiplen Sklerose gedacht werden. Patient*innen, die bereits an einer multiplen Sklerose leiden, erkranken deutlich häufiger an eine Trigeminusneuralgie. Die notwendige Diagnostik sollte bei typischem klinischem Bild den Therapiebeginn nicht verzögern.

Differenzialdiagnosen

Ein brennender Dauerschmerz mit oder ohne Paroxysmen wird als Trigeminusneuropathie bezeichnet. Ein Teil der Patient*innen, die an einer Trigeminusneuralgie leiden, berichtet über einen Dauerschmerz zwischen den elektrisierenden Attacken. Dieser ist wahrscheinlich Ausdruck einer zusätzlichen neuropathischen Schädigung.

Ein idiopathischer, anhaltender Gesichtsschmerz (atypischer Gesichtsschmerz) ist durch einen dumpfen, eher in der Tiefe lokalisierten, nicht immer an der gleichen Stelle auftretenden, anhaltenden Schmerz charakterisiert. Dieser Dauerschmerz muss von einem atypischen Gesichtsschmerz der Trigeminusneuralgie abgegrenzt werden.

Im Rahmen von dentalen Reizungen, Zahnbehandlungen oder HNO-Erkrankungen treten gelegentlich auch ähnliche Schmerzen auf.

Medikamentöse Therapie

Eine Therapie der Attacken selbst ist nicht möglich.

Erste Wahl ist ein Behandlungsbeginn mit **Carbamazepin.** Bei erstem Auftreten einer Trigeminusneuralgie sprechen mehr als 90 % der Betroffenen auf Carbamazepin an. Häufig reichen initial niedrige Dosierungen aus. Die Mehrzahl der Betroffenen verträgt einen Therapiebeginn mit 200 mg Carbamazepin am Abend ausreichend gut. Im nächsten Schritt kann auf 2 × 200 mg/d aufdosiert werden. Die Aufdosierungsgeschwindigkeit orientiert sich an der Verträglichkeit und der Wirkung. Wird die Symptomatik mit einer niedrigen Dosierung von Carbamazepin zufriedenstellend unterdrückt, ist ein weiteres Aufdosieren nicht notwendig. Wenn eine Dosierung von 2 × 400 mg/d Carbamazepin erreicht ist, sollte ein Serumspiegel abgenommen werden, um Anhalt darüber zu haben, ob eine weitere Aufdosierung möglich ist. Schwindel, Nystagmus, Müdigkeit und Gangunsicherheit sind Nebenwirkungen insbesondere in höheren Dosisbereichen. Carbamazepin induziert seinen eigenen hepatischen Abbau, sodass nach zwei Wochen Therapie häufig nochmals eine Dosiserhöhung notwendig ist. Dosierungen über 1.200 mg/d sind bei normalgewichtigen Patient*innen nicht sinnvoll. Retard-Präparate sind zu bevorzugen. Unter einer fortgesetzten Therapie mit Carbamazepin sind Kontrollen des Blutbildes und der Leberwerte notwendig.

Mittel der **zweiten Wahl ist Oxcarbazepin.** Es geht häufiger mit einer Hyponatriämie einher, deshalb sind Laborkontrollen erforderlich.

Fachärztliche und weiterführende Therapie

Der Einsatz von Gabapentin und Pregabalin ist eine Therapiealternative zu Carbamazepin. Geringere Evidenz gibt es auch für Topiramat, Lamotrigin und anderen Antikonvulsiva. Insbesondere Kombinationen von Antikonvulsiva benötigen eine engmaschige Kontrolle.

Bei Patient*innen, die immer heftiger unter der Trigeminusneuralgie leiden, kann eine invasive Therapie erwogen werden. Bei einer neurovaskulären Kompression mit Verlagerung und Atrophie des hirnstammnahen Nervs kann eine **neurovaskuläre Dekompression** nach Jannetta vom Neurochirurgen durchgeführt werden. Diese Behandlung sollte in Zentren erfolgen, in denen solche Operationen regelmäßig durchgeführt werden. Insbesondere für hochbetagte Patient*innen besteht außerdem die Möglichkeit eines Eingriffs am Ganglion trigeminale (z. B. Thermokoagulation). Bei erfolgreichen operativen Eingriffen sind die Patient*innen rasch schmerzfrei und können ihre Medikation absetzen. Eine sorgfältige Aufklärung über die operativen Risiken muss erfolgen.

Eine weitere Behandlungsalternative stellt die Bestrahlung mit dem Gamma-Knife oder einem Linearbeschleuniger (Cyber-Knife) dar. Hier setzt die Wirkung jedoch verzögert ein. Ein operativer Eingriff ist nicht erforderlich.

LITERATUR

Headache Classification Committee of the International Headache Society (IHS). The International Classification of Headache Disorders ICHD-3, 3rd edition. Cephalalgia. 2018; 38(1): 1–211.

Lambru G, Zakrzewska J, Matharu M. Trigeminal neuralgia: a practical guide. Pract Neurol. 2021; 21(5): 392–402.

4.5 Trigeminoautonome Kopfschmerzen

Charly Gaul

4.5.1 Clusterkopfschmerz

Kernaussagen

- Der Clusterkopfschmerz ist der häufigste trigeminoautonome Kopfschmerz.
- Trigeminoautonome Kopfschmerzen sind gekennzeichnet durch einseitige Kopfschmerzen begleitet von Lakrimation, Rhinorrhö sowie Bewegungsunruhe.
- Clusterkopfschmerzattacken dauern 15 bis 180 Minuten, sind von stärkster Intensität und meist um das Auge und die Schläfe lokalisiert.
- Man unterscheidet einen episodischen und einen chronischen Verlauf der Erkrankung.

Klinik

Männer sind deutlich häufiger betroffen als Frauen, das erste Auftreten erfolgt meist vor dem 30. Lebensjahr. Kinder sind zehnmal seltener betroffen als Erwachsene. Es kommt zu Kopfschmerzattacken, die unbehandelt zwischen 15 und 180 Minuten andauern. Der Kopfschmerz wird als sehr stark geschildert und ist meist im Bereich von Schläfen und Augen („wie ein glühender Eisenstab im Auge") lokalisiert. Es können mehrere Attacken täglich auftreten. Typisch ist zum Erkrankungsbeginn das Überwiegen von nächtlichen Attacken, meist auch zu festen Uhrzeiten.

Der Clusterkopfschmerz gehört zu den trigeminoautonomen Kopfschmerzerkrankungen, die durch autonome Begleitsymptome gekennzeichnet sind: Am häufigsten sind tränende Augen (Lakrimation) sowie eine laufende (Rhinorrhö) oder verstopfte Nase (Nasenkongestion). Weitere Symptome sind Schwitzen im Gesicht, gerötete Augen, hängende Augenlider oder eine verkleinerte Pupille (Miosis). Typisch ist die Bewegungsunruhe während der Attacke, dies stellt auch einen deutlichen Unterschied zum Ruhebedürfnis von Migränepatient*innen dar. Die Schilderung der Clusterattacken ist sehr eindrücklich. Gelegentlich wechselt ein Clusterkopfschmerz die betroffene Kopfseite, ein Wechsel von Attacke zu Attacke ist jedoch nicht zu erwarten (IHS 2018, Gaul et al. 2011, May et al. 2016).

Unterschieden werden ein episodisches Auftreten, gehäuft im Frühjahr und im Herbst, sowie ein chronischer Clusterkopfschmerz. **Episoden** eines Clusterkopfschmerzes, in dem diese Attacken dann einmal oder mehrfach am Tag auftreten, dauern im Durchschnitt neun Wochen an. Von einem **chronischen Clusterkopfschmerz** spricht man, wenn Attacken ganzjährig ohne eine mindestens dreimonatige Pause dazwischen auftreten. Der chronische Clusterkopfschmerz beeinträchtigt das Leben der Patient*innen in sehr hohem Maß. Ungefähr 10–15 % der Betroffenen leiden an einem chronischen Clusterkopfschmerz. Im langjährigen Verlauf kann ein episodischer Clusterkopfschmerz in die chronische Form übergehen.

Vom Clusterkopfschmerz abzugrenzen sind die anderen trigeminoautonomen Kopfschmerzerkrankungen, die sehr viel seltener auftreten.

Für Patient*innen ist es sehr hilfreich, Kontakt zu einer Selbsthilfegruppe aufzunehmen (www.Clusterkopf.de), da dies bei der insgesamt seltenen Erkrankung einen Austausch mit weiteren Betroffenen ermöglicht. Bei besonders massiver Ausprägung sollten die Patient*innen an eine Spezialsprechstunde (Schwerpunktpraxis, Kopfschmerzzentrum) überwiesen werden.

Ursachen

Die Pathophysiologie der Erkrankung ist noch nicht vollständig verstanden. Involviert sind der Hypothalamus, das trigeminusvaskuläre System und weitere Hirnbereiche.

Diagnostik

Sekundäre Formen der Erkrankung wurden bei Gefäßdissektionen der hirnversorgenden Gefäße, bei Tumoren der Hypophyse und anderen Erkrankungen berichtet. Eine Kernspintomografie des Schädels als Basisdiagnostik ist immer notwendig, sollte jedoch den Therapiebeginn nicht verzögern. Außerhalb von Attacken ist der klinisch-neurologische Befund unauffällig.

Akuttherapie

Zur Attackenbehandlung kann die Inhalation von reinem **Sauerstoff** (100 %) über eine geschlossene Mundnasenmaske mit einer Flussrate von 8–12 l eingesetzt werden. Sauerstoff kann als für den Clusterkopfschmerz gelistetes Heilmittel problemlos verordnet werden. Wirksam und zur Behandlung zugelassen sind außerdem **Zolmitriptan-Nasenspray** und **Sumatriptan** 6 mg Subkutaninjektionen (rasche und stärkste Wirkung). Die Wirkung setzt innerhalb weniger Minuten ein. Lidocain-Nasenspray ist deutlich weniger wirksam.

Prophylaxe

Verapamil ist zur Prophylaxe gut wirksam, bei Therapiebeginn empfiehlt es sich, eine kardiale Leitungsverzögerung mittels EKG auszuschließen. Die Behandlung kann mit 120 mg am Abend beginnen, nach drei Tagen wird auf 2 × 120 mg aufdosiert. Dann sollte eine erneute EKG-Kontrolle erfolgen. Bei guter Verträglichkeit kann bis zu einer Standarddosierung von 2 × 240 mg aufdosiert werden. Höhere Dosierungen sollten nur durch erfahrene Behandler*innen unter engmaschiger Kontrolle verordnet werden. Häufig werden die regelmäßigen EKG-Kontrollen durch die hausärztliche Praxis übernommen. Typische Nebenwirkungen höherer Dosierungen sind Müdigkeit, begrenzte körperliche Leistungsfähigkeit, Obstipation sowie gelegentlich auch Knöchelödeme.

Transitorische Therapie

Um eine rasche Linderung zu erreichen, kann eine Kortisonstoßbehandlung erfolgen: 100 mg Prednisolon für 5 d morgens, dann 80 mg Prednisolon für 3 d, 60 mg Prednisolon für 3 d, 40 mg Prednisolon für 3 d, 20 mg Prednisolon für 3 d. Die Verordnung eines PPI zum Magenschutz sinnvoll (Obermann et al. 2021). Gut wirksam sind auch perineurale Nerveninfiltrationen (Okzipitalisblockaden) mit einem Steroid und Lokalanästhetika. Weitere Therapieoptionen stellen Topiramat und andere Substanzen dar. In seltenen Fällen wird eine invasive Therapie notwendig (➤ Abb. 4.2).

Fachärztliche und weiterführende Therapie

Beim chronischen Clusterkopfschmerz kann eine Therapie mit Lithium (ebenfalls zugelassen) versucht werden. Diese Verordnung sollte nur dann erfolgen, wenn der Behandelnde mit dem Präparat Erfahrung hat. Kontrollen der Schilddrüsenwerte, der Nierenretentionsparameter und des Blutbildes sind notwendig. Die Bestimmung des Lithiumspiegels sollte am Morgen, nüchtern, zwölf Stunden nach der abendlichen Einnahme erfolgen.

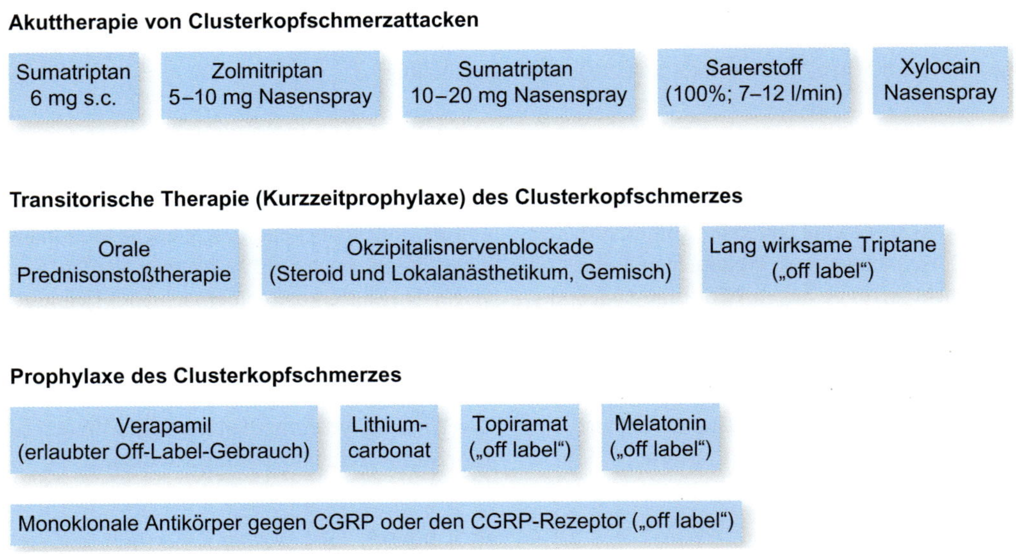

Abb. 4.2 Therapie des Clusterkopfschmerzes (CGRP: Calcitonin Gene-related Peptide) [H156-002, L231]

In der Aufdosierungsphase sollte der Spiegel wöchentlich kontrolliert werden. Überdosierungen von Lithium zeigen sich durch Nystagmus, Schwindel, Übelkeit, Erbrechen und Polyurie. Der Facharzt ist in Bezug auf die Laborkontrollen häufig auf eine enge Zusammenarbeit mit der hausärztlichen Praxis angewiesen.

LITERATUR

Gaul C et al. Cluster Headache – Clinical Features and Therapeutic Options. Dtsch Arztebl Int 2011; 108(33): 543–549

Headache Classification Committee of the International Headache Society (IHS). The International Classification of Headache Disorders ICHD-3, 3rd edition. Cephalalgia. 2018; 38(1): 1–211.

May A et al. Clusterkopfschmerz und trigeminoautonome Kopfschmerzen Leitlinien für Diagnostik und Therapie in der Neurologie. AWMF-Registernummer: 030/036; 2016.

Obermann M et al. Safety and efficacy of prednisone versus placebo in short-term prevention of episodic cluster headache: a multicentre, double-blind, randomised controlled trial. Lancet Neurol. 2021; 20(1): 29–37.

4.5.2 Hemicrania continua

Die Hemicrania continua gehört zu den trigeminoautonomen Kopfschmerzen. Es besteht ein einseitiger Dauerkopfschmerz, der im Tagesverlauf attackenartig zunehmen kann. Dabei treten autonome Begleitsymptome wie beim Clusterkopfschmerz auf (Lakrimation, Rhinorrhö, Bewegungsunruhe). Der klinisch-neurologische Befund ist unauffällig. Ein Diagnosekriterium ist das Ansprechen auf Indometacin. Differenzialdiagnosen sind andere einseitige Kopfschmerzen, dazu kann auch die chronische Migräne gehören.

4.5.3 Paroxysmale Hemikranie

Die paroxysmale Hemikranie gehört ebenfalls zu den trigeminoautonomen Kopfschmerzerkrankungen, wird also auch von Zeichen der Aktivierung des autonomen Nervensystems begleitet. Die Attacken dauern jedoch nur wenige Minuten an, dafür treten sie aber sehr viel häufiger am Tag auf. Gelegentlich kann die Unterscheidung zum Clusterkopfschmerz schwierig sein. Obligat ist als Diagnosekriterium das Ansprechen auf Indometacin.

PRAXISTIPP

Indometacintest

Empfohlen wird die Einnahme von 3 × 25 mg Indometacin über drei Tage, dann wird auf 3 × 50 mg Indometacin für fünf Tage gesteigert. Indometacin erfordert immer die Einnahme eines begleitenden Magenschutzes mit einem PPI.

Bei Schmerzfreiheit wird schrittweise auf die niedrigste notwendige Erhaltungsdosis von Indometacin abdosiert. Indometacin führt nicht selten zu gastrointestinalen Nebenwirkungen oder Schwindel.

4.6 Seltene Kopfschmerzarten

Charly Gaul

Kernaussagen

- Seltene Kopfschmerzerkrankungen müssen von den häufigen Erkrankungen wie Migräne und KST abgegrenzt und Betroffene in eine Spezialsprechstunde weiter vermittelt werden.
- Bei allen seltenen Kopfschmerzerkrankungen sollte eine zerebrale Bildgebung erfolgen.

4.6.1 Primärer schlafgebundener Kopfschmerz (Hypnic Headache)

Bei dieser Erkrankung tritt der Kopfschmerz ausschließlich aus dem Schlaf heraus auf (auch Mittagsschlaf). Typisch ist ein Abklingen der Beschwerden innerhalb von drei Stunden auch ohne Behandlung sowie das Ansprechen auf Koffein. Menschen über 50 Jahre sind deutlich häufiger betroffen als Jüngere. Meist ist der Kopfschmerz beidseitig, zeigt kaum Begleitsymptome und tritt in über der Hälfte der Nächte eines Monats auf. Durch den gestörten Nachtschlaf sind die Betroffenen erheblich beeinträchtigt. Therapieempfehlungen bestehen aus dem Konsum einer Tasse Kaffee abends oder auch beim Erwachen mit Kopfschmerzen in der Nacht. Eine medikamentöse Therapie kann mit Lithium am Abend versucht werden (Holle et al. 2010).

4.6.2 Neu aufgetretener, täglicher, anhaltender Kopfschmerz

Dieser Kopfschmerz ist dadurch charakterisiert, dass der Beginn in der Regel genau erinnert wird. Ab diesem Tag besteht ein täglicher Kopfschmerz, der klinisch wie ein KST oder eine Migräne ausgeprägt sein kann. Bildgebende Diagnostik zum Ausschluss eines sekundären Kopfschmerzes sollte erfolgen. Nicht wenige Betroffene berichten von einem Infekt beim ersten Auftreten des Kopfschmerzes, die Pathophysiologie ist letztlich jedoch unverstanden. Die Therapie orientiert sich je nach Beschwerdebild an den Medikamenten, mit denen man einen KST (Amitriptylin) oder eine Migräne (übliche Migräneprophylaxe) behandelt. Das Ansprechen ist jedoch häufig unbefriedigend. Auch Okzipitalisblockaden (➤ Kap. 4.4.2) können wirksam sein.

4.6.3 Donnerschlagskopfschmerz

Es kommt zu einem explosionsartigen, donnerschlagähnlichem Kopfschmerz von höchster Intensität, der als Vernichtungsschmerz erlebt wird. Die wichtigste Differenzialdiagnose ist eine akute Subarachnoidalblutung, die beim ersten Auftreten immer ausgeschlossen werden muss. Eine ganze Reihe anderer sekundäre Kopfschmerzen wie das zerebrale Vasokonstriktionssyndrom können ebenfalls als Donnerschlagskopfschmerz auftreten. Beim ersten Auftreten empfiehlt sich die Einweisung in eine neurologische Klinik als Notfall.

4.6.4 Sexualkopfschmerz

Männer berichten häufiger von Sexualkopfschmerzen als Frauen. Sie treten unmittelbar vor oder nach dem Orgasmus explosionsartig auf, klingen in aller Regel rasch ab, werden jedoch als sehr störend erlebt. Beim ersten Auftreten ist eine Ausschlussdiagnostik erforderlich, da auch Subarachnoidalblutungen beim Geschlechtsverkehr gehäuft auftreten können. Bei regelmäßigem Sexualkopfschmerz kann eine prophylaktische Behandlung mit einem Betablocker versucht werden. Auch Indometacin oder Triptane, unmittelbar vor dem Geschlechtsverkehr eingenommen, können prophylaktisch wirken. Da es sich um eine seltene Kopfschmerzerkrankung handelt, sollte die Beratung durch Kopfschmerzspezialist*innen erfolgen.

LITERATUR

Holle D et al. Clinical characteristics and therapeutic options in hypnic headache. Cephalalgia. 2010; 30(12): 1.435–1.442.

4

KAPITEL

5 Rückenschmerzen

Johan Kroeger

Kernaussagen

- Die Differenzierung von spezifischen und nichtspezifischen Rückenschmerzen (u. a. durch Red Flags) ist von entscheidender Bedeutung für den klinischen Alltag.
- Es besteht nur eine geringe Korrelation zwischen angegebenen Beschwerden und bildmorphologischen Befunden.
- Bis zu einem Drittel der an der Wirbelsäule operierten Patient*innen leidet unter einem Persistent Spinal Pain Syndrome (PSPS) mit persistierenden Schmerzen und benötigt einen multimodalen Therapieansatz.
- Die Behandlung von nichtspezifischen Rückenschmerzen sollte den Empfehlungen der Leitlinie folgen, um eine Über- oder Unterdiagnostik zu vermeiden und einer Chronifizierung frühzeitig entgegenzuwirken.

Einleitung

Von der Wirbelsäule und angrenzenden anatomischen Strukturen ausgehende Schmerzen, akut oder chronisch, zählen zu den häufigsten Beschwerden in der hausärztlichen, schmerzmedizinischen sowie neurochirurgischen und orthopädischen Versorgung. Für viele Patient*innen besteht ein ausgeprägter Leidensdruck, der mit einer deutlich reduzierten Lebensqualität einhergeht. Aufgrund der mit akuten Rückenschmerzen häufig einhergehenden Arbeitsunfähigkeit und im Verlauf bei chronischen Beschwerden resultierender Berufsunfähigkeit und Pflegebedürftigkeit stellen sie eine enorme Belastung des Gesundheitssystems dar.

Behandlungsgrundsätze

Rückenbeschwerden werden, neben der rein altersbedingten Degeneration der Wirbelsäule, durch nicht ausreichende Bewegung und Aktivierung des muskuloskelettalen Stützapparats begünstigt. Daher sind alle Maßnahmen, bei denen Patient*innen eine aktive Rolle einnehmen (z. B. physiotherapeutische Anleitung für Eigenübungen statt Massage, gegenseitige Motivation in Sportgruppen, rasche Wiedereingliederung in die Arbeit) besonders unterstützenswert. Außerdem ist, aufgrund der breiten Verfügbarkeit von bildgebenden Verfahren, bei vielen Patient*innen eine Aufklärung darüber notwendig, dass häufig nur eine **geringe Korrelation** zwischen bildmorphologischen Befunden und der Schmerzausprägung besteht!

Red Flags

Bei der Versorgung von Rückenschmerzpatient*innen kommt der Differenzierung zwischen unspezifischen Rückenschmerzen, deren Behandlung zunächst keiner weitergehenden Diagnostik bedarf, und spezifischen Rückenschmerzen, die eine weitere Abklärung benötigen, eine entscheidende Rolle zu.

Hierbei helfen Hinweise aus Anamnese und körperlicher Untersuchung, die so genannten Red Flags. Sie dienen vor allem dazu, die folgenden spezifischen Ursachen von Rückenschmerzen leichter identifizieren zu können, die eine zeitnahe Behandlung benötigen:

- **Frakturen:** Trauma, auch Bagatelltraumata bei Osteoporose, hohes Alter, systemische Steroidtherapie
- **Infektionen:** Patient*innen unter 20 oder über 50 Jahren, Fieber, Schüttelfrost, Immunsuppression, Infektion in anderen Organsystemen, keine Schmerzlinderung durch Ruhe
- **Tumoren und Metastasen:** hohes Alter, ungewollter Gewichtsverlust, Appetitlosigkeit, Tumoranamnese, ebenfalls häufig keine Schmerzlinderung oder sogar Exazerbation im Liegen
- **Nervenkompressions- und Kaudasyndrom:** radikuläre neurologische Defizite in den Extremitäten, insbesondere Paresen; Blasen- und Mastdarmstörungen; Reithosenanästhesie

5.1 Spezifische Rückenschmerzen (Auswahl)

5.1.1 Bandscheibenvorfall (Nucleus-pulposus-Prolaps, NPP)

Der weiche Kern der Bandscheibe (Nucleus pulposus) tritt durch den meist degenerativ vorgeschädigten Faserring (Anulus fibrosus) aus. Ungefähr zwei Drittel der symptomatischen Bandscheibenvorfälle sind an der LWS lokalisiert, knapp ein Drittel an der HWS und ein geringer Rest an der BWS. Unfallbedingte Bandscheibenvorfälle sind selten.

Wichtigstes klinisches Symptom (Red Flag) ist die **Radikulopathie** mit ausstrahlenden Schmerzen im Dermatom und möglichen neurologischen Defiziten bis hin zu einem Kaudasyndrom mit Blasen-/Mastdarmstörungen. In diesen Fällen sollte immer eine Bildgebung durchgeführt werden! Bei drohendem Nervenwurzeltod können die Schmerzen auch wieder nachlassen, der sensomotorische Funktionsverlust ist hier ausschlaggebend.

Die Indikation zur Operation kann bei reinen Schmerzsyndromen ohne neurologische Defizite nur individuell zusammen mit den Patient*innen gestellt werden (Leidensdruck versus Operationsrisiken). Funktionell relevante und neu aufgetretene Paresen, eine symptomatische Myelonkompression sowie Blasen- und Mastdarmstörungen benötigen eine zeitnahe (Notfall-)Behandlung.

INFO

- Unter konservativer Therapie werden bis zu 80 % der Patient*innen beschwerdefrei.
- Bei bis zu einem Drittel der Bevölkerung können Bandscheibenvorfälle ohne klinisches Korrelat in der Bildgebung nachgewiesen werden.

5.1.2 Facettengelenksarthrose (Spondylarthrose)

Die Arthrose der Facettengelenke der Wirbelsäule unterscheidet sich im zeitlichen Verlauf und der Pathophysiologie nicht von degenerativen Verläufen an größeren Gelenken und führt über Chondropathie mit Gelenkspaltverminderung, Ergussbildung und mechanischen Komplikationen, Entzündung sowie Bildung von Osteophyten im Endstadium zur Versteifung des Gelenks.

Über ein Drittel der spezifischen Rückenschmerzen wird auf die Spondylarthrose zurückgeführt. Aber auch hier besteht kaum eine Korrelation zwischen der Bildgebung und dem Beschwerdebild der Patient*innen. Dennoch kann der Leidensdruck im Einzelfall erheblich sein.

In den letzten Stadien der Erkrankung lassen die Beschwerden häufig auch wieder nach, da die Versteifung weniger mechanische Reizungen der das Gelenk versorgenden Nerven mit sich bringt.

Typische Klinik:

- **LWS:** klassischer Arthrose-Anlaufschmerz nach langem Verharren in einer Position (Sitzen); häufig Linderung durch Bewegung wie Spazierengehen oder Fahrradfahren, jedoch wieder Zunahme der Beschwerden bei länger anhaltenden Belastungen möglich.
- **HWS:** Üblich sind nichtradikuläre Nackenschmerzen, die sich jedoch in den Kopf- oder Schulterbereich ausbreiten können.

Therapie

In erster Linie konservativ, sofern keine neurale Kompression mit Radikulopathie besteht. Bei persistierenden Schmerzen können Infiltrationsbehandlungen der betroffenen Facettengelenke und bei Wirksamkeit die Thermodenervierung eine gute Schmerzlinderung erreichen.

5.1.3 Frakturen

Neben traumatisch bedingten Frakturen muss im ambulanten Bereich vor allem an Frakturen gedacht werden, die aufgrund einer vorbestehenden Osteoporose durch Bagatellverletzungen oder auch spontan auftreten können. Führendes Symptom sind akut oder subakut aufgetretene Schmerzen, die durch Belastung verstärkt werden. Meist können sie im Rahmen der Klopfschmerztestung provoziert werden. Nur selten treten neurologische Begleitverletzungen auf. Zusätzliche Red Flag ist eine systemische Glukokortikoidtherapie.

PRAXISTIPP

Bei Vorliegen von Risikofaktoren (z. B. weibliches Geschlecht, Alter und Osteoporose) sollte auch bei nur geringem Verdacht auf eine Fraktur lieber eine Röntgenuntersuchung zusätzlich gemacht werden!

Therapie

Für die nicht immer einfache Therapieentscheidung und insbesondere die Frage der Operationsindikation steht z. B. der OF-Score bei osteoporotischen Wirbelkörperfrakturen zur Verfügung. Sollten konservative Maßnahmen nicht ausreichen, kann in vielen Fällen eine perkutane, minimalinvasive Zementinjektion in den Wirbelkörper (Vertebro- oder Kyphoplastie) eine rasche Mobilisation und Schmerzlinderung ermöglichen.

Von großer Bedeutung ist die adäquate Osteoporosetherapie, die entscheidend zur Senkung der Refrakturrate beiträgt. Hierfür werden die Leitlinien des Dachverbands Osteologie empfohlen (www.dv-osteologie.org).

5.1.4 Spinalkanalstenose

Die degenerativ bedingte Einengung des Spinalkanals betrifft ebenfalls primär HWS und LWS. Ventral sind meist Vorwölbungen der Bandscheibe sowie Osteophyten der angrenzenden Wirbelkörper zu finden. Von dorsal wird die Stenose durch Hypertrophie der Ligamenta flava und der Facettengelenke bedingt, insbesondere an der LWS.

Die Spinalkanalstenose ist ein sehr häufiges Problem älterer Menschen: Bei fast einem Viertel der über 60-Jährigen kann bildmorphologisch die Diagnose gestellt werden.

Kardinalsymptom ist die belastungsabhängige Zunahme der lumbalen Schmerzen durch längeres Laufen und die damit einhergehenden Reduktion der Gehstrecke. Meist strahlen die Schmerzen auch in die Beine aus. Die Beschwerden bessern sich durch Vornüberbeugen und Hinsetzen oder z. B. beim Fahrradfahren (durch Streckung der Ligg. flava und damit Entlastung des Spinalkanals).

MERKE
Kurzes Stehenbleiben von wenigen Sekunden reicht meist nicht zur Beschwerdemilderung aus (Differenzialdiagnose Claudicatio bei PAVK).

Therapie

Die bildmorphologische Darstellung korreliert auch hier nur eingeschränkt mit dem klinischen Befund. Sofern keine dauerhaften neurologischen Defizite bestehen, entscheidet daher primär der Leidensdruck der Patient*innen über das therapeutische Vorgehen.

Zur Schmerzlinderung und Verbesserung der Gehstrecke ist bei hochgradigen Stenosen die Operation der konservativen Therapie überlegen. Häufig reicht eine reine Dekompression ohne zusätzliche Spondylodese aus. Eine Besserung der Beschwerden ist damit bei 70 % der Patient*innen möglich.

5.1.5 Bakterielle Infektionen der Wirbelsäule

Es kann nur der Wirbelkörper (Spondylitis) oder auch die Bandscheibe mitbetroffen sein (Spondylodiszitis). Ausbreitungen nach intraspinal sowie paravertebrale Abszesse sind möglich. Häufig ist der Infektionsursprung außerhalb der Wirbelsäule zu finden (insbesondere bei Patient*innen mit vorbestehender Immunsuppression) und erfordert daher eine umfangreiche Diagnostik. Iatrogene Ursachen sollten bedacht werden, wie z. B. eine kürzlich erfolgte Infiltrationsbehandlung an der Wirbelsäule.

Die klinische Ausprägung ist variabel und reicht von latenten, chronischen Verläufen bis hin zur rasch eintretenden Sepsis. Typischerweise beklagen die Betroffenen einen lokalen Schmerz, der im Vergleich zu z. B. arthrotisch bedingten Beschwerden meist weniger bewegungsabhängig ist und eher nachts auftritt. Im Labor ist auf Erhöhungen von CRP und BSG und eine Leukozytose zu achten. Bei akuter Symptomatik tritt meist Fieber mit AZ-Reduktion auf, während ein Meningismus sowie neurologische Defizite eher selten sind.

Therapie

Da die Prognose sehr von einem raschen Keimnachweis und konsequenter Antibiotikagabe bzw. einer zusätzlichen, operativen Therapie abhängt, sollte bei Verdacht auf eine akute Infektion der Wirbelsäule die notfallmäßige Überweisung an eine Klinik zur stationären Versorgung niederschwellig gestellt werden.

LITERATUR

Greenberg MS. Handbook of Neurosurgery. 9. A. New York: Thieme; 2019.
Reinhold M et al. Wirbelsäule kompakt: Der DWG-Pocketguide. Stuttgart: Schattauer; 2017.

5.2 Persistent Spinal Pain Syndrome (PSPS)

Persistent Spinal Pain Syndrome ist die von der International Association for the Study of Pain (IASP) bevorzugte neuere Bezeichnung für das **Failed Back Surgery Syndrome (FBSS).** Sie wird voraussichtlich im ICD-11 eingeführt werden und ist definiert als insbesondere von der LWS oder HWS ausgehende Schmerzen unklarer Ursache, die entweder trotz eines chirurgischen Eingriffs fortbestehen oder nach einem chirurgischen Eingriff zur Behandlung von Wirbelsäulenschmerzen in derselben Lokalisation auftreten. **Je nach Untersuchung sind bis zu einem Drittel der Patient*innen nach einer Wirbelsäulenoperation vom PSPS betroffen.**

PRAXISTIPP
Im ICD-10 kann das PSPS mit M96.1 Postlaminektomie-Syndrom codiert werden.

Zu den präoperativen Risikofaktoren gehören vor allem Depressionen oder andere psychiatrische Komorbiditäten, Übergewicht, Nikotinabusus sowie laufende Rechtsstreitigkeiten oder Rentenverfahren. Patient*innen, die bereits mehrfach an der Wirbelsäule operiert wurden, haben ebenfalls ein höheres Risiko, ein PSPS zu entwickeln. Zu den intraoperativen Risiken zählen unsachgemäße Operationstechniken, z. B. ein Eingriff am falschen Wirbelsäulensegment oder die direkte Verletzung einer Nervenstruktur.

Pathophysiologie

Die Pathophysiologie des PSPS ist bisher ungeklärt. Neben postoperativ persistierenden, degenerativen Veränderungen der Wirbelsäule sowie neuropathischen Schmerzen als anatomische Korrelate spielen auch psychosoziale Risikofaktoren eine große Rolle für die Entstehung eines PSPS.

Diagnose

Von entscheidender Bedeutung sind die **gründliche Anamnese – besonders bezüglich Voroperationen und psychosozialer Aspekte – und die körperliche Untersuchung.** Standardisierte Schmerzfragebögen sind hier unterstützend sehr hilfreich, da auch psychiatrische Erkrankungen miterfasst werden können. Art und Ort der Schmerzen sollten ermittelt und mit den Schmerzen vor der Operation verglichen werden. Eine fehlende, postoperative Schmerzlinderung kann auf eine Operation am falschen Wirbelsäulensegment hinweisen, während neu auftretende Schmerzen mit neuropathischer Komponente auf eine chirurgisch bedingte Nervenschädigung hindeuten können.

5

Die **MRT mit Kontrastmittel** ist die Methode der Wahl für das PSPS. Weichteilanomalien wie intraspinale Fibrosen und Narben können dargestellt sowie eine Infektion mit hoher Wahrscheinlichkeit ausgeschlossen werden. Bei Patient*innen mit ferromagnetischen Implantaten kann stattdessen eine CT-Myelografie erfolgen. Zusätzlich sollte eine orientierende Laboruntersuchung durchgeführt werden (insbesondere mit CRP und BSG).

Wenn sich durch die Anamnese, die klinische Untersuchung und die Diagnostik keine unmittelbaren Therapieoptionen ergeben, vor allem keine Notwendigkeit weiterer Operationen, kann die Diagnose PSPS gestellt werden.

Therapie

Die **konservative Behandlung** des PSPS orientiert sich an der Therapie anderer chronischer Schmerzen. Zu den gängigen Medikamenten gehören NSAR, Opioide, Antikonvulsiva und Antidepressiva. Opioide werden zwar häufig zur Behandlung eingesetzt, doch sind die Belege für die Wirksamkeit beim PSPS im Allgemeinen schwach und die Anwendung ist mit einem erhöhten Risiko eines Substanzmissbrauchs verbunden. Daher sollten sie primär im Rahmen eines multimodalen Therapieansatzes eingesetzt werden. Vielversprechender sind Wirkstoffe wie Gabapentin oder Pregabalin, vor allem bei neuropathisch führenden Schmerzen, sowie Antidepressiva als Koanalgetika. Des Weiteren wird eine langfristige und regelmäßige Physiotherapie empfohlen sowie eine unterstützende psychotherapeutische Behandlung.

Die **interventionelle Behandlung** des PSPS hängt in hohem Maße von der individuellen Ätiologie der Schmerzen und dem Nachweis spezifischer Veränderungen in der Bildgebung ab. Häufig erfolgreich sind aus eigener Erfahrung Infiltrationen und die anschließende Thermodenervation bei Spondylarthrose der benachbarten Segmente nach Spondylodese-Operationen.

Die **Neuromodulation,** speziell die Rückenmarkstimulation (Spinal-Cord-Stimulation, SCS, ➤ Kap. 3.3) mit Implantation einer Elektrode in den Epiduralraum zur dauerhaften elektrischen Stimulation des Rückenmarks, ist für viele PSPS-Patient*innen die Therapie der Wahl für eine relevante und dauerhafte Schmerzreduktion. Große randomisierte Studien belegen die Überlegenheit der SCS gegenüber der konservativen Behandlung und wiederholten Operationen. Die SCS verursacht zwar hohe Vorlaufkosten zum Zeitpunkt der Implantation, aber langfristige Kosten-Nutzen-Analysen sehen einen Vorteil der SCS gegenüber anderen Therapien.

INFO

Die Rückenmarkstimulation kann bei über 60 % der PSPS-Patient*innen eine deutliche und vor allem anhaltende Schmerzlinderung erzielen sowie der Chronifizierung der Schmerzen entgegenwirken. Die Patient*innen sollten daher zeitnah über diese Therapieoption informiert werden!

Das PSPS ist für Betroffene und Therapeut*innen eine große Herausforderung. Die Patient*innen haben häufig eine niedrigere Lebensqualität mit einem hohen Maß an Schmerzen, Medikamentenkonsum, psychosozialen Belastungen und körperlichen Einschränkungen. Schmerzkliniken mit einem multimodalen Therapieansatz auf Basis des biopsychosozialen Schmerzmodells sind daher der Goldstandard für die Behandlung bei komplexen chronischen Schmerzsyndromen wie dem PSPS.

LITERATUR

Orhurhu VJ, Chu R, Gill J. Failed Back Surgery Syndrome. Treasure Island (FL): StatPearls Publishing; 2022.

Petersen EA et al. Persistent Spinal Pain Syndrome: New Terminology for a New Era. J Pain Res. 2012; 14: 1.627–1.630.

5.3 Nichtspezifische Rückenschmerzen

Einleitung

Dieses Kapitel bezieht sich im Besonderen auf Schmerzen, die von der Lendenwirbelsäule und der Gesäßregion ausgehen. Aus persönlicher Erfahrung lassen sich aber nahezu alle Empfehlungen auch auf nichtspezifische Schmerzen der Brust- und Halswirbelsäule sowie der Nacken-Schulter-Region übertragen.

Nichtspezifisch bedeutet, dass Anamnese, körperliche Untersuchung und die ergänzende Diagnostik keine Hinweise geben auf eine spezifisch zu behandelnde Wirbelsäulenerkrankung wie z. B. einen Bandscheibenvorfall mit Nervenkompression.

INFO

Die Grenze zwischen spezifischen und nichtspezifischen Rückenschmerzen ist nicht immer eindeutig. Insbesondere ein zu großer Fokus auf lediglich altersentsprechende, degenerative Veränderungen in der Bildgebung zieht häufig eine rein somatische Behandlung nach sich, während die psychosozialen Aspekte der Beschwerden nicht genug Beachtung finden.

Die Schmerzen können auch in andere Körperbereiche ausstrahlen. Eine persistierende, eindeutig radikuläre Verteilung sollte jedoch weiter abgeklärt werden.

Bei einer Dauer von bis zu drei Monaten spricht man von akuten bis subakuten, danach von chronischen Beschwerden.

Das biopsychosoziale Krankheitsmodell sollte bei unspezifischen Schmerzen besonders beachtet und frühzeitig in die Behandlung einbezogen werden, um einer Chronifizierung effektiv entgegenzutreten.

Im deutschsprachigen Raum existiert mit der Nationalen Versorgungsleitlinie „Nicht-spezifischer Kreuzschmerz" eine hervorragend recherchierte und umfassende Übersichtsarbeit, die aktuell in der 2. Auflage von 2017 vorliegt. Der folgende Abschnitt orientiert sich daher an den Empfehlungen der Leitlinie. Auf der Internetseite https://www.leitlinien.de/themen/kreuzschmerz sind neben der Leitlinie auch hilfreiche Patienten-Aufklärungsbögen sowie Fragebögen verfügbar.

Anamnese, körperliche Untersuchung und Diagnostik

Die ersten Patientenkontakte sollten primär dazu dienen, spezifisch zu behandelnde Schmerzursachen und Notfälle (Stichwort Red Flags, ➤ Kap. 5) zu identifizieren, die eine eigene Behandlung erfordern. Außerdem werden die weiteren Untersuchungen festgelegt bzw. reduziert und besonders nach psychosozialen und arbeitsplatzbezogenen Risikofaktoren gefragt. Die **körperliche Untersuchung** sollte beinhalten:

- Allgemeinzustand, Haltung, Becken- und Schulterstand, Hautveränderungen/Narben
- Palpation der Muskulatur im betroffenen Bereich bezüglich Tonus und Schmerzhaftigkeit
- Klopf- und Druckschmerzhaftigkeit im Schmerzareal
- Beweglichkeitsprüfung des jeweiligen Wirbelsäulensegments
- Zeichen nach Lasègue, ggf. auch umgekehrt
- Test auf Bewegungs- und Rotationsschmerz der Hüftgelenke
- Überprüfung des Iliosakralgelenks (ISG): Druck- und Kompressionsschmerz sowie Menell-Test
- Bei V. a. Nervenkompression zusätzlich noch eine orientierende neurologische Untersuchung der Muskelkraft und Sensibilität sowie der Muskeleigenreflexe (Befunde immer im Seitenvergleich erheben und beurteilen)

Eine **weitere Diagnostik** sollte nur dann erfolgen, wenn Anamnese und körperliche Untersuchung Hinweise auf einen spezifischen Rückenschmerz erkennen lassen. Sofern die Schmerzen trotz Therapie nach vier bis sechs Wochen noch anhalten oder sich verschlechtern, kann eine Bildgebung in Erwägung gezogen werden. Bei akuten Beschwerden ohne Hinweise auf eine spezifische Ursache sollte keine Bildgebung erfolgen. Ohne Änderung des klinischen Zustands sollte die Bildgebung nicht wiederholt werden.

Laboruntersuchungen werden ohne Anhalt für eine spezifische Schmerzursache nicht empfohlen.

Sollten die Beschwerden nach vier Wochen trotz Therapie noch bestehen, wird eine zusätzliches **Screening auf psychosoziale und arbeitsplatzbezogene Risikofaktoren** empfohlen. Hier bieten sich standardisierte Fragebögen zur validierten Erfassung an (z. B. Örebro oder im Rahmen von PainDETECT, ➤ Kap. 14.5).

Bei **drohender Chronifizierung** sollte zeitnah eine multidisziplinäre Beurteilung und ggf. Weiterbehandlung erfolgen. Da dies für viele Kolleg*innen in der ambulanten Versorgung kaum zu realisieren ist, kann die Versorgung durch eine auf Schmerz spezialisierte Einrichtung (z. B. MVZ oder Schmerzklinik) in Betracht gezogen werden.

Therapie

Die Behandlungskoordination sollte durch eine Ärztin oder einen Arzt erfolgen. Das biopsychosoziale Krankheitsmodell und ein multimodaler Therapieansatz sollten Grundlage für die Behandlung sein und frühzeitig angewendet werden. Alle Maßnahmen, die eine aktive Rolle der Betroffenen beinhalten, insbesondere regelmäßige Bewegung, sind zu unterstützen. Sowohl die empfohlenen medikamentösen als auch nichtmedikamentösen Therapien sollten genutzt werden. Es sollte eine Beratung der Patient*innen über das biopsychosoziale Krankheitsmodell und die häufig selbstlimitierenden Beschwerden erfolgen.

Nichtmedikamentöse Therapie

- Keine Bettruhe.
- Bewegungstherapie, z. B. mit physiotherapeutischen Anleitungen für Eigenübungen und Verhaltensänderungen im Alltag.
- Programme und Maßnahmen zur Stärkung und Stabilisierung der Muskulatur.
- Rückenschule.
- Rehabilitationssport.
- Entspannungsverfahren, z. B. progressive Muskelrelaxation (PMR).
- Verhaltenstherapie bei entsprechenden psychosozialen Risikofaktoren.
- Keine klare Empfehlung für TENS, aus eigener Erfahrung profitieren jedoch viele Patient*innen bei regelmäßiger Anwendung davon.
- Manipulationen im Rahmen der manuellen Therapie können versucht werden.

- Massagen sind als passiver Therapieansatz zurückhaltend einzusetzen.
- Akupunktur kann versucht werden.
- Medizinische Hilfsmittel wie z. B. Orthesen sollten nicht eingesetzt werden.
- Wärme- oder Kälteanwendungen können je nach Patientenpräferenz versucht werden.

Medikamentöse Therapie

Den Patient*innen muss vermittelt werden, dass die medikamentöse Therapie eine zeitlich begrenzte, unterstützende Maßnahme ist, um vor allem andere Behandlungen mit weniger Schmerzen und regelmäßiger wahrnehmen zu können. Damit einher geht auch die Festlegung eines realistischen Therapieziels: Wenn die Patient*innen erwarten, allein durch die Medikamente schmerzfrei zu werden, wird die weitere Betreuung deutlich erschwert.

Es sollte mit der geringsten effektiven Dosis gearbeitet werden. Jedoch muss dafür erstmal ein Effekt durch Dosissteigerungen erzielt werden. Häufig werden Wirkstoffe als unwirksam verworfen, obwohl Dosierungen verwendet wurden, die keine ausreichenden Plasmaspiegel vermuten lassen.

Entscheidend sind regelmäßige Wiedervorstellungen mit Evaluation der Therapie. Zu Beginn ist ca. alle vier Wochen sinnvoll, im weiteren Verlauf sind Abstände von drei Monaten meist ausreichend.

Empfehlungen:

- NSAR sollten eingesetzt werden, jedoch so niedrig dosiert und so kurzfristig wie möglich (weder die parenterale noch die topische Applikation wird empfohlen).
- COX-2-Hemmer und Metamizol ebenfalls, primär bei Kontraindikationen gegen NSAR.
- Paracetamol sollte nicht angewendet werden.
- Opioide können bei nicht ausreichender Wirkung der NSAR oder Kontraindikationen gegen andere Wirkstoffe eingesetzt werden. Der Einsatz sollte mit einem klar kommunizierten Therapieziel einhergehen und zeitlich begrenzt werden. Empfohlen werden maximal zwölf Wochen. Eine regelmäßige und kritische Evaluation ist notwendig.
- Die topische Applikation von Capsaicin als Creme oder Pflaster kann versucht werden.
- Keine Empfehlung gibt es für zentrale Muskelrelaxanzien und antiepileptische Medikamente (z. B. Gabapentin und Pregabalin). Antidepressiva werden ebenfalls nicht empfohlen, können jedoch bei zusätzlich vorhanden Depressionen und Schlafstörungen angewendet werden.
- Ebenfalls sollten keine Injektionen mit Lokalanästhetika mit oder ohne Glukokortikoide erfolgen und es sollten keine invasiveren Maßnahmen durchgeführt werden.

Multimodale Therapie

Bei drohender Chronifizierung und wenn die bisherigen Therapien keine ausreichende Wirkung zeigen, sollten multimodale Programme angewendet werden. Da eine Vermittlung einige Zeit in Anspruch nehmen kann, empfiehlt sich die frühzeitige Initiierung ab einer Schmerzdauer von drei Monaten.

In ➤ Kapitel 3.2 wird die multimodale Schmerztherapie ausführlich dargestellt.

Prognose und Prävention

Bei etwa einem Drittel der Patient*innen kommt es zu einer spontanen Remission, während zwei Drittel noch nach einem Jahr unter anhaltenden Schmerzen leiden.

Präventive Maßnahmen beinhalten vor allem regelmäßige, körperliche Aktivität, Informationen der Patient*innen über das biopsychosoziale Modell der Schmerzgenese und arbeitsplatzbezogene Empfehlungen (z. B. ergonomische Umgestaltung).

Die berufliche Wiedereingliederung sollte zeitnah organisiert werden, sobald sich das Ende der Behandlung abzeichnet.

LITERATUR

Bundesärztekammer (BÄK), Kassenärztliche Bundesvereinigung (KBV), Arbeitsgemeinschaft der Wissenschaftlichen Medizinischen Fachgesellschaften (AWMF). Nationale VersorgungsLeitlinie Nichtspezifischer Kreuzschmerz – Langfassung. 2. A. Version 1. 2017. Aus: www.leitlinien.de/themen/kreuzschmerz/2-auflage (letzter Zugriff: 2.2.2023).

KAPITEL

6 Das Fibromyalgie-Syndrom (FMS)

Angelika McDaniel

Kernaussagen

- Das FMS ist eine nichtentzündliche rheumatische Erkrankung.
- Die wichtigsten Symptome sind Ganzkörperschmerz und Schlafstörungen.

Grundlagen

Das Fibromyalgie-Syndrom wurde früher auch als Weichteilrheumatismus bezeichnet. Es handelt sich um einen Beschwerdekomplex, der durch Symptome und klinische Zeichen, nicht jedoch durch konsistent nachweisbare Körperschäden definiert ist.

Definition

Das FMS wird definiert als chronische Schmerzen (> 3 Mon.) mehrerer Körperregionen in Kombination mit Schlafstörungen und Erschöpfung.

Ätiologie und Pathogenese

Es handelt sich um eine nichtentzündliche, rheumatische Erkrankung, deren Ätiologie als multifaktoriell (genetisch, psychisch, sozial, biologisch) anzunehmen ist.

Eine Störung der Schmerzwahrnehmung und -verarbeitung und damit eine Herabsetzung der Schmerzschwelle wird als Ursache angenommen.

Ein erniedrigter Serotoninspiegel des Hirnstoffwechsels konnte nachgewiesen werden.

Neue Studien weisen auf eine Mitbeteiligung des Immunsystems hin (Goebel et al. 2021). Nachdem Mäusen von FMS-Patient*innen isoliertes IgG injiziert wurde, konnte folgendes festgestellt werden:

- Signifikante Steigerung der Sensibilität gegenüber Kälte– und mechanischen Reizen
- Eine erhöhte Nozirezeptorantwort
- Ein lokaler Effekt durch Anreicherung in der dorsalen Hinterwurzel
- FMS-IgG führt nicht zu einer systemischen Entzündungsreaktion oder Cytokinproduktion
- Abnahme der intraepidermale Nervendichte
- Verminderung der wachen und nicht wachen körperlichen Aktivität

Epidemiologie

Die Häufigkeit liegt bei ca. 2 % in Deutschland. Frauen im Alter von 40–60 Jahren haben dabei einen Anteil von 80 %. Bei Patient*innen mit einer rheumatologischen Grunderkrankung steigt die Prävalenz auf 10–30 %.

Klinik

Schmerzen

Die Patient*innen klagen über Schmerzen am ganzen Körper. Auf Nachfrage werden die Schmerzen häufig im Bereich der Muskelansatzpunkte der großen Gelenke lokalisiert. Hinzu kommen Schmerzen im Bereich der Wirbelsäule sowie Morgensteifigkeit.

Die Schmerzlokalisationen können wandern und sind auch in ihrer Intensität variabel. Häufig besteht eine jahreszeitliche bzw. wetterabhängige Verschlechterung.

Druckschmerzpunkte

Bei der Untersuchung finden sich Druckschmerzpunkte im Bereich der Muskelansätze der Gelenke. Häufig bestehen Tender Points am ISG und am Ansatz des Sternums.

Vegetative Symptome

An erster Stelle stehen Ein- und Durchschlafstörungen, dadurch bedingt bestehen Müdigkeit und Konzentrationsstörungen. Weitere vegetative Symptome sind funktionelle Magen-Darm-Beschwerden, Menstruationsstörungen sowie Kopfschmerzen im Sinne eines Spannungskopfschmerzes.

Psychische Begleitsymptome

Sehr häufig bestehen Ängstlichkeit und eine depressive Stimmungslage. Diese sind als Symptome der Grunderkrankung zu verstehen und bessern sich, wenn die Therapie eine Linderung der Schmerzen und eine Besserung des Allgemeinbefindens erreicht.

Als Komorbiditäten findet man häufig eine generalisierte Angststörung, Depressionen, aber auch somatoforme Schmerzstörungen.

Diagnostik

Anamnese

Folgende Punkte sollten bei der Anamnese besonders berücksichtig werden:

- Schmerzlokalisationen, Schmerzintensität, zeitlicher Verlauf der Schmerzen
- Schmerzverstärkung z. B. durch physischen und psychischen Stress, Wetter
- Begleitsymptomatik (z. B. Schlafstörungen, Müdigkeit, Konzentrationsstörungen)

Körperliche Untersuchung

Die körperliche Untersuchung dient dem Ausschluss anderer degenerativer/entzündlicher Veränderungen und neurologischer Defizite.

FMS-Scores

Zur Diagnostik des FMS werden verschiedene Scores benutzt.
Widespread Pain Index: Der Körper wird in 19 Regionen unterteilt. Betroffene geben an, in welchen Zonen (1 Punkt pro Region) sie in den letzten sieben Tagen Schmerzen hatten. Die Addition aller Punkte ergibt den WPI, maximal 19 Punkte.
Symptome Severity Score: In Teil A werden die Symptome Müdigkeit, nicht erholsamer Schlaf und Konzentrationsstörungen in vier Schweregrade eingestuft (bezogen auf die letzten sieben Tage, von 0 = kein Problem bis 3 = heftig, durchdringend, dauerhaft, stört das Leben). In Teil B wird bewertet, ob weitere körperliche Symptome (z. B. Kopfschmerzen, Schmerzen/Krämpfe im Unterbauch, Depression) Probleme verursacht haben (1 Punkt) oder nicht (0 Punkte). Maximal werden zwölf Punkte erreicht.
ACR-Klassifikation: Es gibt 18 definierte Tender Points und definierte Kontrollpunkte, elf von diesen 18 Punkten sollen positiv sein. Aufgrund der erniedrigten Schmerzschwelle können auch andere Punkte positiv ausfallen. Teilweise fehlende Tender Points sprechen nicht gegen ein FMS.

Weitere Untersuchungen

Die Routinelaborparameter sind bei FMS unauffällig. Eine Untersuchung auf Rheumafaktoren ist ohne klinischen Anhalt nicht erforderlich.

Radiologische, neurologische oder psychiatrische Diagnostik/Therapie ist nur bei entsprechenden klinischen Befund sinnvoll.

MERKE

Das Fibromyalgie-Syndrom ist neben den diagnostischen Kriterien eine Ausschlussdiagnose.

Differenzialdiagnosen

Mögliche Differenzialdiagnosen sind:

- Sekundäre Fibromyalgie bei entzündlichen und degenerativen Gelenks- und Wirbelsäulenerkrankungen
- Polymyalgia rheumatica
- Myofasziale Schmerzsyndrome
- Somatoforme Schmerzstörung
- Endokrinologische Erkrankungen

MERKE

Neben dem FMS können auch andere Erkrankungen des muskuloskelettalen Systems vorliegen.

Therapie

Medikamentöse Therapie

Trizyklische Antidepressiva sind bei 50–60 % wirksam. **Amitriptylin** ist das Medikament der Wahl, da es neben der deszendierenden Hemmung und damit der Schmerzmodulation auch den Schlaf fördert. Amitriptylin mit 10 mg beginnen und nach sieben Tagen auf 20/25 mg steigern.

Analgetika können bei Bedarf und insbesondere am Anfang der Therapie sinnvoll sein, z. B. Novaminsulfon 500–1.000 mg. Kombinationspräparate mit Tramadol und Paracetamol werden meist gut vertragen und können regelmäßig oder für den Bedarf verordnet werden.

LEITLINIE

Nicht geeignet sind laut S3-Leitlinie „Definition, Pathophysiologie, Diagnostik und Therapie des Fibromyalgiesyndroms" der Deutschen Schmerzgesellschaft:

- NASR
- Starke Opioide
- Cannabinoide
- Muskelrelaxanzien
- Chirotherapie
- TENS

Physikalische Therapie

Sanftes Ausdauertraining ist als aktivierende Maßnahme geeignet. Passive physikalische Maßnahmen wie Wärme- oder Kälteanwendungen sowie sanfte Massage können ebenfalls wohltuend wirken.

Patientenedukation

Bereits die Diagnosestellung bedeutet für die meisten Patient*innen eine Erleichterung. Eine Aufklärung über die Ätiologie der Erkrankung und ihre somatischen/psychosomatischen Zusammenhänge hilft dabei, eine bessere Akzeptanz zu erlangen und Ohnmachtsgefühle abzubauen. Die

Patient*innen sollen lernen, eine für sie gute Balance zwischen An- und Entspannung zu erreichen.

Betroffene sollten darüber aufgeklärt werden, dass das Therapieziel nur eine Reduktion der Schmerzen sein kann, keine Schmerzfreiheit.

MERKE
Die Patient*innen sollen lernen, selbsttätig aktiv zu werden und im positiven Sinn mit den Schmerzen umzugehen.

Psychotherapie

Sollten Aufklärung, medikamentöse Therapie und physikalische Maßnahmen nicht ausreichen, um das Krankheitsbild wesentlich zu beeinflussen, kann eine begleitende Verhaltenstherapie sinnvoll sein.

Entspannungstechniken

Das Erlernen von speziellen Entspannungstechniken (progressive Muskelrelaxation nach Jacobson, autogenes Training, Meditation) kann den Krankheitsverlauf ebenfalls längerfristig positiv beeinflussen.

MERKE
Körper und Seele gehören zusammen.

Verlauf/Prognose

Das FMS ist eine chronische Erkrankung mit einem hohen Leidensdruck und beeinträchtigt die Lebensqualität nachhaltig. Ab dem 60. Lebensjahr zeigt sich eine Tendenz zur Besserung, dennoch besteht bei ⅔ der Patient*innen auch noch zehn Jahre nach Krankheitsbeginn das Vollbild der Erkrankung.

Eine rechtzeitige Diagnose, Therapie sowie Anleitung der Patient*innen zur Selbstfürsorge können das Krankheitsbild wesentlich positiv beeinflussen.

INFO
Weitere nützliche Informationen und Unterstützung finden Patient*innen bei der Fibromyalgie-Liga Deutschland e.V.: www.fibromyalgie-liga.de

LITERATUR

Bialas P, Sittig HB. Leitfaden Schmerzmedizin. 2.A. München: Elsevier, 2022.

Deutsche Schmerzgesellschaft. Definition, Pathophysiologie, Diagnostik und Therapie des Fibromyalgiesyndroms. Aus: https://register.awmf.org/assets/guidelines/145-004p_S3_Fibromyalgiesyndrom_2017-03-abgelaufen.pdf (letzter Zugriff: 2.2.2023)

Diener HC, Maier C. Das Schmerztherapie Buch. 2.A. München: Urban und Fischer, 2003.

Goebel A et al. Passive transfer of fibromyalgie symptoms from patients to mice. J Clin Invest. 2021; 131(13): e144201.

Häuser W et al. Fibromyalgiesyndrom. Klassifikation, Diagnose und Behandlungsstrategien. Dt. Ärzteblatt Int. 2009; 106(23): 383–391

Horlemann J. Differenzialdiagnosen beachten – Fibromyalgie-Syndrom bei älteren Patienten. Schmerzmedizin. 2021; 37/1: 32–33.

Schmidt LK. Checkliste Rheumatologie. Stuttgart: Thieme, 2000.

Überall MA. DGS-Versorgungsforschung aktuell – Das Fibromyalgie-Projekt des PraxisRegister Schmerz. Schmerzmedizin. 2022; 38/2: 37–40.

www.flexikon.doccheck.com

KAPITEL

7

Andrea Denk

Postoperatives Schmerzsyndrom

Kernaussagen

- Schmerzen nach operativen Eingriffen
- Meist (iatrogene) Verletzung von Nerven
- Prophylaxe mit genauer Planung und Aufklärung entscheidend
- Multimodale Analgesie zur Schmerzreduktion

Definition

Schmerzen, die nach einer Operation länger als drei Monate anhalten und somit über die Zeit einer „normalen" Regeneration hinausgehen, werden als chronischer, postoperativer Schmerz (Chronic Postsurgical Pain, CPSP) oder chronisches, postoperatives Schmerzsyndrom bezeichnet. Meist handelt es sich um neuropathischen Schmerz, da im Rahmen der Operation Nerven verletzt wurden. Auch Entzündungsprozesse erhalten den Schmerz aufrecht, genauso wie eine inadäquate präoperative Aufklärung, Begleitung und Betreuung der Patient*innen. Andere somatische Schmerzursachen wie zum Beispiel Tumorwachstum sollten ausgeschlossen werden.

MERKE

Das postoperative Schmerzsyndrom hat seinen Ursprung in iatrogener Nervenverletzung und in inadäquatem prä- und perioperativem Schmerzmanagement.

Epidemiologie, Ätiologie und Risikofaktoren

Das CPSP betrifft laut Studien etwa 10–50 % aller Personen, die operiert wurden. Die Prävalenz in Europa liegt nach drei Monaten bei 5–10 % (Fletcher et al. 2015, Miholic und Kress 2019), gemäß einer anderen Arbeitsgruppe zwölf Monate nach dem Eingriff bei 11,8 % (Fletcher et al. 2015).

Als Beispiele werden Mastektomie, Hysterektomie, OPs am (offenen) Herzen oder Thorax, Hernienverschluss, Gelenkreposition und Eingriffe am Rücken bzw. der Wirbelsäule (Failed Back Surgery Syndrome, FBSS) genannt (Miholic und Kress 2019, Schug et al. 2019). Aber auch kleinere Eingriffe wie z. B. Zahnextraktionen können der Ursprung von postoperativen Schmerzen sein.

Zu den präoperativen Risikofaktoren zählen Alter (jüngere Patient*innen), Geschlecht (weiblich), präoperativ erhöhtes Schmerzniveau, Opiattherapie, Depression und Angst verbunden mit zentral erniedrigter Schmerzschwelle. Postoperativ sind starke Schmerzen am ersten postoperativen Tag, erhöhter, neuropathischer Schmerz, Katastrophisieren (panisch und pessimistisch verarbeitendes Schmerzerleben) sowie erhöhte psychische Verletzlichkeit (Depression, Angst, Introversion) mit einem erhöhten Risiko für CPSP verbunden.

Therapie

Schon das Wissen um die Ätiologie von CPSP und das dementsprechende Setting und Management sowie eine individuelle Begleitung der zu operierenden Person kann CPSP verhindern oder zumindest bereits im Vorfeld reduzieren helfen. Sollte sich dennoch ein CPSP entwickeln, können folgende Maßnahmen Schmerzlinderung bringen (Schug et al. 2019, Stayaert et al. 2012).

Medikamentöse Therapie

- Antidepressiva, z. B. Amitriptylin bis 150 mg/d (Evidenz nach vier Wochen mit reduziertem Schmerz an Brust-OP-Narbe), Duloxetin bis 120 mg/d (Metha et al. 2015, Wylde et al. 2017)
- Antiepileptika, z. B. Gabapentin bis 3.600 mg/d, sind NSAR überlegen (nach vier Wochen bzw. sechs Monaten Anwendung); limitiert durch hohe Rate an NW bei höherer Dosis (Richebé et al. 2018)
- Capsaicin 8 %: nach einer Anwendung noch wenig Effekt vs. Placebo, nach zwei und mehr Anwendungen deutliche Reduktion der Narbenschmerzen (Wylde et al. 2017)
- Peridurale Injektion, insbesondere nach spinaler Operation: Methylprednisolon, Bupivacain, Morphin, Indometacin (keine Evidenz der wesentlichen Schmerzreduktion nach sechs Monaten); Kombination von Hyaluronidase

und Triamcinolon mit gutem Effekt nach zwölf Wochen (Wylde et al. 2017)
- Neurotoxine: Injektion von Botulinumtoxin A in die Schmerzregion (hoher Evidenzgrad nach sechs bis zwölf Monaten; Wylde et al. 2017)
- Regional-/Lokalanästhesie: Blockade des Ganglion stellatum mit Bupivacain, Kathetertechnik mit kontinuierlicher Injektion von LA, Unterspritzen der Narben (perioperativ und auch wiederholt postoperativ), topische Applikation von Lidocain (Versatis 5 %, Lidocain Gel 6 %)
- NMDA-Rezeptor-Antagonisten: Injektion von Ketamin oder Ketanest®, allein und in Kombination mit Calcitonin (Evidenz besonders bei Amputation von Extremitäten), allerdings laut Studien für weniger als 24 Stunden postoperativ (Richebé et al. 2018)
- Opioide: Morphin (oral, intravenös, auch intrathekal), Tapentadol, Hydromorphon (Cave: Opioidinduzierte Hyperalgesie! Richebé et al. 2018)

MERKE

Durch Kombination mehrerer Medikamente (sog. multimodale Analgesie) kann die optimale Schmerzreduktion bei geringerer Rate an Nebenwirkungen erzielt werden.

Andere Interventionen

- Akupunktur, TENS
- Physiotherapeutisch angeleitete Beübung
- Topische Kälteapplikation
- Spinal Cord Stimulation
- Lasertherapie
- Magnetstimulation
- Achtsamkeitstraining
- Ergotherapie: Spiegeltherapie
- Schmerzpsychologische Mitbetreuung: kognitiv-verhaltenstherapeutische Verfahren, Sensory Discrimination Therapy, Stressreduktion, tägliche Rituale

Prophylaxe

Die beste Prophylaxe eines postoperativen Schmerzsyndroms ist und bleibt das perioperative Schmerzmanagement, begonnen mit der anästhesiologischen Aufklärung, der einfühlsamen, individuellen Begleitung der Patient*innen vor und während der Operation und Narkose sowie im Aufwachraum. Die postoperative Regeneration von Körper und Geist und somit die Reduktion jeglicher Schmerzen und der begleitenden Angst sollte im Fokus der Behandler*innen aller beteiligten Disziplinen (Anästhesie, Chirurgie, Pflege, Physiotherapie) stehen.

Ziel

Letztendlich kann keine einzelne Intervention allein die Schmerzen eines postoperativen Schmerzsyndroms bessern. Die beste Evidenz hat eine multimodale Herangehensweise, die die Patient*innen ganzheitlich therapiert und somit versucht, vom Schmerzerleben abzulenken und die Alltagsaktivität zu steigern bzw. anzupassen. Ziel muss es sein, die soziale Integrität wieder herzustellen und auch eine Akzeptanz der Krankheit „postoperatives Schmerzsyndrom" zu erreichen.

LITERATUR

Admiraal M et al. Current multidisziplinary approaches to preventing chronic postoperative pain. British Journal of Anaesthesia. 2021; 127 (3): e331–e335.

Fletcher D et al. Chronic postsurgical Pain in Europe. An observational Study. Eur J Anaesthesiol. 2015; 32: 725–734.

Fregoso G. Transition from Acute to Chronic Pain: Evaluating Risk for Chronic Postsurgical Pain. Pain Physician. 2019; 22:479–488.

Metha S et al. Antidepressants are effective in decreasing neuropathic painafter SCI. A Meta-Analysis. Top Spinal Cord Inj Rehabil. 2015; 21(2): 166–173.

Miholic J, Kress HG. Chronische postoperative Schmerzen. Österreichische Ärztezeitung. 2019, 7: 38–41.

Richebé P, Capdevila X, Rivat C. Persistent Postsurgical Pain. Pathophysiology and Preventative Pharmacologic Considerations. Anaesthesiology. 2018; 129(3): 590–607.

Schug SA et al. The IASP Classification of Chronic Pain for ICD-11: chronic postsurgical or posttraumatic pain. Pain. 2019; 160(1): 45–52.

Stayaert A, De Kock M. Postsurgical chronic pain. Curr Opin Anaesthesiol. 2012; 25(5): 584–588.

Wooden SR. Chronic postsurgical pain. Annu Rev Nurse Res. 2017; 35(1): 91–115.

Wylde V et al. Systematic review of management of chronic pain after surgery. BJS. 2017; 104: 1.293–1.306.

KAPITEL

8

Jan-Peter Jansen, Hans-Bernd Sittig

Neuropathische Schmerzen

Kernaussagen

- Neuropathische Schmerzen (von griech. *neuron* = Nerv, *pathos* = Krankheit) sind chronische Nervenschmerzen, die auf chronischen Veränderungen des schmerzverarbeitenden Systems beruhen.
- Da periphere und zentrale Mechanismen der Schmerzerfassung und -verarbeitung betroffen sind, sind auch die therapeutischen Ansatzpunkte multimodal.
- Mixed-Pain-Konzept: Sowohl nozizeptiver als auch neuropathischer Schmerz sind bei der Chronifizierung beteiligt und müssen bei der Therapie berücksichtigt werden.

8.1 Baselines neuropathischer Schmerz

Jan-Peter Jansen, Hans-Bernd Sittig

Bereits seit Mitte der 1990er Jahre weiß man aus der In-vitro-Forschung an Nervenzellen, dass diese auf einen Reiz mit einem Aktionspotenzial reagieren. Dieses wird den entsprechenden Leitungsfasern übergeben und fortgeleitet zum nächsten Ganglion. Hier erfolgt im Sinne der Gate-Control-Theorie dann eine entsprechende, vom ZNS gesteuerte Wertung des Signals. Diese kann zur Unterdrückung des Schmerzsignals führen, sodass der Schmerz nicht so heftig wahrgenommen wird. Der Schmerz kann aber, und das geschieht vor allem bei Chronifizierungsprozessen, auch verstärkt weitergeleitet werden (➤ Kap. 1).

Wichtig ist hier die Kenntnis und Bedeutung der sogenannten Neuroplastizität. Sie beschreibt die „kybernetische Beweglichkeit" dieses Systems, das sich unterschiedlichen Situationen anpassen kann. Bei der postzosterischen Neuralgie werden beispielsweise durch Zosterviren geschädigte Nervenfasern hoch empfindlich, eine Down-Regulation ist im gestörten System nicht mehr möglich. Daher ist eine frühe schmerzmedizinische Intervention in diesen Fällen sehr wichtig, weil eine Beeinflussung nach Ablauf der Störung nur noch schwer möglich ist. Der zugrunde liegende Gedanke ist, dass jeder chronische Schmerz einmal akut war (➤ Kap. 1.4): Wenn akuter Schmerz also prophylaktisch sofort konsequent behandelt wird, kann wahrscheinlich eine Chronifizierung verhindert werden.

Beispiele für neuropathische Schmerzen sind:

- Post-Zoster-Neuralgie
- Posttraumatische Neuralgie
- Trigeminusneuralgie
- Polyneuropathie
- Diabetische Polyneuropathie
- Polyneuropathie nach Chemotherapie
- HIV-Neuropathie
- Phantomschmerz
- Schlaganfall
- Rückenmarkläsion
- Multiple Sklerose
- Morbus Sudeck (CRPS)

Diagnose

Grundlage für die Diagnose von neuropathischen Schmerzen sind die Mechanismen der Schädigung, etwa durch Chemotherapie, durch Zosterviren oder aber auch durch traumatische Amputation (eine Lokalanästhesie bei einer Amputation von Gliedmaßen vermindert die Zahl der entstehenden Phantomschmerzen essenziell). Bei der Trigeminusneuralgie kann der regelmäßig durch eine Arterie ausgeübte Druck eine Nervenschädigung hervorrufen, bei der diabetischen Neuropathie ist es wohl die Störung der Blutversorgung der entsprechend betroffenen Nerven.

MERKE

- Die Diagnostik neuropathischer Schmerzen umfasst eine körperliche und neurologische Anamnese und Untersuchung der betroffenen Areale. Als Hilfsmittel dienen Stimmgabel, oberflächliche Reize durch Berühren, Druck, Beklopfen usw.
- Prinzipiell gehört zu einer schmerzmedizinischen Diagnostik die Verwendung der von den Fachgesellschaften empfohlenen validierten Fragebögen und -skalen.

Therapie

Neuropathischer Schmerz ist nur selten einfach zu behandeln. Lokale Schmerzareale sind durch die üblichen Analgetika meist schwierig zu erreichen, daher haben sich bei bestimmten Schmerzarten (z. B. postzosterisch, diabetisch, CRPS, unspezifischer Rückenschmerz) auch lokale Maßnahmen (z. B. Behandlung mit Qutenza) etabliert.

LEITLINIE

Als realistisch gelten gemäß Leitlinie zur Therapie neuropathischer Schmerzen der Deutschen Schmerzgesellschaft (Schlereth et al. 2019):

- Schmerzreduktion um 30–50 %
- Verbesserte Schlafqualität
- Verbesserte Lebensqualität
- Erhalt der sozialen Aktivitäten und Beziehungen
- Erhalt der Arbeitsfähigkeit

Verschiedene Medikamente und medizinische Hilfsmittel werden zur Behandlung von Nervenschmerzen nach Chemotherapie und bei zentralen Schmerzen eingesetzt. Auch Behandlungsmethoden wie physikalische und psychologische Therapien, TENS oder Akupunktur helfen, die Beschwerden zu lindern. Oft müssen verschiedene Behandlungsverfahren kombiniert werden.

8

PRAXISTIPP

Die medikamentöse Therapie wird mit der niedrigsten möglichen Dosis meist zur Nacht begonnen und dann langsam, aber so schnell wie möglich bis zur „Best Dose" (Dosis, mit der eine zufriedenstellende Wirkung unter erträglichen Nebenwirkungen erzielt wird) gesteigert.

Antikonvulsiva

Sie dienen eigentlich zur Behandlung von Epilepsie (antikonvulsiv = entkrampfend), helfen aber auch bei neuropathischen Schmerzen. Einige Antikonvulsiva reduzieren die Ausschüttung bestimmter Signalstoffe und verhindern so, dass Nervenzellen permanent Schmerzimpulse aussenden. Die Wirkung tritt verzögert ein.

Carbamazepin wird in einer Dosis von bis zu 3 × 400 mg/d verwendet, man dosiert es langsam ein. Die Wirkung tritt verzögert nach drei bis vier Wochen ein.

Gabapentin wird in einer Dosis von bis zu 3 × 800 mg/d verwendet, man dosiert es ebenfalls langsam ein. Die Wirkung tritt verzögert ein nach drei bis vier Wochen.

Pregabalin als neuerer Wirkstoff zeigt einen schnelleren Wirkungseintritt, sein Effekt bei neuropathischen Schmerzen ist aber möglicherweise nicht so sicher.

Antidepressiva

Sie wirken stimmungsaufhellend und schmerzlindernd, auch in relativ geringen Dosierungen. Diese Wirkstoffe sind bei den meisten Formen von neuropathischen Schmerzen einsetzbar. Auch hier tritt die Wirkung verzögert ein.

Bekannt ist die membranstabilisierende Wirkung von **Amitriptylin** (auch als Tropfenlösung verfügbar, 1 ml = 20 Tr. = 40 mg) an dieser Stelle. Aber auch die Wirkung von Präparaten wie **Mirtazapin** (z. B. 15 mg zur Nacht, auch 30 mg) und **Duloxetin** (1. Woche 30 mg, 2. Woche dann 60 mg, bei Wirkung fortsetzen) ist gesichert.

Opioide

Diese werden hauptsächlich bei starken und sehr starken Schmerzen verschrieben. Unter strenger ärztlicher Aufsicht und vor allem in retardierter Form eingenommen, rufen sie kaum Suchterscheinungen hervor.

Tilidin comp. ist einer der am häufigsten verwendeten Wirkstoffe. **Tramadol** kann als synthetisches Opioid eher zu Übelkeit führen und die Sturzgefahr erhöhen. In der Stufe III sind inzwischen die Wirkstoffe **Hydromorphon** (gerade auch für betagte Patient*innen mit weniger Interaktionen) und **Buprenorphin** (als transdermales System z. B. für bis zu sieben Tage) etabliert. Seit einigen Jahren gibt es mit **Tapentadol** einen Wirkstoff, der am μ-Rezeptor nur $\frac{1}{50}$ der Wirkung von Morphin entfaltet (und damit auch praktisch keine morphinabhängigen Nebenwirkungen erzeugt), dafür aber die Noradrenalinaufnahme sehr sicher hemmen kann und darüber hinaus eine schmerzlindernde Wirkung besitzt (TMD 500 mg).

Lokale Behandlung

Spezifische Schmerzcremes, -salben oder -gele (Ambroxol Creme 20 %, aber auch ACC-haltige Salbe oder Ketaminsalbe) eignen sich, um die Schmerzempfänglichkeit an der behandelten Stelle zu verringern.

Eine andere Möglichkeit sind Lidocainpflaster oder Pflaster, die Capsaicin enthalten (wirkt über den TRPV1-Rezeptor, bei regelmäßiger Anwendung nachhaltige Reduktion der Schmerzen).

Nervenblockade

Bei lokal begrenzten Schmerzen wird ein örtliches Betäubungsmittel in oder um die betroffenen Nerven gespritzt, was die Schmerzen für ein paar Stunden ausschalten kann. Für die Dauertherapie sind diese Verfahren allerdings ungeeignet.

LITERATUR

Schlereth T. et al. S2k-Leitlinie Diagnose und nicht interventionelle Therapie neuropathischer Schmerzen 2019. In: Deutsche Gesellschaft für Neurologie (Hrsg.), Leitlinien für Diagnostik und Therapie in der Neurologie. https://dgn.org/leitlinie/131 (letzter Zugriff: 13.12.2022)

8.2 Phantomschmerzen

Hans-Bernd Sittig

Bei Phantomschmerzen können in der Frühphase zusätzlich auch lokale, pharmakologische, thermische oder chemische Sympathikusblockaden versucht werden.

Sollten alle anderen Therapien erfolglos bleiben, können Spinal Cord Stimulation, Dorsal Route Ganglion Stimulation oder periphere Nervenstimulation bzw. eine intrathekale Medikamentenapplikation mittels implantierter Pumpe diskutiert werden.

8.3 Chronic Regional Pain Syndrome (CRPS)

Jan-Peter Jansen

Kernaussagen

- Synonyme: Morbus Sudeck, Reflexdystrophie, Algodystrophie, Sympathalgie u. a.
- Chronischer neuropathischer Schmerz
- CRPS Typ I: nach Weichteil- und/oder Knochenverletzung
- CRPS Typ II: nach Nervenverletzung
- Kardinalsymptom: eine das normale Maß erheblich übersteigende und deutlich länger anhaltende Schmerzintensität
- Symptome: starker Schmerz, Sensibilitätsstörungen, trophische Störungen bis zum Funktionsverlust der entsprechenden Extremität
- Das CRPS ist eine sehr schwere Erkrankung, die in der Regel zu einer schweren Verwerfung der Biografie der Betroffenen führt. Deshalb sind eine frühzeitige Diagnose und ein früher Therapiebeginn essenziell.

Definition

Laut der Leitlinie „Diagnostik und Therapie komplexer regionaler Schmerzsyndrome“ der AWMF wird das CRPS wie folgt definiert: *Unter einem CRPS versteht man ein Schmerzsyndrom nach Trauma einer Extremität, bei dem die Schmerzen im Vergleich zum erwarteten Heilungsverlauf unangemessen stark sind und bei dem sich Störungen der Sensorik, Motorik, des vegetativen Nervensystems und der Gewebetrophik finden. Wichtig ist festzuhalten, dass diese Symptome nicht mehr auf direkte Traumafolgen zurückzuführen sind. Die Symptome müssen deshalb außerhalb (in der Regel distal) der Traumastelle auftreten und dürfen sich nicht auf das Innervationsgebiet eines peripheren Nerven oder einer Nervenwurzel (cave Plexusläsion) beschränken. Einzelne Akren können ausgespart sein. Bei isoliertem Befall großer Gelenke ohne akrale Beteiligung sollte die Diagnose CRPS nur mit größter Zurückhaltung in Betracht gezogen werden.* (DGN et al. 2018)

Seit 2019 wird das CRPS nach ICD-10 unter G90.5- (Typ I) bzw. G90.6- (Typ II) codiert.

Pathophysiologie

Die Pathogenese des CRPS ist nicht geklärt. Die Schmerzintensität hängt jedenfalls nicht von der Schwere der Verletzung ab, oft sind es sogar sog. Bagatellverletzungen. Es kommt zu einer Fehlregulation des sympathischen Nervensystems mit Blockierung des Genesungsprozesses. Neglect-like-Symptomatik ist typisch und weist auf eine zentrale Störung hin (Maihöfner et al. 2010).

Eine mögliche Hypothese lautet: Die Entzündungsreaktion ist von einem Überschuss an Mediatoren wie Substanz P und CGRP geprägt. Dadurch wird die Entzündungsreaktion verlängert. Es kommt zu Veränderungen im ZNS bei der thalamokortikalen Projektion, die einen Circulus vitiosus in Gang setzen. Hierzu führen wir am Schmerzzentrum Berlin in Zusammenarbeit mit der Uniklinik Greifswald aktuell eine Studie zur Behandlung mit CGRP-Antikörpern durch (Birklein und Schmelz 2020).

Diagnostik

Das CRPS ist eine **primär klinische Diagnose.** Es gibt praktisch keine „harten Kriterien“ einer wie auch immer gearteten apparativen oder laborseitigen Diagnostik. Bildgebende Verfahren wie Röntgen oder Szintigrafie werden häufig angewendet, sind aber weder beweisend, noch kann ein CRPS auf dieser Grundlage ausgeschlossen werden. In einigen Fällen finden sich in der frühen (am besten sechs Wochen nach Ereignis) Skelettszintigrafie charakteristische Veränderungen (bandförmige, gelenknahe Mehrspeicherungen), die aber auch fehlen können. Die Untersuchung hat keinen Einfluss auf Diagnostik und Therapie.

In der Regel bestechen das klinische Bild, Aussehen und Maß der Funktionsstörung sowie der überstarke anhaltende Schmerz und führen zur klinischen Diagnose.

Laboruntersuchungen dienen dem Ausschluss anderer möglicher Erkrankungen, tragen aber ebenfalls nicht zur eigentlichen Diagnose bei.

MERKE

- Die Diagnose eines CRPS ist eine klinische Entscheidung.
- Keine technische Methode ist in der Lage, das Vorliegen bzw. Nichtvorliegen eines CRPS zu beweisen.
- Sorgfältige Anamnese und gründliche Untersuchung sowie deren Dokumentation sind die Grundpfeiler für die Diagnosestellung.
- Da die Erkrankung nicht so häufig ist, dass jede Ärztin sie regelmäßig sieht, ist ein zeitnahes Hinzuziehen erfahrener Kolleg*innen sinnvoll.

Die Diagnose erfolgt nach den Kriterien der IASP (International Association for the Study of Pain), auch **Budapest-Kriterien** genannt:

- Anhaltender Schmerz, der durch die Verletzung nicht mehr erklärt werden kann (Länge und Intensität)
- Anamnestisch muss aus mindestens drei der vier folgenden Kategorien jeweils mindestens ein Symptom vorliegen:
  - Hyperalgesie, Hyperästhesie, Allodynie
  - Asymmetrie der Hauttemperatur, bläuliche Verfärbung
  - Asymmetrie beim Schwitzen, Ödeme
  - Reduzierte Beweglichkeit, Dystonie, Tremor, Muskelschwäche, Veränderung von Haar- und/oder Nagelwachstum
- Zum Zeitpunkt der Untersuchung muss aus mindestens zwei der folgenden vier Kategorien jeweils mindestens ein klinisches Zeichen vorliegen:
  - Hyperalgesie, Allodynie, Schmerz bei Druck
  - Asymmetrie der Hauttemperatur, Verfärbung (bläulich, rötlich)
  - Symmetrie beim Schwitzen, Ödeme
  - Reduzierte Beweglichkeit, Dystonie, Tremor, Muskelschwäche, Veränderung von Haar- und/oder Nagelwachstum
- Keine andere Diagnose kann die vorliegenden Schmerzen erklären

Diese Kriterien gelten als Standard für die Diagnose des CRPS. Aber sowohl im klinischen Alltag als auch bei der Begutachtung ist es nicht zwingend erforderlich, dass alle diese Kriterien vollständig vorliegen: Entscheidend sind das klinische Bild und der oft schwere Verlauf der Erkrankung mit einer entsprechenden Auswirkung auf die Biografie der Betroffenen.

Therapie

Bei Verdacht auf ein CRPS ist eine frühzeitige stationäre multimodale Schmerztherapie auch vor dem Ablauf von drei Monaten (als Kriterium der Chronifizierung) indiziert und sinnvoll. Dadurch kann der schicksalhafte Verlauf der Erkrankung positiv beeinflusst werden.

Das Hauptziel der Therapie eines CRPS ist eine zügige und konsequente Schmerzlinderung. Dafür stehen verschiedene Verfahren zur Verfügung:

Physiotherapie

Die Behandlung mit physiotherapeutischen Methoden ist umstritten: Manche empfehlen, durch die Schmerzgrenze „hindurch zu arbeiten", andere raten dazu, die subjektive Schmerzgrenze Betroffener nicht zu überschreiten. Prinzipiell sind die Behandlungen nur in Übereinstimmung mit dem Empfinden des Betroffenen zu empfehlen. Eine Schmerzverstärkung ist beim CRPS kein gutes Zeichen!

Ergotherapie

Eine vorsichtige ergotherapeutische Behandlung (warmer Vogelsand, Reiskörner, Kiesel, Steine, Paraffinölbäder, feinmotorische Übungen etc.) sollte parallel zu den schmerzmedizinischen Maßnahmen die Alltagstauglichkeit der betroffenen Extremität verbessern, im besten Falle wiederherstellen.

Medikamente

Der Einsatz der in der Schmerztherapie bei neuropathischen Schmerzen empfohlenen Substanzen (➤ Kap. 8.1) ist obligat. Die typischen Vertreter sollten ausgetestet werden, z. B. Gabapentin, Opioide (wir empfehlen besonders Tapentadol), aber auch Levomethadon (NMDA-Rezeptor!) oder Kombinationen dieser Wirkstoffe.

Bisphosphonate

Bei akuter Symptomatik mit Ödem und Temperatursteigerung werden Bisphosphonate empfohlen (DGN et al. 2018, Varenna 2000).

Kortikoide

Die Haltung zur Kortikoidgabe ist umstritten. In der Frühphase werden z. B. Prednisolontabletten eingesetzt: 100 mg für 3 d, dann tgl. um 10 mg reduzieren. Oft verringert eine einmalige intravenöse Kurzinfusion von 40 mg Dexamethason in der Frühphase die akuten Beschwerden ganz erheblich.

Ketamin

Laut Leitlinie werden auch Ketamingaben empfohlen, *individuell nach Wirksamkeit titrierte Dauerinfusion mit 22,2 mg/h/70 kg Ketamin über 4 Tage; oder fix 0,35 mg/kg/h (max. 100 mg) über 4 Stunden für 10 Tage hintereinander* (DGN et al. 2018).

Lokale Anwendungen

Lokal können extra angefertigte Steroidsalben oder DMSO-Salben angewendet werden.

Capsaicin

Qutenza® ist zur Behandlung des CRPS zugelassen. Es muss wiederholt angewendet werden, auf eine suffiziente Kühlung nach der Behandlung ist zu achten.

Neuromodulation

Bei bisher weitgehend therapierefraktären Schmerzen ist die Austestung verschiedener Neuromodulationsmethoden empfohlen (DGN et al. 2018). Bei der Spinal Cord Stimulation (SPS) können unterschiedliche Frequenzen getestet werden. Sie wird in der aktuellen S3-Leitlinie der AWMF auch empfohlen.

Regionalanästhesie

Für regionalanästhesiologische Verfahren am Sympathikus gibt es keine Evidenz (DGN et al. 2018).

Intrathekale Medikamentengabe

In seltenen Fällen und bei schweren Verläufen ist hier auch an eine intrathekale Medikamentengabe durch implantierbare Medikamentenpumpen zu denken. Die entsprechende Sensibilität auf verschiedene Wirkstoffe (z. B. Bupivacain, Morphin) sollte mittels Periduralkatheter vorher doppelblind randomisiert unter stationären Bedingungen getestet werden.

Spiegeltherapie

Ein äußerst wichtiger Bestandteil der CRPS-Therapie insbesondere in der Frühphase ist die Spiegeltherapie. Hierbei wird dem Gehirn suggeriert, dass es zwei gesunde Extremitäten gibt, die gut beweglich und schmerzfrei sind.

Prognose

Eine frühzeitige Diagnose verhilft zu einer zeitnahen Therapie auf allen Ebenen und meist zu einem milderen Verlauf.

Eine komplexe, multimodale Therapie in Zentren, die mit dem CRPS Erfahrung haben, ist stets zu empfehlen. Eine stationäre multimodale Schmerztherapie mit ihrem edukativ-kognitiv-behavorialen plus medikamentösen plus biopsychosozialen Ansatz ist mit Sicherheit die geeignetste Methode, hier eine frühzeitige und konsequente Behandlung zu initiieren. Die allgemeine Erfahrung, dass dadurch die Prognose verbessert wird, umfasst auch psychische Effekte, welche die Auswirkungen auf die Biografie der Betroffenen deutlich lindern können.

Eine auch sozialmedizinisch gefärbte Therapie ist stets sinnvoll: Die Patient*innen brauchen neben der medizinischen Aufklärung eine konkrete Beratung über eine mögliche Rückkehr in den Beruf, frühzeitige zeitlich begrenzte Berentung, Möglichkeiten zum Erhalt von Maßnahmen zur Teilhabe am Arbeitsleben (Umschulungen, berufliche Neuorientierung) und Hilfe bei den Auswirkungen auf Familie, Freundeskreis und Hobbys. Hierfür wurde im Oktober 2022 in der Schmerzmedizin Berlin die Gründung einer neuen Selbsthilfegruppe initiiert und unterstützt.

BEISPIEL

Ein 23-jähriger Mann mit einem gesicherten CRPS der rechten Hand lernt während der stationären multimodalen Schmerztherapie (MMST) in der Schmerzklinik Berlin einen 42-jährigen CRPS-Patienten kennen. Ersterer dachte, nach der MMST könne er seine Berufsausbildung, die er krankheitsbedingt unterbrochen hat, fortsetzen. Der erfahrenere Patient erläutert ihm die Möglichkeiten der in beiden Fällen zuständigen Berufsgenossenschaft (BG). Der junge Mann stellt einen Antrag auf zeitlich begrenzte Erwerbsunfähigkeit und erfährt von der BG-Unterstützung für eine geplante Umschulung. Bei beiden Betroffenen hat diese Begegnung nachhaltige Effekte ausgelöst. Die stationäre MMST als edukativ-behavoriales Programm hat eine deutliche Kompetenzsteigerung und anhaltende Veränderungen in der thalamokortikalen Projektion hervorgerufen.

BEISPIEL

Eine inzwischen 23-jährige Patientin entwickelte nach einem Schulsportunfall im 14. Lebensjahr ein CRPS des rechten Fußes. Die jahrelange Behandlung endete im ständigen Tragen einer Orthese, dem dauerhaften Einsatz von Gehhilfen und anhaltenden, schweren Schmerzzuständen der gesamten rechten unteren Extremität. Die übliche Medikation, auch in höheren Dosierungen, reichte nicht aus. Auch die Hoffnung auf eine modulierende Wirkung von Cannabis (Sativex®) wurde leider nicht erfüllt. Verbandswechsel des rechten Fußes waren nur unter Vollnarkose möglich, der periphere Zugang war stets schlecht zu finden und auch die Intubation selbst mit Larynxmaske gestaltete sich stets herausfordernd. Eine regionale Behandlung der gesamten rechten unteren Extremität mit Botulinumtoxin A wurde aufgrund einer ausgeprägten schmerzhaften Spastik notwendig. Die Implantation einer SCS brachte für ca. zwei Jahre eine deutliche Linderung der Schmerzen, der Effekt verlor sich dann aber. Nach einem Test wurde der Patientin eine intrathekale Medikamentenpumpe implantiert, die nur mit Bupivacain eine erfolgreiche Schmerzlinderung erzeugen konnte. Die Patientin konnte sich deutlich sozial rehabilitieren, nahm einen Minijob an und bezieht nun eine eigene Wohnung in einer betreuten WG. Cave: Aufgrund der Verzweiflung der Patientin (und der Therapeuten) war bereits eine Exartikulation und Amputation des rechten Beins diskutiert worden.

Prophylaxe

Durch mehrere Studien konnte der vorbeugende Effekt von Vitamin C bei Hand- und Fußoperationen (500–1.000 mg/d über 50 Tage ab OP) nachgewiesen werden, die prophylaktische Wirkung besteht in einer Verminderung des CRPS-Risikos um ca. ¾. (Shibuya et al. 2013).

Eine Regionalanästhesie führt zu einer deutlichen Verminderung des Risikos, ein CRPS nach Operationen an den Extremitäten zu bekommen (Reuben et al. 2006).

LITERATUR

Birklein F, Schmelz M. Neuropeptides, neurogenic inflammation and complex regional pain syndrome (CRPS). Neurosci Lett. 2008; 437(3): 199–202.

DGN et al. S1-Leitlinie Diagnostik und Therapie komplexer regionaler Schmerzsyndrome (CRPS). AMWF-Register-Nummer: 030/118 vom 8. Januar 2018. In: https://www.awmf.org/uploads/tx_szleitlinien/030-116l_S1_Schmerzsyndrome_CRPS_2018-09.pdf (letzter Zugriff: 13.12.2022)

Maihöfner C et al. Neuropathic pain and neuroplasticity in functional imagin studies. Schmerz. 2010; 24: 137–145.

Reuben SS. The incidence of complex regional pain syndrome after fasciectomy for Dupuytren's contracture: a prospective observational study of four anesthetic techniques. Anesthesia and Analgesia. 2006; 102(2): 499–503.

Shibuya N et al. Efficacy and safety of high-dose vitamin C on complex regional pain syndrome in extremity trauma and surgery – systematic review and meta-analysis. J Foot Ankle Surg. 2013; 52(1): 62–66.

Varenna M. Intravenous clodronate in the treatment of reflex sympathetic dystrophy syndrome. A randomized, double blind, placebo controlled study. J Rheumatol. 2000; 27(6): 1.477–1.483.

KAPITEL

9 Muskuloskelettale Schmerzen

Jacqueline Detert

Kernaussagen

- Muskuloskelettale Schmerzen sind weit verbreitet und häufig.
- Neben skelettal getriggerten Schmerzen (Knochen-, Gelenk-, Wirbelsäulenveränderungen) sind reine Muskelschmerzen (entzündliche, metabolische, traumatische) von fortgeleiteten Schmerzen der Muskulatur (z. B. bei Vaskulitis, Polymyalgia rheumatica, Enthesitis/Enthesiopathien, Bandscheibenschaden, Spinalkanalstenose) zu unterscheiden.
- Entzündliche Schmerzen sollten von nichtentzündlichen Schmerzen abgegrenzt werden. Gemischte Formen kommen häufig vor.
- Metabolische Störungen sollten ausgeschlossen werden (z. B. Vitamin-D_3-Mangel, Schilddrüsen-, Nebenschilddrüsen-, Nieren-, Nebennierenerkrankungen, Elektrolytverschiebungen, Fehlernährung).
- Muskuloskelettale Schmerzen können in ein chronisches Schmerzsyndrom münden.
- Eine neuropathische Komponente kann diese Schmerzen begleiten.
- Eine Behandlung kann schwierig sein und erfordert oft eine multimodale und multidisziplinäre Intervention.
- Präventive und nichtpharmakologische Schmerzkontrolltechniken sowie patienteninitiiertes Selbstmanagement sind in der Behandlung vorzuziehen.
- Neben der pharmakologischen Therapie sollten die aktivierenden Maßnahmen zur Wiederherstellung des individuellen Funktionsniveaus gegenüber den passiven überwiegen.

Epidemiologie

Muskuloskelettale Schmerzen sind die häufigste Ursache chronischer Schmerzen. Sie schränken die Lebensqualität ein und verursachen hohe Kosten in der Gesundheitsversorgung. Die Prävalenz der verschiedenen Arten von muskuloskelettalen Schmerzen (MSS) zeigt große Unterschiede. Lumbale Schmerzen („Kreuzschmerzen") als Beispiel nichtentzündlicher Schmerzen sind sehr häufig mit einem Anteil von 30–40 % bei Erwachsenen. Es folgen Nacken- und Schulterschmerzen (15–20 %) sowie Knieschmerzen (10–15 %). Rheumatologische (entzündliche!) muskuloskelettale Schmerzen sind mit 2 % sehr selten im Praxisalltag. Sie variieren nach Alter und Geschlecht, können aber in jeder Altersgruppe auftreten, also auch bei Kleinkindern und Jugendlichen. Chronische Schmerzen im Kindes- und Jugendalter sind bisher nicht ausreichend untersucht.

Definition

Muskuloskelettaler Schmerz ist ein Sammelbegriff für unterschiedliche entzündliche und degenerative Erkrankungen des Bewegungsapparates. Er ist ein prominentes Symptom bei etwa 150 verschiedenen Erkrankungen. Dazu zählen Rücken- und Nackenschmerzen, entzündlich-rheumatische Erkrankungen, degenerative Erkrankungen, Osteoporose sowie Frakturen. Die Schmerzen können Knochen, Gelenke, Sehnen, Bänder und das Weichteil- und/oder Bindegewebe betreffen. Sie unterscheiden sich stark in ihrer Intensität, Schmerzqualität bzw. -dauer, Ausbreitung sowie Lokalisation und hängen sowohl vom Alter als auch vom Trainingszustand ab.

Darüber hinaus sind auch diese Schmerzformen individuell unterschiedlich im Schmerzerleben, in Abhängigkeit von der Schmerzerfahrung und dem daraus resultierenden

Umgang mit Schmerzen, von Geschlecht und kulturellem Hintergrund.

Es lassen sich auch hier akute Schmerzen (z. B. infolge einer Sportverletzung) von chronischen Schmerzen sowie entzündliche von nichtentzündlichen Schmerzen unterscheiden.

Ätiologie und Pathogenese

Als häufige Ursache gilt die muskuläre Insuffizienz mit zunehmendem Alter. Daraus resultieren eine Mehrbeanspruchung und auch eine Fehlbelastung der Gelenke. Der moderne Lebensstil mit meist einseitiger Belastung (z. B. Sitzen) unterstützt zusätzlich die Knorpeldegeneration, die zu chronischen bzw. wiederkehrenden Schmerzen führt. Weitere Risiko- und Stressfaktoren sind u. a. (Puntillo et al. 2021, El-Tallawy et al. 2021):

- Rauchen
- Niedriger Bildungsstand
- Eingeschränkte soziale Interaktionen (z. B. wegen Einwanderung, Trennung, Verwitwung oder Scheidung)
- Niedriges Einkommen
- Schlafstörungen
- Angst, Depressionen
- Einseitige schwere körperliche Arbeit
- Ernährungsabhängige und metabolische Störungen (z. B. Vitamin-D_3-, Eisen-, Vitamin-B-Mangel)
- Stoffwechselerkrankungen (z. B. Schilddrüse, Nebenschilddrüse, Niere, Nebenniere)
- Paraneoplastische Ursachen

Schmerzen des Bewegungsapparats sind häufig der Hauptgrund für Krankenhausaufenthalte der betroffenen Patient*innen, die oft mit einer Schwächung der körperlichen Funktion und Mobilität einhergehen. In der Folge kommt es zu einer reduzierten Lebensqualität und Teilnahme am Erwerbsleben. Schmerzen führen zwar selbst nicht zur Sterblichkeit. Die schmerzbedingte Einschränkung der Mobilität kann jedoch das Sterblichkeitsrisiko aufgrund anderer Begleitpathologien wie Herz-Kreislauf-Erkrankungen und Diabetes bis zu zweifach erhöhen. Aus therapeutischer Sicht sind Schmerzen ein guter Indikator für den Schweregrad und das Fortschreiten einer Muskel-Skelett-Erkrankung. Sie können Hinweise für die Auswahl der geeigneten Behandlungsmethode geben.

MERKE

Alters- und geschlechtsabhängige muskuloskelettale Schmerzen (Arthrose, Spondylarthrose, muskuläre Defizite, Fehlbelastungen) überwiegen im Alltag. Sie können durch weitere Risikofaktoren getriggert werden (z. B. Ernährung, metabolische Veränderungen). Sie können in jeder Altersgruppe auftreten. Metabolische Ursachen sind u. a. Vitamin-D_3-, Eisen- und Vitamin-B_{12}-Defizite, Schilddrüsenerkrankungen oder Diabetes mellitus. Sie können mit paraneoplastischen Syndromen verbunden sein. Entzündlich-rheumatische muskuloskelettale Schmerzen sind mit einer Prävalenz von 2 % selten.

Diagnostik

Primär sollte eine ausführliche Anamnese und körperliche Untersuchung stattfinden. Dabei steht die Beurteilung von Mobilität, Muskelkraft und neurologischer Funktion im Vordergrund. Zudem spielen kontextbezogene Faktoren im Rahmen des ärztlichen Gesprächs und der Untersuchung eine nicht zu unterschätzende Rolle:

- Professionelles Auftreten des ärztlichen Personals
- Gesten/Berührungen durch das ärztliche Personal
- Ausstattung der Praxis

Von einer grundsätzlichen primären Bildgebung wird zunächst abgeraten. Offenbar weisen Patient*innen mit der Kenntnis solcher Befunde zwar eine schlechtere Lebensqualität auf, ihr Behandlungserfolg unterscheidet sich aber nicht von jenen, die ihre Befunde (z. B. bei Rückenschmerzen) nicht kennen. In Studien konnte auch das Risiko einer Überbehandlung bei erfolgter Bildgebung belegt werden. Eine Indikation zur Bildgebung ergibt sich erst bei Progression von Symptomen oder einem inadäquaten Ansprechen auf eine wirksame und korrekt durchgeführte Behandlung bzw. bei initialem Verdacht einer Fraktur. In der Rheumatologie erfolgt eine initiale Bildgebung in der Regel nur zur prognostischen Gesamtbewertung im Verlauf.

Ein besonderer Schwerpunkt in der Ersterhebung liegt auf der Kommunikation. Hier sollte auf patientenseitige Erwartungen und Ängste wirksam reagiert werden (z. B. Aufbau der therapeutischen und emotionalen Beziehung). Zudem sollten die Vermittlung von Wissen (Selbstmanagement), das Offenlegen der Prognose, der Ausschluss ernster Erkrankungen, die gemeinsame Diskussion sowie die Festlegung des Behandlungsplans (Shared Decision) einen besonderen Stellenwert einnehmen. Eine ausgewogene, motivierende Gesprächsführung mit Zuhören, Erfragen und Informieren verstärkt die Motivation zur verhaltensbasierten Aktivität und zu Veränderungen von Lifestyle-Faktoren bei den Patient*innen, womit die Gesundheitskompetenz gestärkt werden kann.

Therapie

Nichtmedikamentöse Therapie

Zahlreiche Behandlungsmöglichkeiten stehen neben der medikamentösen Therapie zur Verfügung, um muskuloskelettale Schmerzen zu verbessern. Weitere Behandlungsmöglichkeiten sind z. B.:

- Osteopathie
- Chiropraktische Eingriffe
- Akupunktur
- Massagetherapie
- Transkutane elektrische Stimulation (TENS)
- Laser
- Ultraschall
- Oberflächliche Kälte- und Wärmeanwendungen

Allerdings fehlt es bislang an überzeugenden Nachweisen, dass solche Maßnahmen langfristig wirksam sind.

Medikamentöse Therapie

Primär ist die Behandlung der zugrundeliegenden Erkrankung wichtig. So sollte beispielsweise eine Osteoporose entsprechend mit osteologisch wirksamen Arzneimitteln behandelt werden.

Die Pharmakotherapie zeichnet sich durch ihre Einfachheit und schnelle Wirksamkeit in der Schmerzlinderung aus und wird daher häufig eingesetzt. Auch sie unterliegt in den letzten Jahren allerdings einer Diskussion, vor allem ihr Einsatz bei der älteren Bevölkerung (Risiken der Polypharmazie). Auch der Einsatz von Opioiden in der Behandlung von muskuloskelettalen Schmerzen ist umstritten, weshalb diese nur zurückhaltend für den langfristigen Einsatz empfohlen werden. So haben beispielsweise die jüngste Opioidkrise und die Sicherheitsprobleme, die sich aus dem übermäßigen Einsatz von Opioiden in vielen Ländern ergeben, weit verbreitete Besorgnis ausgelöst und zu erhöhter Vorsicht bei der Verschreibung von Opioiden geführt. Opioide werden heute nicht mehr für die Langzeitbehandlung von Schmerzen des Bewegungsapparats empfohlen.

Initial werden in der Behandlung muskuloskelettaler Schmerzen topische und/oder orale **nichtsteroidale Antirheumatika** (NSAR) bei fehlenden Kontraindikationen empfohlen.

Paracetamol wird aufgrund des geringen klinischen Effekts und seiner Nebenwirkungsrisiko (v. a. Hepatotoxizität) nicht mehr primär empfohlen, nur noch zum kurzzeitigen Einsatz. Allerdings kommen einigen Patient*innen mit Osteoporose und degenerativen Skelettveränderungen gut mit Paracetamol zurecht.

Metamizol ist im Vergleich zu NSAR wahrscheinlich ähnlich wirksam in der analgetischen Behandlung, aber besser verträglich. Allerdings besteht auch hier das Risiko einer schwerwiegenden Nebenwirkung in Form einer Agranulozytose. Diese tritt in 0,5–1,5 Fällen pro eine Million Anwendungstage auf. Vor allem bei älteren Patient*innen sollte deshalb zurückhaltend vorgegangen werden. Dennoch ist die Schmerzreduktion eine wichtige Voraussetzung für eine Mobilisation und eine Immobilität birgt Risiken.

Schwache **Opioide** (Tramadol, Codein, Tapentadol) oder starke kurzwirksame Opioide sollten bei stärksten Schmerzen nur zurückhaltend und für möglichst kurze Zeit angewendet werden. Sie sind den NSAR in der Regel nicht überlegen, sodass die Indikation patientenindividuell gestellt und die Dosierungen niedrig gehalten werden sollten.

9.1 Faszienschmerzen

Prävalenz

Faszienschmerzen begleiten zahlreiche Erkrankungen, sowohl viszerale Schmerzen als auch muskuloskelettale Schmerzen. Genaue Daten dazu liegen nicht vor, in der Literatur wird jedoch beschrieben, dass nahezu 100 % der Bevölkerung im Laufe ihres Lebens einmal unter Faszienschmerzen leiden.

Definition

Die Schmerzwahrnehmung an Faszien entsteht durch Entzündungen, Reparaturvorgänge (bindegewebige Verwachsungen), Zug-, Druck- und Scherkräfte. Faszienschmerzen werden als ziehend, brennen oder schneidend, in Gelenknähe als stechend und viszeral, nicht selten als dumpf bezeichnet. Sie können in allen Körperregionen auftreten und chronifizieren, wenn sie über Monate und Jahre ignoriert werden.

Ätiologie und Pathogenese

Faszien gehören zum Bindegewebe und bestehen hauptsächlich aus Wasser, Proteinen (v. a. Kollagen, Elastin) sowie Fibroblasten. Fibroblasten sind für die Synthese von Kollagen zuständig. Kollagen ist extrem zugfest, kaum dehnbar und gibt den Faszien ihre Festigkeit. Elastin dagegen ist sehr elastisch und dehnbar. Faszien sind untereinander vernetzt und dienen vor allem der Kraftübertragung. In Sehnen, Bändern oder Aponeurosen sind die Kollagenfasern gleichmäßig angeordnet. Knorpel entwickelt sich aus „gepresstem" Bindegewebskollagen.

INFO

Die Zusammensetzung und Struktur von Fasziengewebe im Körper unterscheidet sich, je nachdem, wo es lokalisiert ist und welche Funktion es dort inne hat (z. B. tragend versus dehnbar-flexibel).

Faszien umhüllen und durchdringen Muskeln, Knochen, Blutgefäße, Nerven und innere Organe und erstrecken sich über den gesamten Körper. Sie bilden verschiedene Schichten in unterschiedlichen Tiefen und unterstützen den Körper bei lebenswichtigen Funktionen wie Haltung, Bewegung und Homöostase. Sie enthalten verschiedene sensorische Rezeptoren für Propriozeption, Nozizeption und sogar Hormone. Hier steht die Forschung aber noch am Anfang. Die Schmerzwahrnehmung wird u. a. durch die Faszien beeinflusst. Schmerzen können also durch Bindegewebsveränderungen verursacht werden (Cummings und Baldry 2007, Lavelle et al. 2007, Wilke et al. 1985, Bordoni et al. 2022, Willard et al. 2012).

Hyaluronsäure ist ein Glykosaminoglykan der extrazellulären Matrix und ein Hauptbestandteil des Bindegewebes (und damit der Faszien). Sie dient als eine Art Schmiermittel, damit die Faszien sich gegeneinander verschieben können. Physikalisch-chemische Veränderungen (Temperatur, Ionen- bzw. Elektrolytkonzentration, pH-Wert) können die Viskosität der Hyaluronsäure verändern. Sobald die Viskosität zunimmt, wirkt sie nicht mehr als „Schmiergel". Der Widerstand in den Faszienschichten erhöht sich und führt zu Einschränkungen der Gewebeverschiebung. Faszien können ihre Steifigkeit reversibel ändern. Sie verringern so die von der Faszie selbst erfahrenen Spannungskräfte: So kann sich z. B. die Lunge beim Atmen ausdehnen und die abdominellen Organe verschieben sich leicht, ohne dass die Funktion der Organe beeinträchtigt wird oder die Organe ihren Halt verlieren. Diese Fähigkeit basiert auf den viskoelastischen Eigenschaften der Faszien in Abhängigkeit von der Belastung. Im Ergebnis entsteht eine hohe oder niedrige Steifigkeit. Nahezu 90 % dieser Faszienrelaxation erfolgt innerhalb von vier Minuten. Zumeist ist die Steifheit im Verlauf gleichbleibend bzw. nimmt unter sukzessiver und identischer Belastung zu. Bei Ruhephasen kehrt sie auf den Ausgangswert zurück.

Eine gezielte isometrisch gehaltene Belastung wird im Sport schrittweise zur Straffung des Gewebes genutzt.

Einteilung der Faszien

Oberflächliche Faszien liegen in der Subkutis, durchziehen den gesamten Körper und bilden eine Schutzhülle für die inneren Strukturen.

Viszerale Faszien umhüllen die Organe und kleiden die Hohlräume des Organismus aus. Beispiele sind das Peritoneum, das Perikard sowie die Hirnhäute.

Tiefe Faszien umhüllen und durchdringen alle Muskeln, Knochen, Organe, Blutgefäße und Nerven. Die tiefe Faszie kann sich als Reaktion auf Reize (mechanisch oder chemisch) aktiv zusammenziehen und entspannen.

Symptome

Die Fähigkeit zur faszialen Kontraktion und Relaxation insbesondere der tiefen Faszien wirkt sich in der Folge auf die **Blutgefäße und Nerven** innerhalb der Faszien aus. Diese bilden eine Basis in dem Regulationsprozess muskuloskelettaler Schmerzen, da die Blutgefäße Nährstoffe durch die Faszien zu allen Gewebe- und Körperregionen transportieren, während die Faszien selbst weniger durch die Blutgefäße versorgt werden. Tiefe Faszien werden inzwischen als das größte Sinnesorgan bezeichnet und enthalten etwas 250 Nervenenden bzw. sensorische Rezeptoren. Darüber können sie

- Schmerzen,
- Bewegungsänderungen,
- Temperaturveränderungen,
- mechanischen Stress (z. B. Druck- und Zugkräfte, Fliehkräfte wie beim Schleudertrauma) sowie
- Änderungen des chemischen Milieus (sauer versus basisch, u. a. Muskelkater nach dem Sport)

wahrnehmen.

Über das Fasziennetzwerk können Sinnesempfindungen (wie Schmerz) via Aktivierung der Rezeptoren, Veränderungen der chemischen Verhältnisse, aber auch der Durchblutung (z. B. bei Druckbelastung auf die Gefäße und Nerven) fortgeleitet werden. So überträgt eine Reizung eines empfindlichen Punktes im Bereich des M. gluteus medius z. B. Schmerzen auf das Bein (Ischialgie), indem nicht nur nervale Strukturen verändert werden, sondern auch die lokale Durchblutungssituation. Es entwickeln sich häufig unterschiedliche Schmerzerlebnisse, die nicht selten gemischte Schmerzanteile aufweisen (nozizeptiv und neuropathisch). Betroffene nehmen meist Parästhesien oder Taubheit wahr. Das Bindegewebe mit tiefen Faszien (Epineurium) stellt die Mikroumgebung um die Nerven herum dar. Das Epineurium gilt als Quelle für Schmerzen und neurologische Missempfindungen.

Gewebeveränderungen verursachen Änderungen in der Nervenmobilität. Krankhaft verändertes Bindegewebe (Fibrose) um Nerven herum führt zu Einklemmungen und Läsionen. Dabei kann die Neubildung eines Gewebes mit Gefäßen und Blutkapillaren (Mikrovaskularisation) gestört werden. Diese Veränderungen werden als **chronisches Kompartmentsyndrom** bezeichnet.

Schmerzen durch Bewegungsmangel (Sedentarismus)

Bewegungsmangel und unzureichende Bewegungsabläufe kennzeichnen unseren heutigen Lebensstil. Unspezifische Nackenschmerzen entstehen oft infolge der geringen Variation an täglichen Körperhaltungen. Die schmerzbedingte Immobilisierung von Körperregionen führt zu pathologischen Veränderungen des Bindegewebes bereits nach einer Woche. Nach vier Wochen sind Kollagenfibrillen in ihrer Anordnung so deutlich verändert, dass es zu einer Verstärkung der Schmerzen bei Bewegung kommt. Beispiel dafür ist die Frozen Shoulder nach Operation, Fraktur oder Entzündungen innerhalb von zwei Wochen nach dem verursachenden Ereignis.

Schlussfolgernd sind regelmäßige Aktivität und in Phasen der Immobilität frühzeitig beginnende Übungen zu empfehlen. Patient*innen mit bereits bestehenden chronisch-faszialen Schmerzen profitieren von aktivierenden Behandlungen und Bewegungskonzepten ebenso wie von Anleitungen zu Körperhaltung und Ruhepositionen.

Fortgeleitete Schmerzen

Tensegrität ist ein Begriff aus der Architektur und bezeichnet eine statische Konstruktion, in der sich Strukturen durch Druck und Spannung selbst stabilisieren. **Bio-Tensegrität** meint übertragen auf den menschlichen Organismus ein optimales Verhältnis zwischen Zug- und Druckspannung („Wohlspannung"). Die Zugspannung wird über das Bindegewebe und Faszien, die Druckspannung durch das Knochengewebe erzeugt (Cummings und Baldry 2007, Lavelle et al. 2007, Wilke et al. 1985, Bordoni et al. 2022, Willard et al. 2012).

Nimmt die Faszienspannung zu, übertragen sich die Kräfte in die umgebenden Gewebe und entlang des myofaszialen Systems. Die passiv auf den Muskel einwirkenden Dehnungsspannungen und -kräfte verteilen sich über das intramuskuläre Bindegewebe über den gesamten Gewebeanteil. Entsprechend des Konzepts der myofaszialen Kontinuität kommt es zu einer relevanten Kraftübertragung innerhalb dieses Netzwerks auf benachbarte Strukturen (z. B. Bein → Rumpf). Resultierend können sich über die Faszien Symptome in Bereichen entwickeln, die von der Ursache bzw. Dysfunktion weit entfernt sind (Cummings und Baldry 2007, Lavelle et al. 2007, Wilke et al. 1985, Bordoni et al. 2022, Willard et al. 2012).

BEISPIEL

Die manuelle Traktion der Sehne des M. biceps femoris führt zu einer Verschiebung der tiefen Lamina der thorakolumbalen Faszie bis zur Region L5–S1.
Eine akute Dehnung des Beins führt zu einer Maximierung des Bewegungsbereichs des Arms und umgekehrt.
Zudem zeigen Studien eine Assoziation der Plantarfasziitis mit Engen des M. gastrocnemius und der ischiokruralen Muskulatur.

MERKE

Bio-Tensegrität bezeichnet ein optimales Verhältnis zwischen Zug- und Druckspannung (Idealzustand).
Skelettmuskeln können über die Faszien Symptome in Bereichen hervorrufen, die von der Ursache bzw. Dysfunktion weit entfernt sind.

Diagnostik

Eine fasziale Schmerzerkrankung lässt sich nur durch die Betrachtung des Zusammenspiels von Muskeln, Faszien, Gelenken und Nerven durch erfahrene Untersucher*innen diagnostizieren. Dabei werden vor allem die Muskelkraft, die Beweglichkeit und die Gelenkfunktion im Zusammenhang mit den einzelnen Muskelgruppen und ihren Sehnen, Bändern, Gelenken, Nerven und Blutgefäßen beobachtet. Neben der Anamnese stehen hier Haltungs-, Tast- und Funktionsbefunde im Mittelpunkt der klinischen Diagnostik.

In der **Anamnese** werden vor allem initiale Ereignisse (z. B. Trauma, Sport, lange Ruhephasen, Operationen, Endoprothesen, Mikrotraumen), Berufsanamnese (z. B. Bürotätigkeit), begleitende Erkrankungen und funktionelle Störungen erfragt.

In der **Beurteilung der Haltung** wird vor allem eine Einschätzung über verkürzte Bereiche (z. B. Beckenschiefstand, Skoliose), Zug- und Druckbelastungen, Fehlhaltungen, Gewebevernarbungen, Überdehnung des Gewebes (z. B. hypermobile Gelenke) und ihre Auswirkungen auf die Muskulatur und Gelenke getroffen.

In der **Untersuchung** sollten die Muskulatur, Spannungszustände des Bindegewebes sowie Verdickungen oder Verhärtungen überprüft werden.

Funktionsbefunde umfassen Bewegungseinschränkungen, schmerzauslösende Bewegungen sowie Muskelinsuffizienzen.

Moderne, hochauflösende **Ultraschallgeräte** ermöglichen eine dynamische Beurteilung der Gleitfähigkeit muskulärer und ligamentärer Strukturen sowie der Sehnen und Sehnenansätze.

Therapie

Therapien zur Behandlung von faszialen Schmerzen sind wissenschaftlich noch nicht sicher belegt. Da die Faszienforschung noch ein sehr junges Forschungsgebiet ist, begründet sich der Wissensstand zur Wirksamkeit vor allem auf Erfahrungsberichte, hauptsächlich bei der Therapie unspezifischer Rückenschmerzen.

Die Anwendungen sind sehr populär geworden, Soforteffekte sollten allerdings nicht erwartet werden. Hier bedarf es längerfristiger Maßnahmen und Kontinuität.

Rolfing

Die amerikanische Biochemikerin Ida Rolf entwickelte diese Manualtherapie in Form einer Bindegewebsmassage. Durch Druck auf das Bindegewebe und mithilfe von Massagegriffen werden Verspannungen und Verhärtungen gelöst. In Ergänzung findet ein Haltungs- und Bewegungstraining statt. Ziel soll es demnach sein, den Organismus in ein Gleichgewicht zu bringen, sodass Bewegungen geschmeidiger ablaufen. Damit ist auch eine Schmerzreduktion verbunden.

Fasziendistorsionsmodell (FDM)

Das FDM wurde vom amerikanischen Notfallmediziner und Osteopathen Dr. Stephen Typaldos entwickelt und beschreibt Distorsionen (Verrenkungen, Verdrehungen), die zu Schmerzen führen. Durch die Beobachtung von Patient*innen und deren Schmerzbeschreibungen entwickelte er sechs verschiedene Formen der Fasziendistorsion, die mithilfe spezieller therapeutischer Handgriffe gebessert werden:

- Triggerband: Verdrehung/Aufspaltung der Faszie
- Kontinuumdistorsion: Störungen am Übergang von Faszien zum Knochen
- Hernierter Triggerpunkt: Gewebevorwölbung, die sich aus einer tieferen Gewebeschicht durch die aufliegende Faszie hervorhebt
- Zylinderdistorsion: zirkuläre Spiralwindung der Oberflächenfaszie
- Faltdistorsion: Störungen der gelenkumfassenden Faszie
- Tektonische Fixation: Verminderung der Fasziengleitfähigkeit

Faszienrollen

Mithilfe von Faszienrollen oder -bällen können Muskeln und Körperregionen gezielt massiert werden (Self Myofascial Release). In der Theorie soll damit die interzelluläre Flüssigkeit bewegt, die Durchblutung angeregt und die Vaskularisation verbessert werden. Durch die damit verbundene Gewebelockerung sollen Steifigkeit und Verklebungen gelockert werden.

Taping

Myofasziales Tape ähnelt dem kinesiologischem Funktionstape, enthält aber einen stärkeren Klebstoff und eine geringere Rückzugskraft. Es wird so angelegt, dass die betroffene Faszie die größte Entspannung und Schmerzreduktion erhält (myofaszialer Release). Das Tape verbleibt etwa fünf Tage, danach folgt eine Erholungszeit von zwei bis drei Tagen bis zur nächsten Tape-Anlage.

9

Dynamische Bewegungen
Spezielle Faszienkurse beinhalten vor allem dynamische, federnde und wippende Bewegungen sowie Elemente aus Yoga und Pilates, die die gerichtete Dehnung der Muskulatur fördern. Darüber hinaus erfolgt ein moderates Training der Kraftmuskulatur.

Medikamentöse Therapie
Vor allem initial kommen bei faszienbetonten Schmerzen NSAR, Coxibe sowie Analgetika (Paracetamol, Metamizol), ggf. auch Opioide zum Einsatz. Betroffene werden angehalten, ausreichend zu trinken.

9.2 Myofasziales Schmerzsyndrom

Prävalenz

Die Prävalenz des myofaszialen Schmerzsyndroms ist bislang nicht beschrieben, man geht davon aus, dass zahlreiche muskuloskelettale Erkrankungen davon begleitet werden.

Definition

Das myofasziale Schmerzsyndrom (MPS) wird unterschiedlich definiert, entweder als regionale Schmerzstörung oder als Empfindlichkeit und damit verbundene schmerzhafte Stellen. **Triggerpunkte** und **myofasziale Schmerzen** kennzeichnen das Syndrom. Im Unterschied zu den Tender Points (bei Fibromyalgie) strahlen die Schmerzen hier aus (Cummings und Baldry 2007, Lavelle et al. 2007, Wilke et al. 1985, Bordoni et al. 2022, Willard et al. 2012).

Für das myofasziale Schmerzsyndrom existieren bisher weder eine klare Definition noch eine Epidemiologie, Pathophysiologie oder Diagnosestrategie. Das führt zu Herausforderungen sowohl für die Diagnose als auch für potenzielle Studien.

Ätiologie und Pathogenese

INFO

Myofasziale Schmerzen bezeichnen Schmerzen, die von Muskeln und Faszien ausgehen. Sie sind allgemein als „Muskelknoten" bekannt und entstehen normalerweise in „Triggerpunkten" oder „schmerzhaften Stellen".
Triggerpunkte sind kleine empfindliche Bereiche in einem kontrahierten Muskel, die spontan oder bei Kompression Schmerzen in einer entfernten Region herbeiführen. Diese wird als übertragene Schmerzzone bezeichnet.
Triggerpunkte können **aktiv** (spontane Schmerzauslösung) oder **latent** (blande klinische Symptomatik) sein. Ein latenter Triggerpunkt kann aktiv werden.

Die Schmerzen können nach Trauma, Überbeanspruchung oder Bewegungsmangel auftreten. Die Palpation der Triggerpunkte reproduziert oder verstärkt die Schmerzen. Es handelt sich dabei um kein spezifisches Kennzeichen. Diese Veränderungen sind auch bei Gesunden nachweisbar. 45–54 % der Bevölkerung haben Triggerpunkte, wobei der Frauenanteil überwiegt.

Bei Säuglingen ließen sich ebenfalls Triggerpunkte nachweisen, so beispielsweise im Bereich des M. rectus abdominis im Zusammenhang mit Koliken. Eine Linderung und Inaktivierung der Punkte konnte mithilfe von Dampfkühlmittelstrom erreicht werden, der über den Muskel geleitet wurde.

Die Bandbreite der Symptome reicht von quälenden, einschränkenden Schmerzen bis hin zu schmerzlosen Bewegungseinschränkungen und Fehlhaltungen infolge latenter Triggerpunkte. Patient*innen, die bereits andere Schmerzen erlebten, vergleichen myofasziale Schmerzen unter anderem mit Frakturen, Myokardinfarkten oder Koliken.

85 % der kolorektalen, urologischen und gynäkologischen Beckenschmerzsyndrome werden mit Triggerpunkten assoziiert. Triggerpunkte und myofasziale Spannungen üben genug Kraft aus, um sowohl solche Anomalien, Kompressionen und Einklemmungen anatomischer Strukturen zu verursachen, als auch die Gelenkmobilität einzuschränken, innere Organe zu beeinträchtigen sowie den Blut- und Lymphabfluss zu stören (Cummings und Baldry 2007, Lavelle et al. 2007, Wilke et al. 1985, Bordoni et al. 2022, Willard et al. 2012).

Aktiver Triggerpunkt
Ein aktiver Triggerpunkt ist eine kleine Muskelregion, die eine spontane elektrische Aktivität (SEA) zeigt. Die Aktivität kann als Endplattenrauschen in der Elektromyografie gemessen werden. Im Ergebnis kann es zu chronischen Kontraktionen kommen. Es ist kein spezifisches diagnostisches Merkmal (Cummings und Baldry 2007, Lavelle et al. 2007, Wilke et al. 1985, Bordoni et al. 2022, Willard et al. 2012).

Taut-Band
Mehrere Triggerpunkte mit übermäßiger Aktivität werden als Taut-Band (muskulärer Hartspann) bezeichnet (➤ Abb. 9.1). Es wird angenommen, dass eine latente Ausschüttung von Acetylcholin zu einer Fehlfunktion der motorischen Endplatte oder einer traumatischen Schädigung des sarkoplasmatischen Retikulums führt. Im Ergebnis werden vermehrt Kalziumionen freigesetzt, was zur anhaltenden Kontraktion von lokalen Muskelfasern führt. Dabei werden regionale Blutgefäße komprimiert, woraus eine Gewebehypoxie (Brückle et al. 1990) bzw. lokale Ischämie (ATP-Mangel) resultiert. Der ATP-Mangel bewirkt weitere Dauerkontraktionen und zunehmende Erschöpfung, sodass sich die kontraktilen Filamente (Myosin/Aktin) nicht mehr lösen können. Zudem kommt es zu einer Veränderung des lokalen biochemischen Milieus mit einer Zunahme verschiedener Botensubstanzen (Substanz P, CGRP, Bradykinin, Serotonin, Noradrenalin, TNFα, IL-1ß, IL-6 und

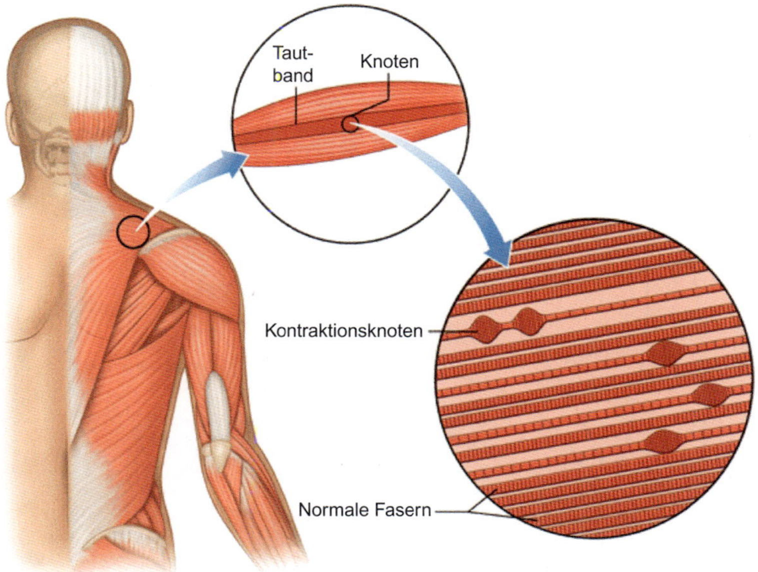

Abb. 9.1 Taut-Band [F807-003]

IL-8). Der resultierende niedrige pH-Wert und die Erhöhung von Schmerz- und Entzündungsmediatoren führen zu einer peripheren Schmerzsensibilisierung. Als Resultat entsteht eine Dauerkontraktion, also ein lokaler Rigor bzw. Rigorkomplex („Energiekrise", ➤ Abb. 9.2) (Cummings und Baldry 2007, Lavelle et al. 2007, Wilke et al. 1985, Bordoni et al. 2022, Willard et al. 2012).

Satellitentriggerpunkte und ausstrahlende Schmerzen (Referred Pain)

Triggerpunkte können motorische Aktivitäten in anderen Muskeln entsprechender Übertragungszonen verursachen. Dieses Phänomen wird als **Referred Pain** oder Übertragungsschmerz bezeichnet. So kann z. B. die Kompression eines Triggerpunkts im rechten M. soleus eine Krampfreaktion im M. iliopsoas rechts auslösen (Cummings und Baldry 2007, Lavelle et al. 2007, Wilke et al. 1985, Bordoni et al. 2022, Willard et al. 2012). Entwickeln sich in dieser Übertragungszone weitere Triggerpunkte, spricht man von sogenannten Satellitentriggerpunkten.

Symptome

Folgen latenter Triggerpunkte

Latente Triggerpunkte, die infolge ihrer Symptomarmut oft erst spät entdeckt werden, können die sportliche Leistungsfähigkeit bezüglich Propriozeption (Beeinträchtigung der Koordination, Gleichgewichtsstörungen, Gangunsicherheit, Schwindel etc.) und muskulärer Aktivitätsmuster beeinträchtigen. Es kann zur muskulären Insuffizienz ohne nachweisbare Atrophie des betroffenen Muskels oder der angeschlossenen Funktionskette kommen (Cummings und Baldry 2007, Lavelle et al. 2007, Wilke et al. 1985, Bordoni et al. 2022, Willard et al. 2012).

Sekundäre Funktionsstörungen durch Triggerpunkte

Folgende sekundären Funktionsstörungen wurden bislang beispielgebend beschrieben:

- Sensomotorische Dysfunktion (Störung der inter- und intramuskulären Koordination)
- Muskelinsuffizienz, schnelle muskuläre Ermüdung (Kraftausdauer und Maximalkraft)
- Einschränkung der Gelenkmobilität, sowohl schmerzreflektorisch als auch strukturell, durch Veränderung des Bindegewebes sowie der intra- und extramuskulären Faszien
- Vegetativ trophische Dysfunktion (Aktivierung des Sympathikus)
- Vertikuläre Dysfunktion (Zunahme der Knorpeldegeneration)
- Periphere Nervenengpasssyndrome

INFO

Die verschiedenen Hypothesen zu Triggerpunkten werden kontrovers diskutiert. Sie dienen vor allem dazu, das myofasziale Schmerzsyndrom zu verstehen und dessen Mechanismus zu erklären. Neben den Triggerpunkten werden u. a. auch eine nichtmuskuläre Sensibilisierung der Nervi nervorum des ZNS und andere Theorien diskutiert. Einige Autor*innen führen die Muskelkontraktionen in Triggerpunkten auf einen myostatischen (Dehnungs-)Reflex zurück, der durch Faszienspannung hervorgerufen wird.

Weitere Symptome

Es wird vermutet, dass das sympathische Nervensystem ebenfalls Triggerpunkte durch eine Koaktivierung mechanosen-

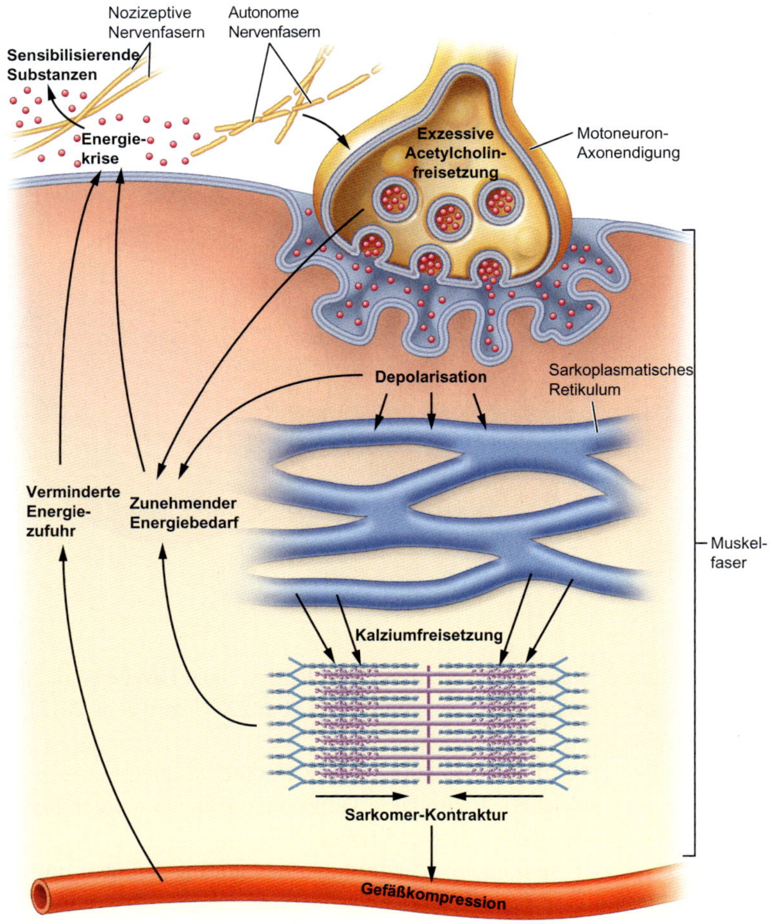

Abb. 9.2 Energiekrise [E1026]

sitiver Afferenzen mit größerem Durchmesser verursachen kann, wie auch umgekehrt Triggerpunkte zur Aktivierung führen können. Möglicherweise können nicht nur paraspinale mechanische Reize, sondern auch Muskelanspannungen das sympathische Nervensystem aktivieren und sind Mediator für weitere myofasziale Schmerzen. Häufig stellt sich bei schweren myofaszialen Schmerzen eine fasziomuskuläre Panzerung unter der Haut („fasziale Panzerung") dar (Cummings und Baldry 2007, Lavelle et al. 2007, Wilke et al. 1985, Bordoni et al. 2022, Willard et al. 2012).

Bei Verletzungen, Entzündungen, aber auch bei einer Aktivierung des sympathischen Nervensystems (z. B. Kampf-, Fluchtreaktion) werden Fibroblasten derart getriggert, dass sie sich in Myofibroblasten umwandeln. Diese Myofibroblasten tragen entscheidend zur Entzündungsreaktion nach Verletzungen bei und verursachen letztlich eine „Steifigkeit" des Gewebes, wie z. B. bei der sog. Schultersteife (Frozen Shoulder). Faszienproben von Patient*innen mit anhaltenden Rückenschmerzen wiesen eine vergleichbare Myofibroblastendichte wie bei der Schultersteife auf, diese ist Ausdruck einer lokalen Entzündungsreaktion in dieser Region. Hält dieser Zustand über längere Zeit an, entsteht nicht nur eine eingeschränkte Mobilität und Gleitfähigkeit der Strukturen, die auch als „Verklebung" bezeichnet wird. Es ändert sich in der Folge auch die Nervenzusammensetzung, sodass Betroffene oft angeben, nach einem solchen Ereignis „schmerzempfindlicher" zu sein. Diese Einschätzung ließ sich mit einem Anstieg der nozizeptiven Fasern im unteren Rückenbereich von 4 % auf 15 % bei Forschungen an Ratten reproduzieren. Möglicherweise ist das eine Erklärung, weshalb der unspezifische Rückenschmerz so schwierig zu behandeln ist. Zahlreiche weitere Veränderungen mit dem Effekt der zunehmenden Gewebesteifigkeit sind inzwischen bekannt. Beeinflusst durch mechanischen Stress und Spannung können sich auch dabei Fibroblasten zu einem Myofibroblasten differenzieren. In der Folge kommt es zu einem Umbau der extrazellulären Matrix. Dieser führt zu irreversiblen und langen Kontrakturen über lange Zeiträume. Das sichtbare Auftreten einer solchen anhaltenden Spannung bei pathologischen Kontrakturen ist die Folge der Matrixveränderungen und einer sehr hohen Kraftübertragung zwischen den Myofibroblasten.

INFO

Frozen Shoulder (adhäsive Kapsulitis) bezeichnet eine Bewegungseinschränkung der Schulter meist bei Patient*innen zwischen 40 und 60 Jahren. Bei 30 % können beide Schultern betroffen sein, aber selten gleichzeitig. Es ist eine selbstlimitierende Erkrankung. Die Erholung kann aber zwischen einem und drei Jahre dauern. Chronische Einschränkungen bleiben bei etwa 10–20 % der Betroffenen.

Betroffene mit einem myofaszialen Schmerzsyndrom sind in der Regel nicht in der Lage, die Muskeln zu entspannen. Hintergrund ist, dass Myofibroblasten sogenannte α-SMA-Fasern (Alpha-smooth Muscle Actin) synthetisieren. Sie wandeln Faszien in ein pseudomuskuläres, kontraktiles Gewebe um (Stressfasern). Dieses Gewebe ist nicht korrekt innerviert und kann so über Jahre hinweg in Kontraktion verbleiben (Myogelose). Die verspannten Muskelfasern drosseln die Blutversorgung im Gewebe und es entsteht als Folge dieser Ischämie eine Hypoxie. Das Gewebe sucht sich zur Energieversorgung nun den Weg der anaeroben Energiegewinnung (Glykolyse) mit daraus folgender Laktatbildung. Dabei entsteht ein saurer pH-Wert im Gewebe, der wiederum Nozizeptoren aktiviert und Schmerzsignale fortleitet. Unter Stress verstärkt sich dieser Prozess, sodass auch psychische Vorgänge auf die Chronifizierung Einfluss nehmen. Eine willentliche Entspannung solcher Myogelosen gelingt nicht. Sie gelingt auch nicht durch eine Stimulation der Motoneuronen. Entspannungstherapien sind als Therapiemaßnahmen nicht ausreichend. Die Patient*innen gelangen in einen Kreislauf von Schmerzen und Übermedikation, wenn der myofasziale Charakter der Faszienpathologie in der Behandlung nicht berücksichtigt wird. So kann in diesem Zusammenhang der „unspezifische Rückenschmerz“ als Folge von Faszienregulationsmechanismen bei solchen schweren Gewebeveränderungen irreführend sein (Cummings und Baldry 2007, Lavelle et al. 2007, Wilke et al. 1985, Bordoni et al. 2022, Willard et al. 2012).

Diagnostik

Das myofasziale Schmerzsyndrom ist eine Ausschlussdiagnose. Dabei müssen vor allem Fibromyalgie (hier fehlen Muskelhartspann und reflektorisches Zucken), Polymyalgia rheumatica (hohe BSG und/oder hohes CRP, Einschränkungen beim Heben der Arme sowie beim Aufrichten aus der Hocke), Myopathien, Neuropathien und somatoforme Störungen abgegrenzt werden. Neben Anamnese und Schmerzbewertung durch die Patient*innen ist folgender Test zielführend: Durch Druck auf die Triggerpunkte können ein ausstrahlender Schmerz und ein reflektorisches Zucken ausgelöst werden. Darüber hinaus ist das ganze Muskelbündel gespannt und hart. Im gesamten Funktionsgebiet des Muskels besteht eine muskuläre Insuffizienz.

Therapie

Neben physiotherapeutischen Anwendungen (v. a. Massagen) stehen Wärmeanwendungen im Vordergrund der Behandlung (z. B. Fangopackungen, Moorbäder, Infrarotbehandlungen). Außerdem kommen aktivierendes muskuläres und funktionelles Training sowie Entspannungsverfahren (z. B. autogenes Training) zum Einsatz.

Bei komplizierteren Verläufen können zur Schmerztherapie NSAR, Coxibe und Analgetika (Paracetamol, Metamizol), ggf. auch Opioide eingesetzt werden. Betroffene werden angehalten, ausreichend zu trinken. Weitere Therapieoptionen sind Muskelrelaxanzien sowie lokale Infiltrationen mit Lokalanästhetika oder Botulinumtoxin.

LITERATUR

Bordoni B et al. Anatomy, fascia. In: Statpearls. Treasure Island (FL), 2022.

Brückle W et al. Gewebe-pO2-Messung in der verspannten Rückenmuskulatur (M. erector spinae). Z Rheumatol. 1990; 49: 208–216.

Cummings M, Baldry P. Regional myofascial pain: Diagnosis and management. Best Pract Res Clin Rheumatol. 2007; 21: 367–87

El-Tallawy SN et al. Management of musculoskeletal pain: An update with emphasis on chronic musculoskeletal pain. Pain Ther. 2021; 10: 181–209.

Gwinnutt JM et al. Effects of physical exercise and body weight on disease-specific outcomes of people with rheumatic and musculoskeletal diseases (rmds): Systematic reviews and meta-analyses informing the 2021 eular recommendations for lifestyle improvements in people with rmds. RMD Open. 2022a; 8.

Gwinnutt JM et al. Effects of diet on the outcomes of rheumatic and musculoskeletal diseases (rmds): Systematic review and meta-analyses informing the 2021 eular recommendations for lifestyle improvements in people with rmds. RMD Open. 2022b; 8.

Krasin E, Hemo Y, Doron R. Stop searching under the streetlight! A primer and practical guide to the diagnosis of joint pain and inflammation. Mediterr J Rheumatol. 2022; 33: 291–304.

Lavelle ED, Lavelle W, Smith HS. Myofascial trigger points. Med Clin North Am. 2007; 91: 229–239.

Pongratz G. Schmerz bei rheumatischen Erkrankungen: Was haben Biologika und Januskinaseinhibitoren zu bieten? Z Rheumatol. 2021; 80: 214–225.

Puntillo F et al. Pathophysiology of musculoskeletal pain: A narrative review. Ther Adv Musculoskelet Dis. 2021; 13: 1759720X21995067.

Smolen JS et al. Eular recommendations for the management of rheumatoid arthritis with synthetic and biological disease-modifying antirheumatic drugs: 2013 update. Ann Rheum Dis. 2013; 73: 492–509.

Whittle SL et al. Multinational evidence-based recommendations for pain management by pharmacotherapy in inflammatory arthritis: Integrating systematic literature research and expert opinion of a broad panel of rheumatologists in the 3e initiative. Rheumatology (Oxford). 2012; 51: 1.416–1.425.

Wilke J et al. Not merely a protective packing organ? A review of fascia and its force transmission capacity. J Appl Physiol (1985). 2018; 124: 234–244.

Willard FH et al. The thoracolumbar fascia: Anatomy, function and clinical considerations. J Anat. 2012; 221: 507–536.

Zochling J et al. Current evidence for the management of ankylosing spondylitis: A systematic literature review for the asas/eular management recommendations in ankylosing spondylitis. Ann Rheum Dis. 2006; 65: 423–432.

KAPITEL

10 Rheumatische Schmerzen

Jacqueline Detert

Kernaussagen

- Rheumatische Schmerzen sind überwiegend nozizeptive Schmerzen, bei denen ein entzündliches Korrelat in der klinischen Untersuchung und/oder Bildgebung und Labordiagnostik nachweisbar sein sollte.
- Die Diagnose einer entzündlich-rheumatischen Muskuloskelettalerkrankung erfolgt primär klinisch anhand entsprechender klinischer Symptome und Untersuchungsbefunde.
- Persistierende rheumatische Entzündungen, die über sechs Wochen anhalten unter wirksamer symptomatischer Therapie (z. B. NSAR/Coxibe), sollten an eine Rheumaerkrankung denken lassen.
- Die Riesenzellarteriitis bei Polymyalgia rheumatica, zumeist in Form der Arteriitis temporalis, gilt wegen der Gefahr einer Erblindung als rheumatologischer Notfall und sollte umgehend nach Sicherung der Diagnose noch am selben Tag behandelt werden.
- Je früher Rheumaerkrankungen erkannt und wirksam behandelt werden, desto besser ist die Prognose der Erkrankung.

Epidemiologie

Rheumatische Erkrankungen sind eine heterogene Gruppe von muskuloskelettalen Erkrankungen, die mit lokalisierten oder systemischen Entzündungen assoziiert sind und etwa ca. 1,8 Millionen Menschen in Deutschland betreffen. Die Erkrankung kann zu Veränderungen und Schädigungen an Gelenken, Wirbelsäule, Sehnen, Bindegewebe und Organen führen, die in einen Funktionsverlust münden.

Definition

Rheumatische Erkrankungen lassen sich durch eine **chronische Entzündung der Synovialgelenke** beschreiben und gehen meist mit anhaltenden Schmerzen und einer erhöhten Schmerzempfindlichkeit einher (Whittle et al. 2012).

Der Entzündungsprozess ist eine komplexe Kaskade von Ereignissen, an der mehrere Mediatoren beteiligt sind, die zu einem chronischen Schmerzzustand führen können. Entzündungen können die Angiogenese stimulieren und die Angiogenese kann Entzündungen begünstigen. Entzündungsschmerz entsteht durch Gewebeschädigung über die Sensibilisierung von Schmerzrezeptoren (Nozizeptoren).

Ätiologie und Pathogenese

Den rheumatischen Schmerzen liegt eine multifaktorielle Pathogenese zugrunde. Neben einer Vererbung der Erkrankung kommen als Trigger vor allem Infektionen, hormonelle Veränderungen, mechanischer Stress, Vitamin D- und Omega-3-Fettsäuremangel, Umweltfaktoren (u. a. Staub, Nikotin), aber auch Stress infrage. Bei degenerativen skelettalen Schmerzen kommt der Bewegungsmangel hinzu. Rheumatische Erkrankungen können alle Gewebestrukturen betreffen, am häufigsten die muskuloskelettalen Strukturen. Daraus resultiert eine Vielschichtigkeit des Schmerzerlebens und der Beeinträchtigungen.

Der wichtigste zugrundeliegende periphere Mechanismus nozizeptiver Schmerzen ist eine Veränderung der Aktivität der **Nozizeptoren** in den betroffenen anatomischen Strukturen (Gelenke, Sehnen und Bänder). Die Strukturen werden damit empfindlicher für normalerweise schmerzhafte (Hyperalgesie) oder nicht schmerzhafte Reize (Allodynie).

Es wird davon ausgegangen, dass die **Neuro-Immun-Interaktion** eine wesentliche Rolle bei rheumatischen Erkrankungen spielt. Neurogene Entzündungen, die die normale Signalübertragung im ZNS beeinflussen, führen zu einer unzureichenden Signalisierung/Bioverfügbarkeit verschiedener Zytokine.

Diese **zentralen Mechanismen** spielen eine wichtige Rolle bei der erhöhten Schmerzempfindlichkeit nach einer Entzündung und sind für die Entwicklung einer sekundären Hyperalgesie in Regionen außerhalb des verletzten Gewebes verantwortlich. Die Verringerung von Schmerzen bei rheumatischen Erkrankungen erfordert die Kenntnis verschiedener Schmerzmechanismen.

In den Frühstadien zeigen entzündlich-rheumatische Gelenk- und Wirbelsäulenerkrankungen bis zum Zeitpunkt der endgültigen Manifestation oft noch einen wechselnden, teilweise sprunghaften Verlauf. Aus den internationalen Registerdaten früher Verläufe und durch Beobachtung von gesunden Blutspender*innen mit serologisch nachweisbaren Autoimmunphänomenen ist bekannt, dass sogenannte präklinische bzw. subklinische Symptome schon sieben bis 15 Jahre vor der entzündlichen Manifestation der Erkrankung von Betroffenen wahrgenommen werden. Dabei handelt es sich meist um unspezifische Arthralgien, bei der rheumatoiden Arthritis vorzugsweise an den Händen. Bildgebende Untersuchungen (z. B. Positronen-Emissions-Tomografie, PET) zeigten in diesen frühen Stadien bereits Aktivitätsmuster in den Gelenkregionen. Aufgrund der hohen Rate selbstlimitierender Verläufe in diesen präklinischen Stadien (ca. 40 %) konnten sich spezifische Therapieempfehlungen bis auf symptomatische Behandlungsansätze bisher nicht durchsetzen. Studien zu dieser Thematik werden weltweit durchgeführt, deren Ergebnisse abzuwarten bleiben (Whittle et al. 2012).

Symptome

Differenzierung muskuloskelettaler Schmerzen

Die Herausforderung im Praxisalltag ist die Differenzierung von muskuloskelettalen Schmerzen, deretwegen Patient*innen am häufigsten eine Sprechstunde aufsuchen. Betroffene können oft selbst nicht einschätzen, ob sie eine orthopädische oder eine rheumatologische Praxis aufsuchen sollen. Selbst für Expert*innen ist die Einordnung nicht immer einfach. Die Orthopädie richtet ihren Fokus in der Regel auf Schmerzen, die „chirurgisch-invasiv“ bzw. „manuell-physikalisch“ behandelt werden können. Die Domäne der Rheumatologie sind entzündliche muskuloskelettale Schmerzen (z. B. Arthritis, Spondyloarthritis, Myositis), die zahlreiche autoimmunologische Erkrankungen begleiten (Whittle et al. 2012).

Eine Differenzierung ist dennoch nicht immer sicher möglich. **Gemischte Schmerzursachen** kommen sehr häufig vor, wie z. B. der nichtentzündliche Rückenschmerz bei degenerativen Veränderungen und die Entzündung im Bereich des atlantoaxialen Gelenks bei der rheumatoiden Arthritis mit meist Schulter-Nacken-Schmerzen. Zudem beginnen zahlreiche rheumatologische Erkrankungen mit muskuloskelettalen Schmerzen (z. B. Arthralgien beim systemischen Lupus erythematodes, Schulterschmerzen infolge einer Bursitis bei Polymyalgia rheumatica).

Klassische Gelenkerkrankungen können Jahre vor Manifestation einer chronischen Entzündung mit Arthralgien beispielsweise der Hände einhergehen. Die Psoriasis-Arthritis zeigt sich bei ca. einem Drittel der Patient*innen mit skelettalen Schmerzen (Psoriasis-Arthropathie), ohne dass eine Psoriasis der Haut nachweisbar ist. Die Psoriasis ist hier entweder so versteckt oder so gering ausgeprägt, dass sie kaum für eine Diagnose heranzuziehen ist. In anderen Fällen präsentiert sie sich auch erst im weiteren Verlauf oder sie stellt sich in der Kindheit dar und ruht im Erwachsenenalter trotz muskuloskelettaler Schmerzen.

Sehr oft werden rheumatische Erkrankungsbilder jahrelang nicht erkannt, trotz Schmerzen der Patient*innen (z. B. lumbosakrale ischialgiforme Schmerzen bei Sakroiliitis, Zuordnung zur Fibromyalgie bei diffusen Enthesiopathien/Tendopathien bei Spondyloarthritiden). Die Diagnostik ist häufig eine Herausforderung, da sich oft in den Frühstadien und auch bei den Spondyloarthriden weder laborchemische noch autoimmunologische Veränderungen nachweisen lassen. Auch die zur Verfügung stehenden bildgebenden Möglichkeiten bringen derartige Erkrankungsbilder meist nicht zur Darstellung.

Rheumaerkrankungen im Gespräch

Das „Skalpell“ der Rheumatologie ist das **anamnestische Gespräch,** es führt zusammen mit der klinischen Untersuchung in 80 % der Fälle zur richtigen Diagnose. Eine rheumatologische Diagnose ist eine klinische Diagnose. Zusätzliche Verfahren wie Labordiagnostik und bildgebende Verfahren können allenfalls diese Diagnose bestätigen.

Man schätzt einen Anteil von 20 % der Patient*innen, die keine Entzündungs- oder Autoimmunphänomene in der Labordiagnostik zeigen, im Frühstadium von Erkrankungen sogar bis zu 80 %. Patient*innen mit entzündlichen Rückenerkrankungen (z. B. Morbus Bechterew, Spondylitis psoriatica, reaktive, anteriore Uveitis oder Psoriasis-Arthritis) zeigen in der Regel keine Laborphänomene, die auf eine Entzündung hindeuten. Hier ist die diagnostische Zuordnung eine besondere Herausforderung, bildgebende Untersuchungsverfahren sind zielführend.

Zur Anamnese und Untersuchung bedarf es allerdings Zeit. Die rheumatologische Fachgesellschaft empfiehlt 45 Minuten dafür, was im Praxisalltag selten umzusetzen ist. Im Aufbau unterscheidet sich das Gespräch kaum von anderen Anamnesegesprächen, der Schwerpunkt liegt auf der Differenzierung zur Rheumaerkrankung selbst (➤ Tab. 10.1).

Sehr oft weisen Patient*innen jahrelang bestehende, unspezifische Symptome auf. Erschwerend kommt hinzu, dass auch Betroffene für sich selbst bereits Erklärungen für die rheumatischen Frühsymptome gefunden haben (Kausalitätsbedürfnis der Patient*innen). Das erschwert es nicht selten, Hinweise für eine solche Erkrankung im Gespräch herauszuarbeiten.

10

Tab. 10.1 Zugang durch anamnestische Hinweise: Beispiele für Fragen in der rheumatologischen Anamnese

Trauma
• Hatten Sie eine Verletzung? • In Beruf oder Freizeit? • Wo und was arbeiten Sie?
Degenerative Gelenkerkrankungen
• Sind die Beschwerden erstmals aufgetreten? • Treten die Beschwerden vor allem unter Belastung auf? • Ist eine Arthrose, vor allem der Fingergelenke, in der Familie bekannt, z. B. bei der Mutter oder Großmutter?
Metabolische Störungen
• Ist die Harnsäure erhöht? • Hatten Sie schon einmal einen Gichtanfall, typischerweise im Großzehengrundgelenk? • Haben Sie eine bekannte Störung der Schilddrüsenfunktion? • Haben Sie eine bekannte Störung des Knochenstoffwechsels (z. B. Hyperparathyreoidimus, Chondrokalzinose) • Besteht eine Störung des Eisenstoffwechsels (Hämochromatose)? • Liegt bei Ihnen ein Vitamin-D_3-Mangel vor?
Infektionen
• Sind Zeichen für Infektionen aufgetreten (Husten, Schnupfen, Ohrentzündung, Durchfall, Blasen- oder Hautinfekte, Insektenstiche; „Grippe"; Parvo-B19-Infektion; Erythema migrans bei Borrelien-Arthritis, reaktive/septische Arthritis)? • Waren Sie im Ausland (u. a. Tuberkulose, Chikungya-Virus-Infektionen)?
Paraneoplastische Syndrome
• Ist eine Tumorerkrankung bekannt? • Besteht eine familiäre Vorbelastung mit Tumorerkrankungen (Mamma-, Prostata-, Bronchialkarzinom, Leukämie, Lymphom; Frage nach letzter Vorsorgeuntersuchung)?
Familiäre Häufung rheumatischer Erkrankungen
Sind rheumatische Erkrankungen in der Familie (Blutsverwandte) bekannt (Arthritis, Psoriasis, SLE, systemische Sklerose, familiärer Vitamin-D_3-Mangel etc.)?

Es ist inzwischen bekannt, dass Patient*innen mit entzündlichen Rückenschmerzen aus dem rheumatologischen Formenkreis erst ca. acht bis zehn Jahre nach initialer Symptomatik eine rheumatologische Diagnostik erfahren. Während bei männlichen Patienten und Rückenschmerzen eher an eine Spondyloarthritis (z. B. Morbus Bechterew) im Praxisalltag gedacht wird, werden Frauen oft nicht diagnostiziert.

Rheumatische Erkrankungen werden neben der frühzeitigen Schmerzsymptomatik oft von **allgemeinen Krankheitszeichen** begleitet, wie z. B.:

- Müdigkeit (Fatigue) und Mattigkeit
- Abgeschlagenheit
- Verminderte körperliche Belastbarkeit
- Fieber
- Luftnot, Atembeschwerden
- Gastrointestinale Symptome (u. a. Schluckstörungen, Blähungen, Obstipation, Diarrhö)
- Trockenheit der Schleimhäute (Augen, Mund, Genitalbereich)
- Fieber
- Kognitive Veränderungen (z. B. Konzentrationsdefizite)
- Depressive Verstimmungen und Depressionen

Einerseits ist aus diesen Symptomen eine rheumatologische Erkrankung sehr schwer abgrenzbar. Andererseits sollten bei Verdacht auf eine rheumatische Erkrankung differenzialdiagnostische Erwägungen und der Ausschluss anderer Erkrankungen mit solchen Symptomen mitverfolgt werden. Nicht selten sind die Ursachen auf begleitende andere Störungen bzw. Veränderungen zurückzuführen. So findet man zunehmend bei diesen Patientengruppen typische Veränderungen infolge von **Ernährungsanpassungen,** wie Eisen-, Folsäure- und Vitamin-B_{12}-Defizite. Hintergrund ist, dass viele Menschen, so auch Betroffene, ihre Ernährung auf fleischarm bis -los umstellen. Zudem ist in Deutschland der Vitamin-D_3-Mangel sehr häufig. Dieser kann ebenfalls zu starken Gelenk- oder Knochenschmerzen und sogar Morgensteifigkeit führen und wird typischerweise vor allem von Müdigkeit, Leistungsinsuffizienz und Depressionen begleitet.

Der Ausgleich solcher Defizite führt meist zu schnellen und beeindruckenden Behandlungserfolgen sowie zur kompletten Remission der Symptome.

MERKE

Rheumatische Schmerzen sind häufig gemischte Schmerzen, wobei zum Erkrankungsbeginn nozizeptive Schmerzen im Vordergrund stehen. Im Verlauf sollten Schmerzangaben von Patient*innen, aber auch andere geäußerte Symptome (z. B. Müdigkeit, Leistungsinsuffizienzen) immer wieder in das ärztliche differenzialdiagnostische Denken mit einbezogen werden.
Zunehmend finden sich Defizite (Eisen, Folsäure, Vitamin B_{12}, Vitamin D), aber auch Überdosierungen durch Nahrungsergänzungsmittel in der Bevölkerung, so auch typischen Betroffenen mit rheumatologischen Erkrankungen in jeder Altersgruppe.

Genetische Komponenten spielen bei zahlreichen rheumatischen Erkrankungen ebenfalls eine Rolle. Daher sollten im Rahmen einer Familienanamnese diesbezügliche Fragen nach Erkrankungen wie Psoriasis, Gicht oder Morbus Bechterew (axiale Spondyloarthritis) nicht fehlen (> Tab. 10.2).

Ein weiterer Trigger sind **vorausgegangene Infektionen,** vor allem gastrointestinale Infekte (u. a. Diarrhö, Hepatitis) und Harnwegsinfekte (z. B. Urethritis). Auch nach Zeckenstichen bzw. einem Erythema migrans (Wanderröte) sollte gefragt werden. Oft werden solche Infekte allerdings nicht erinnert. So wird geschätzt, dass 80 % aller Zeckenstiche nicht wahrgenommen wurden.

Weiteren Anhalt bieten **Haut- und Nagelveränderungen,** aktuell oder in der Vergangenheit bzw. auch bei Familienangehörigen und Verwandten (z. B. Psoriasis, Schmetterlingserythem), sowie stattgehabte und/oder wiederholte Entzündungen im Augenbereich (Iritis oder Uveitis).

Tab. 10.2 Differenzialdiagnostische Einordnung begleitender Symptome

Symptom	Hinweise für	Ursache von/bei
Alopezie	Aktive systemische Entzündungen, Stress, hormonelle Veränderungen	Arthritiden/Spondyloarthritiden, Kollagenosen/Vaskulitis, Hyperthyreose etc.
Calcinosis cutis	Kalzinose	Systemische Sklerose, CREST, Nierenerkrankungen
Diarrhö (akut/chronisch) mit/ohne Gewichtsverlust	Kolitis, Enteritis	Reaktive Arthritis (z. B. Yersinien, Campylobacter, Salmonellen), chronisch-entzündliche Darmerkrankungen (Morbus Crohn, Colitis ulcerosa), Morbus Whipple
Dysurie	Urethritis, Balanitis circinata, Prostatitis	Reaktive Arthritis (z. B. Chlamydien)
Dysphagie, Pharyngitis, Schluckstörung	Tonsillitis, Sjögren-Erkrankung, systemische Sklerose	Rheumatisches Fieber, Kollagenosen
Erytheme	Psoriasis, Borreliose, Erythema anulare	Psoriasis-Arthropathie/-Arthritis (juckend, schuppend), Erythema migrans (Wanderröte), Vaskulitis/Kollagenosen, rheumatisches Fieber (girlandenförmig)
Fieber	Rheumaerkrankungen bei Jüngeren, Infektassoziation, Morbus Still, periodische Fiebersyndrome	Arthritiden/Spondyloarthritiden, Vaskulitis/Kollagenosen, rheumatisches Fieber, juvenile idiopathische Arthritis, adulter Morbus Still
Ikterus	Hepatitis A–E	Arthritis bei Hepatitis
Nagelveränderungen	Psoriasis	Psoriasis-Arthropathie/-Arthritis
Subkutane Knoten (mit/ohne Schmerzen	Erythema nodosum (tibial), Rheumaknoten (Streckseiten d. Extremitäten)	Sarkoidose, rheumatoide Arthritis
Tachykardie	Aktive systemische Entzündungen, Stress, hormonelle Veränderungen	Arthritiden/Spondyloarthritiden, Kollagenosen/Vaskulitis, Hyperthyreose etc.
Uveitis/Iridozyklitis/Konjunktivitis	Infektionen, Psoriasis	Reaktive Arthritis, rheumatoide Arthritis, Psoriasis-Arthritis, Spondyloarthritis, Sjögren-Erkrankung, Herpes zoster, Tuberkulose etc.

Die entzündlich-rheumatischen muskuloskelettalen Erkrankungen gehen oft mit einem peripheren Schmerz, einer Gelenkzerstörung, Wirbelsäulenveränderungen und Inflammation einher. Gerade bei anhaltenden, inzwischen chronischen Schmerzen gehen viele Forscher*innen von einer **gestörten Schmerzverarbeitung** aus, die den Behandlungserfolg mindert. Andererseits muss davon ausgegangen werden, dass Patient*innen zu Beginn ihrer rheumatischen Erkrankung bereits mit unterschiedlichen Schmerzphänomenen verschiedener Ursachen bei anderen Ärzt*innen vorstellig waren. Der initiale entzündliche Schmerz kann daher andere Schmerzformen überlagern, die den Betroffenen erst im späteren Verlauf gewahr werden. Daher sollte eine konsequente Differenzierung im Alltag erfolgen, um Patient*innen geeignete Therapieempfehlungen geben zu können.

Der frühe rheumatische Schmerz

Im Frühstadium handelt es sich in der Regel um einen **akuten, inflammatorischen, nozizeptiven Schmerz,** der für behandelnde Ärzt*innen einfach zu diagnostizieren ist. Dieser Schmerz wird ausgelöst, wenn dem menschlichen Körper Reize wie Druck, Hitze oder Entzündungen vermittelt werden. Entzündungssubstanzen (Botenstoffe, Zytokine, ➤ Abb. 10.1) lösen den nozizeptiven Schmerz aus (Whittle et al. 2012).

Spezielle Rezeptoren (Nichtnozizeptoren für nichtschädliche mechanische, thermische, chemische Reize) nehmen den Stimulus auf und transportieren die Signale über Nervenfasern, die im dorsalen Rückenmarkshorn verlaufen, zum zentralen Nervensystem (ZNS). Diese Rezeptoren gehören zu den niedrigschwelligen Rezeptoren, die auf nichtschädliche Reize reagieren (z. B. Thermorezptoren, die bei Temperaturen zwischen 37 °C und 43 °C reagieren). Hochschwellige Rezeptoren (Nozizeptoren für schädliche mechanische, thermische oder chemische Reize) haben dagegen die Aufgabe, schädliche Reize zu vermitteln. Beide Arten von Nervenfasern befinden sich im Weichteilgewebe (einschließlich Muskeln, Haut, innere Organe). Fast alle Körpergewebe verfügen über Schmerzrezeptoren mit Ausnahme des Hirngewebes und Leberparenchyms. Die Haut verfügt über 200 Schmerzrezeptoren pro Quadratzentimeter, sie sind damit häufiger als Druck- und Wärmerezeptoren. Bei einer Nieren- oder Gallenkolik reagieren mechanische Nozizeptoren auf Dehnungsschmerzen. Schmerzrezeptoren befinden sich dagegen in Muskeln, Sehnen, Gelenken. Dort sind sie empfindlich für Scher-, Dehnungs- und Druckkräfte.

Zudem unterscheiden sich die Nozizeptoren darin, auf wie viele verschiedene Reize sie reagieren können: Polymodale Nozizeptoren reagieren auf mechanische, thermische und chemische schädliche Reize, monomodale Nozizeptoren nur auf eine bestimmten Reizart. Ergänzend finden sich schlafende Nozizeptoren, die sich im gesunden Gewebe nicht aktivieren lassen, sondern beispielsweise bei Entzündungen. Aδ-Fasern vermitteln den initialen, plötzlichen, scharfen Schmerz. C-Fasern besitzen keine Myelinscheide und vermitteln den länger anhaltenden, oft brennenden oder dumpfen Schmerz.

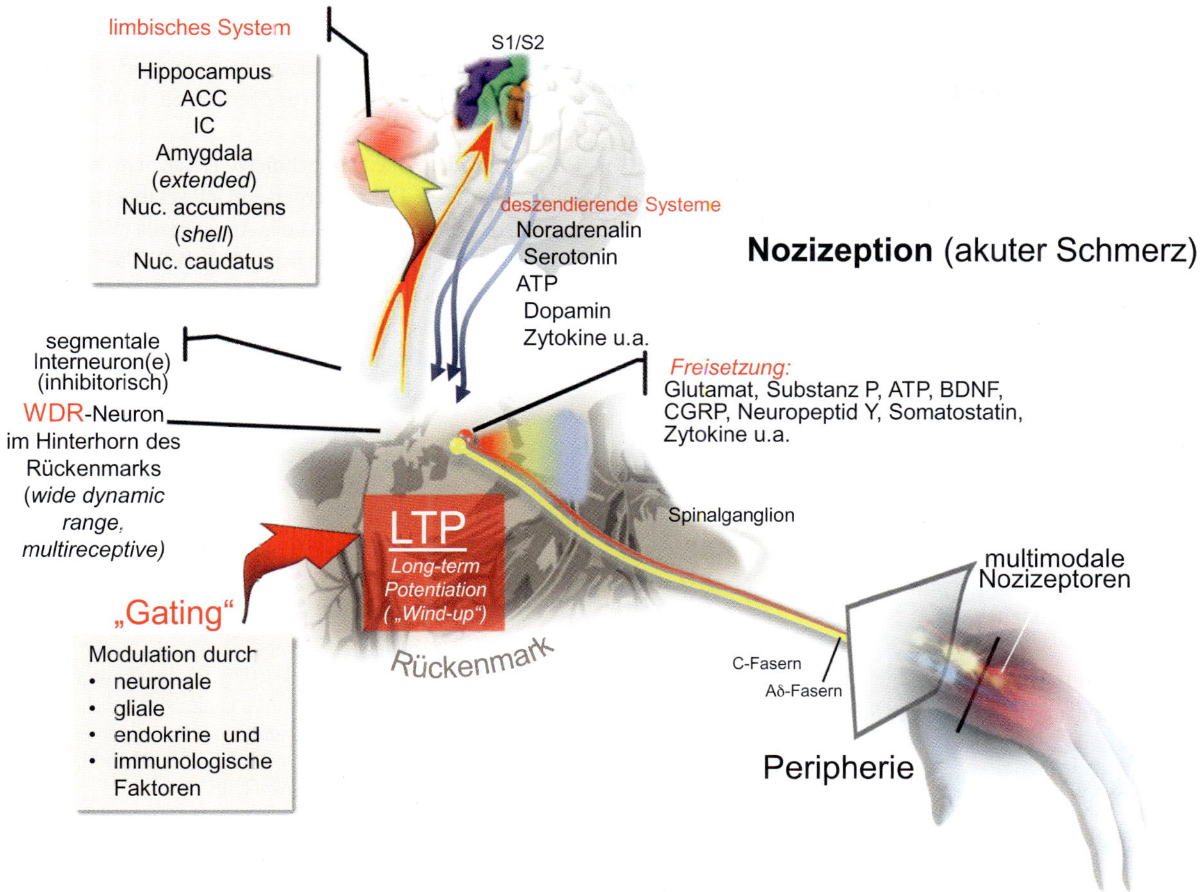

Abb. 10.1 Zytokine als Mediatoren der Schmerzentwicklung [P485/P486]

Nozizeptive Schmerzen sind durch NSAR, Coxibe oder Glukokortikoide meist gut zu behandeln. Anhaltende Schmerzen können chronifizieren und benötigen oft eine kombinierte Schmerztherapie, insbesondere dann, wenn Erkrankungsbilder zu Gelenkzerstörungen, Deformitäten mit Funktionsverlusten und anderen chronischen Einschränkungen führen.

Der chronische rheumatische Schmerz

Chronische Schmerzen lassen sich in periphere und zentrale Schmerzverarbeitungsmechanismen unterteilen (Whittle et al. 2012).

Peripheren Schmerzen liegen häufig Anomalien der peripheren Nerven zugrunde, die lokal zu einer erhöhten Schmerzempfindlichkeit führen. Der am häufigsten zitierte periphere Schmerzmechanismus ist neben dem direkten nozizeptiven Input die periphere Sensibilisierung. Diese vermittelt möglicherweise die chronischen Schmerzen der entzündlich-rheumatischen, muskuloskelettalen Erkrankungen, aber auch der degenerativen Gelenk- und Wirbelsäulenerkrankungen (Arthrose, Osteoarthritis).

Zentrale Schmerzmechanismen operieren auf der ZNS-Ebene und führen zu einer gesteigerten Schmerzempfindlichkeit.

Sehr oft werden **neuropathische Schmerzen** (peripher und zentral verursacht) angegeben.

Typische sensorische Symptome sind auch bei rheumatologisch erkrankten Patient*innen Allodynie, Anästhesie der betroffenen Areale, Dysästhesie, Hyperalgesie, Hypästhesie, Parästhesie und Phantomschmerzen. Betroffene geben oft plötzlich einschießende oder brennende Schmerzen an.

Zur Differenzierung des Schmerzes stehen in der Rheumatologie verschiedene standardisierte und validierte Skalen für das Schmerz-Assessment zur Verfügung. Ein spezieller rheumatologischer Schmerzfragebogen, der vor allem die Schmerzsymptomatik während des Übergangs in die chronische Krankheitsphase charakterisiert, existiert derzeit nicht.

Diagnostik rheumatischer Schmerzen

Um rheumatische Schmerzen einzuordnen, werden initial und auch im weiteren Verlauf Untersuchungen zur Beurteilung der Schmerzen und der Erkrankungsaktivität durchgeführt.

Tab. 10.3 Unterscheidung von Arthralgie und Arthritis und deren Ursachen

Arthralgie	Arthritis
Gelenkschmerz	Gelenkschmerz und Entzündung
• Ruheschmerz (statisch) • Bewegungsschmerz (funktionell)	• Ruhe- und Bewegungsschmerz • Entzündung schläft nicht
Ursachen	**Ursachen**
• Frühstadium von Entzündungen • Arthrose • Psychogen • Medikamentös • Passager • Ungeklärt	• Bakteriell, viral • Reaktiv, immunologisch • Kristallinduziert • Reizzustand anderer Genese

Man versucht auch hier, über ein stufenartiges Herangehen Schmerzen zu erfassen und kontinuierlich differenzialdiagnostisch einzuordnen. Eine Objektivierung ist mit bildgebenden Methoden nicht möglich.

Klinische Differenzierung

Der Gelenkbezug rheumatischer Schmerzen begleitet zahlreiche Erkrankungsbilder, sodass zunächst die Arthralgie von der Arthritis differenziert werden muss, die aber auch beide nebeneinander auftreten können (➤ Tab. 10.3).
Schmerzen können mithilfe der W-Fragen im Anamnesegespräch präzisiert werden (➤ Abb. 10.2):

- Wo sind die Schmerzen?
- Wie sind die Schmerzen?
- Wann bzw. seit wann treten die Schmerzen auf?

Ergänzende Fragen sind z. B.:

- Seit wann geht der Schmerz nicht mehr weg?
- Wann sind die Schmerzen am geringsten, wann am stärksten?

Die Reproduzierbarkeit von Schmerzen ist auch in der Rheumatologie schwierig. Daher werden einfache etablierte Schmerzmessinstrumente wie die visuelle Analogskala (VAS) oder die numerische/verbale Ratingskala (NRS/VRS, ➤ Abb. 10.3) mit verschiedenen anderen Messinstrumenten verbunden, wie z. B. der **Arthritis Impact Messskala** (AIMS/AIMS2) oder der Bewertung des körperlichen Schmerz (Subskala) im **Medical Outcome Study Short-form Survey 36** (SF-36).

Schmerzauslösende Strukturen

Diagnostisch wegweisend ist die Befragung nach der schmerzauslösenden Region bzw. Struktur (➤ Tab. 10.4).

> **CAVE**
> **Schmerz als Notfall in der Rheumatologie**
> Sowohl beim ischämischen Schmerz bei Vaskulitiden als auch beim Schläfenkopfschmerz bei Arteriitis temporalis ergeben sich rheumatische Notfallsituationen infolge akuter möglicher Gefäßverschlüsse, die bei der Arteriitis temporalis zur akuten Erblindung führen können. Solche Schmerzen sollten umgehend behandelt werden, am besten in einem Krankenhaus.

Inspektion und Palpation

Eine der wichtigsten Methoden und Bestandteil verschiedener Scores in der Rheumatologie ist die klinische Untersuchung.

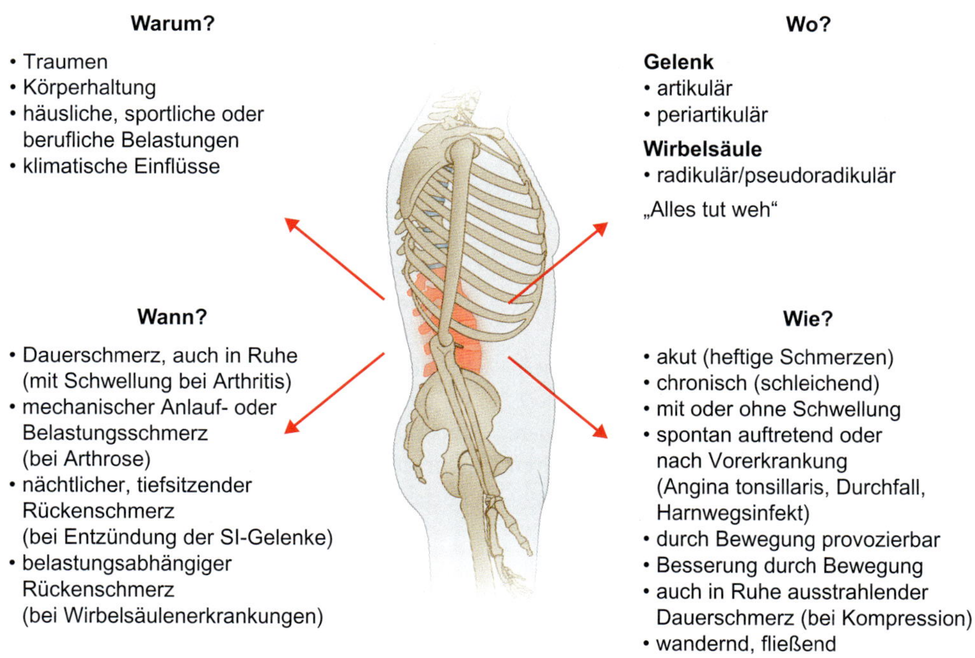

Abb. 10.2 Fragestellungen für die Differenzierung von Gelenkschmerzen [M1205, L231]

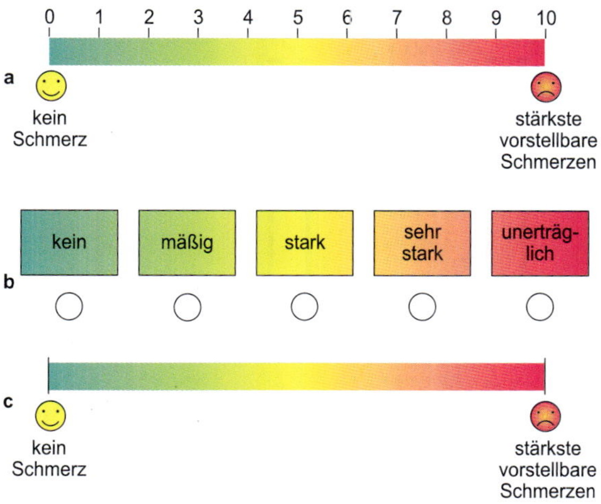

Abb. 10.3 Erfassung der Schmerzstärke durch verschiedene Schmerzskalen [L141]

Tab. 10.4 Beispiele für Schmerzstrukturen und Erkrankungen

Schmerzursache	Erkrankungsbilder (Beispiele)
Myalgie (Muskelschmerz)	Polymyalgia rheumatica, Polymyositis/Dermatomyositis
Enthesitis/Enthesiopathie (Entzündung der Sehnenansätze)	Spondyloarthropathie/-arthritis
Tendinitis/Tenosynovialitis (Entzündungen der Sehnenscheide)	Rheumatoide Arthritis
Bursitis (Schleimbeutelentzündung)	Baker-Zyste (Kniekehle) bei zahlreichen Entzündungen der Kniegelenke, Schulterbereich (z. B. Polymyalgia rheumatica, rheumatoide Arthritis)
Arteriitis (Entzündung der mittelgroßen und großen Arterien)	Riesenzellarteriitis bei Polymyalgia rheumatica (z. B. pulsierender Schläfenkopfschmerz, empfindliche Kopfhaut), Takayasu-Arteriitis (thorakaler Schmerz)
Neuralgie und Parästhesien	Karpaltunnelsyndrom, Radikulärsyndrom, Neuritis
Ischämischer Schmerz (dumpf, belastungs-/lageabhängig)	Vaskulitis (DD arterielle Verschlusskrankheit)
Anlaufschmerz	Arthrose/Spondylarthrose (Gelenke, Wirbelsäule)

Dabei stehen Inspektion und Palpation im Mittelpunkt (➤ Abb. 10.4). Ziel ist dabei, die typischen Kennzeichen einer Entzündung (calor, rubor, dolor, tumor, functio laesa) zu erfassen und zu dokumentieren.

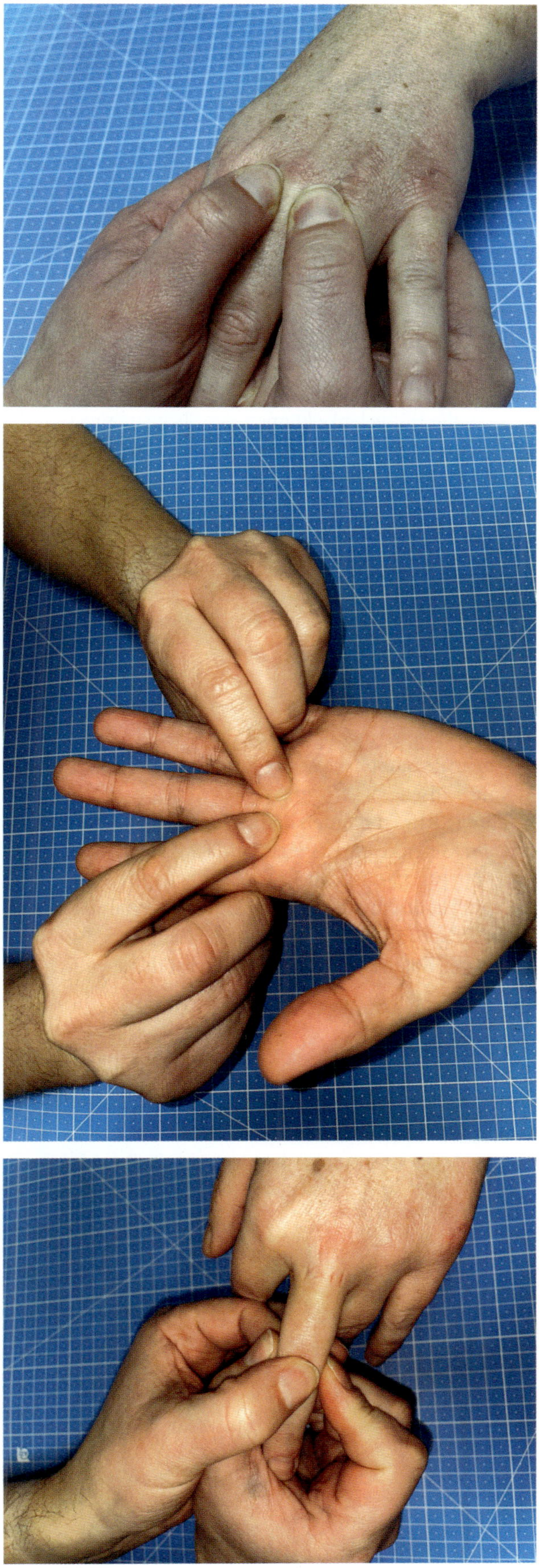

Abb. 10.4 Palpation der Fingergelenke. a) Abtasten des Gelenks mit beiden Daumen z. B. auf Flüssigkeitsansammlung oder knöcherne Verdickung (Arthrose). b) Beide Zeige- und Mittelfinger unterstützen von unten. c) Druckschmerz wird erfragt. [M1205]

Um eine Vergleichbarkeit zwischen verschiedenen Untersucher*innen zu gewährleisten, wurden zahlreiche Verfahren in Studien etabliert und nun in den rheumatologischen Praxisalltag übernommen. Sie sind einfach und schnell zu handhaben.

Die Gelenkuntersuchung kann in Trainingskursen, aber auch mithilfe erfahrener Untersucher*innen schnell erlernt werden, sodass sie im Praxisalltag inzwischen sehr oft durch rheumatologische Fachassistent*innen vorgenommen und dokumentiert wird.

Sie sollte im Rahmen der ersten Untersuchung an 68 zugänglichen Gelenken durchgeführt werde, dabei kann auch ein Druckschmerz der Gelenke erfasst werden. Eine Gelenkschwellung kann dagegen nur an insgesamt 66 Gelenken untersucht werden, die Hüftgelenke können mit Blick auf eine Gelenkschwellung nicht beurteilt werden. Bei einigen Gelenkbereichen (z. B. Füßen) zeigte sich in der Vergangenheit eine hohe Fehlerquote zwischen den verschiedenen Untersucher*innen. Darüber hinaus lässt der Alltag kaum genug Zeit, um alle 68 Gelenke zu untersuchen. Daher wurde international die Untersuchung von 28 Gelenken vereinbart. Das sind die Gelenke, die eine gute Vergleichbarkeit und einfache Untersuchung bieten:

- Schultern
- Ellenbogen
- Hände
- Metakarpophalangealgelenke (MCP) der Finger
- Proximale Interphalangealgelenke (PIP) der Finger
- Knie beidseits

Erfahrene Kliniker*innen können anhand des **Befallmusters der Gelenke** bereits eine Verdachtsdiagnose erstellen (➤ Abb. 10.5, ➤ Tab. 10.5).

Typische Ausprägungen wie z. B. Schwanenhalsdeformität, Knopflochphänomen oder Ulnardeviation finden sich erst in späteren Stadien und sollten möglichst therapeutisch verhindert werden.

PRAXISTIPP

Alarmsignale einer entzündlichen Gelenk- und Wirbelsäulenerkrankung

- Morgensteifigkeit ≥ 30 Minuten
- Ruheschmerz („Die Entzündung schläft nicht", also nächtlicher Schmerz oder frühmorgendlicher Rückenschmerz, der zum Aufstehen zwingt)
- Belastungsschmerz
- Tiefsitzender Rückenschmerz
- Querschmerz bei gleichzeitigem Drücken (z. B. kräftiger Händedruck bei Begrüßung) der Metakarpohalangeal- und/oder Metatarsophalangealgelenke (positives Gaenslen-Zeichen)

Typische Beschreibung von Arthroseschmerzen:

- Anlaufschmerzen
- Steifigkeit über den Tag anhaltend
- Cave: Eine Arthrose kann sich lokal entzünden, i. d. R. als Monarthritis!

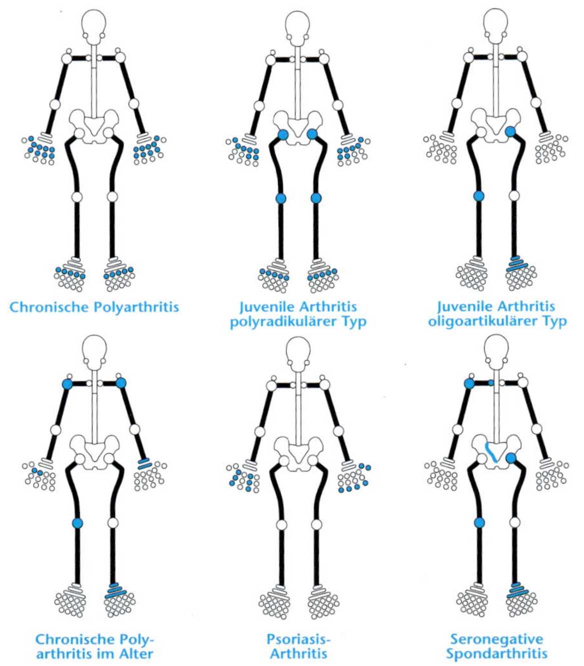

Abb. 10.5 Gelenkmuster (insgesamt 68 mögliche Gelenke) verschiedener rheumatologischer Erkrankungen [L190]

Tab. 10.5 Befallmuster der Gelenke und mögliche Diagnosen

Gelenke	Diagnosen (Beispiele)
Monarthritis (ein Gelenk)	Reaktive Arthritis (u. a. Lyme-Borreliose), septische Arthritis, Gichtarthritis (Metatarsophalangealgelenk der Großzehe), Spondyloarthritis mit peripherer Beteiligung (z. B. Morbus Bechterew), juvenile idiopathische Arthritis, aktivierte Arthrose
Oligoarthritis (zwei bis vier Gelenke)	Reaktive Arthritis, Löfgren-Syndrom (Sarkoidose), Spondyloarthritiden (Morbus Bechterew, Lyme-Borreliose), seronegative und seropositive Arthritis (Psoriasis-Arthropathie/-Arthritis, rheumatoide Arthritis), Arthritis bei Vaskulitiden, juvenile idiopathische Arthritis
Polyarthritis (mehr als vier Gelenke)	Rheumatoide Arthritis, infektiöse Arthritis (z. B. bei Chikungunya-Infektion), adulter Morbus Still, Kollagenosen, Vaskulitis, Psoriasis-Arthropathie/-Arthritis, juvenile Arthritis
Große Gelenke (z. B. Knie-, Hüft-, Sprunggelenke)	Reaktive Arthritis, Spondyloarthritis, Psoriasis-Arthritis, infektiöse und septische Arthritis, Kristallarthropathien, juvenile idiopathische Arthritis, Coxitis fugax (Hüftschnupfen bei Kindern)
Kleine Gelenke (z. B. Finger-, Zehengelenke)	Rheumatoide Arthritis, Psoriasis-Arthropathie/-Arthritis, systemischer Lupus erythematodes (Jaccoud-Arthritis)

CAVE

Im Gegensatz zu degenerativen Gelenk- und Wirbelsäulenerkrankungen (Arthrose/Spondylarthrose), die sich lokal im Gelenk bzw. in der Wirbelsäule entwickeln, kann eine entzündlich-rheumatische Erkrankung immer mit einer systemischen Manifestation (laborchemische Entzündungszeichen, Organmanifestationen) einhergehen und zahlreiche Komorbiditäten zur Folge haben. Nicht selten gehen Komorbiditäten voran (z. B. Pneumonie, dermatologische Veränderungen).

Entzündliche Rückenschmerzen

Spondyloarthritiden sind rheumatische Entzündungen der kleinen Wirbelgelenke (Facettengelenke), der Wirbelkörper und der Sehnen zwischen Wirbelkörpern und Bandscheiben. Eine hinweisende Arthritis für solche Erkrankungen ist die Sakroiliitis (Zochling et al. 2006). **Periphere Arthralgien und Arthritiden** kommen bei solchen Erkrankungsbildern ebenfalls vor.

Etwa 3–5 % aller Rückenschmerzen können den Spondyloarthritiden zugeordnet werden. Häufig sind jüngere Männer betroffen (nach der Pubertät bis zum ca. 45. Lebensjahr), aber auch Frauen können daran erkranken, sie werden allerdings im Alltag kaum erfasst in der Diagnosestellung. Die Folge einer zu spät oder nicht ausreichend behandelten Erkrankung ist die Versteifung der Wirbelsäule (Längsbandverkalkung, Bambusstab) und der Sakroiliakalgelenke (Ankylose).

Bei jüngeren Patient*innen werden meist erhöhte Entzündungswerte gefunden (C-reaktives Protein, CRP). Hier geht die Erkrankung mit unspezifischen Allgemeinsymptomen (Fieber, Gewichtsverlust, reduziertes Allgemeinbefinden) einher. Zumeist ist das HLA-B27 positiv, ein negatives Resultat schließt die Erkrankung jedoch nicht aus. Spondyloarthritiden bei Psoriasis-Erkrankungen sind häufig HLA-B27-negativ, wie auch eine Sakroiliitis bei rheumatoider Arthritis, systemischem Lupus erythematodes oder Psoriasis-Arthritis. Ein alleiniger Nachweis eines HLA-B27 ohne typische klinische Symptomatik sichert keine rheumatologische Diagnose und kommt auch bei Gesunden vor (Zochling et al. 2006).

MERKE

Bei Spondyloarthritiden ist häufig ein positiver HLA-B27-Nachweis möglich. Ein negatives Resultat schließt die Erkrankung aber nicht aus. Ein alleiniger Nachweis ohne radiologischen Nachweis einer Entzündung (Röntgen, MRT) lässt eine Spondyloarthritis nicht schlussfolgern. Der nächtliche, dumpfe, tiefsitzende Rückenschmerz ist charakteristisch.

Chronisch-entzündliche Rückenschmerzen treten typischerweise in den frühen Morgenstunden bzw. in der zweiten Nachthälfte auf. Sie führen dazu, dass die Betroffenen den Nachtschlaf beenden und aufstehen bzw. morgens nicht aus dem Bett kommen aufgrund der Morgensteifigkeit und Schmerzen. Die Schmerzen entwickeln sich langsam über Wochen bzw. in Schüben und treten selten akut auf. Bewegung bessert die Schmerzen im Gegensatz zu anderen nichtentzündlichen Rückenschmerzen.

Die Patient*innen können die Schmerzen meist gut im lumbalen und lumbosakralen Bereich lokalisieren mit Ausstrahlung in die Becken- und Oberschenkelregion (ischialgiforme Ausstrahlung), im Bereich der Brustwirbelsäule mit einem stechenden Schmerz in Höhe der Schulterblätter. Die Halswirbelsäule ist selten betroffen. Sternale Schmerzen und Schmerzen entlang der Rippen, vergleichbar zu einer Interkostalneuralgie, werden ebenfalls berichtet. Begleitsymptome sollten hier erfragt werden (➤ Tab. 10.2)

Myalgie

Der Begriff Myalgie bedeutet wörtlich „Schmerz in der Muskulatur" und wird klassischerweise im Volksmund als „Weichteilrheuma" bezeichnet. Nichtrheumatologisch verursachte Myalgien treten u. a. nach Überanstrengungen in Alltag, Beruf und Sport auf. Sie begleiten aber auch als unspezifisches Symptom bestimmte Grunderkrankungen. Diese Erkrankungen können neurologischer, entzündlicher, aber auch entzündlich-rheumatischer Natur sein. Dabei muss die Myalgie nicht zwingend durch beschädigte Skelettmuskulatur verursacht werden. Es kann sich auch um fortgeleitete Myalgien (u. a. bei Enthesiopathien/Enthesitis) handeln, außerdem können Veränderungen in der Durchblutung (Vaskulitis) oder metabolische lokale Veränderungen (z. B. Steroidmyopathie) Auslöser der Schmerzen sein.

Nicht selten beschreiben Patient*innen mit einer **Vaskulitis** (z. B. Polymyalgia rheumatica, Alter > 50 Jahre) Schmerzen im Bereich des Schultergürtels, der Oberarme oder der Gesäß-/Oberschenkelmuskulatur. Diese gehen meist mit einem Kraftverlust einher. Die Betroffenen haben Schwierigkeiten beim Heben der Arme, beim Nacken- und Schürzengriff sowie beim Aufrichten aus der Hocke. Im Bereich der Schultern kann bei der Polymyalgia nicht selten eine Bursitis subdeltoidea und/oder Tenosynovitis der Bizepssehne und/oder eine Synovitis glenohumeralis und im Bereich der Hüften eine Synovitis und/oder Bursitis trochanterica nachgewiesen werden.

Als sogenannte „Kopfsymptomatik" kann ein Schläfenschmerz bei der Polymyalgie, meist verbunden mit unangenehmen Empfindungen beim Streichen über die Kopfhaare, auf eine **Riesenzellvaskulitis** hinweisen (Arteriitis temporalis), vor allem wenn eine plötzliche Sehstörungen mit einhergeht. Solche Erkrankungen sind als sogenannter rheumatologischer Notfall umgehend mit Glukokortikoiden zu behandeln.

Die **Takayasu-Arteriitis** (meist Patient*innen ≤ 50 Jahre) stellt sich mit unbestimmten Myalgien im Schultergürtelbereich und mit thorakalen Schmerzen dar. In der Regel gehen solche Vaskulitiden mit sehr deutlichen laborchemischen Entzündungsreaktionen (Sturzsenkung, CRP-Erhöhung), Gewichtsverlust und allgemeinem Krankheitsgefühl einher. Nur sehr selten fehlen solche nachweisbaren Entzündungsreaktionen, dennoch sind auch subakute Verläufe bekannt.

In der Zuordnung schwierig und nicht selten den psychosomatischen Erkrankungen zugeordnet, sind Myalgien auf

Grundlage von **Enthesiopathien/Enthesitiden.** Diese sind als fortgeleitete Schmerzen ausgehend von den Enthesen einzuordnen. Der Diagnostik sind sie kaum zugänglich (u. a. Arthrosonografie-Expert*innen, MRT, PET-CT). Es handelt sich dabei um entzündliche Veränderungen am Sehnenansatz durch mechanischen Stress, Infektionserreger, aber auch begleitend bei rheumatischen Erkrankungen wie den Spondyloarthritiden (Morbus Bechterew, Spondylitis psoriatica, reaktive Spondyloarthritiden). Die Patient*innen weisen oft einen hohen Leidensdruck auf („alles schmerzt"). Ein häufig begleitender Fersensporn kann gelegentlich einen Hinweis bieten.

Klassischerweise gehen **Myositiden** (Entzündungen der Muskulatur) ebenfalls mit Myalgien einher. Typische Autoimmunphänomene oder laborchemische Entzündungsreaktionen können allerdings fehlen, sodass die Muskelbiopsie als Goldstandard weiterhin zum Einsatz kommt. Laborchemisch finden sich häufig Veränderungen der Kreatinkinase (CK), ggf. auch des Myoglobins.

Bei Polymyalgia rheumatica, Riesenzellvaskulitis und Myositiden sollte immer eine Tumorsuche durchgeführt werden, bei 40 % der Betroffenen kann ein Tumor nachgewiesen werden (initial/im Verlauf).

MERKE

Eine Tumorsuche sollte bei jeder entzündlich-rheumatischen Erkrankung erfolgen, vor allem aber bei Polymyalgia rheumatica, Vaskulitiden und Myositiden.

Einordnung der muskuloskelettalen Erkrankungen

Die klinische Anamnese mit einer Schmerzeinordnung und Untersuchung zur Lokalisation von Entzündungszeichen wird ergänzt durch die Bestimmung erkrankungskennzeichnender Labor- und Autoimmunparameter, z. B.: Entzündungswerte wie CRP/BSG, Rheumafaktoren, ACPA (antizitrullinierter Proteinantikörper), CCP (zyklisches zitrulliniertes Peptid), Myositisantikörper, andere Antikörper, genetische Dispositionen, HLA-B27). Weiteres Diagnosewerkzeug sind bildgebende Verfahren (u. a. konventionelles Röntgen, MRT, Skelettszintigrafie, CT, in der klinischen Forschung derzeit PET). Die Zusammenführung der Ergebnisse erlaubt eine Einordnung der Erkrankung (➤ Abb. 10.6, ➤ Abb. 10.7, ➤ Tab. 10.6).

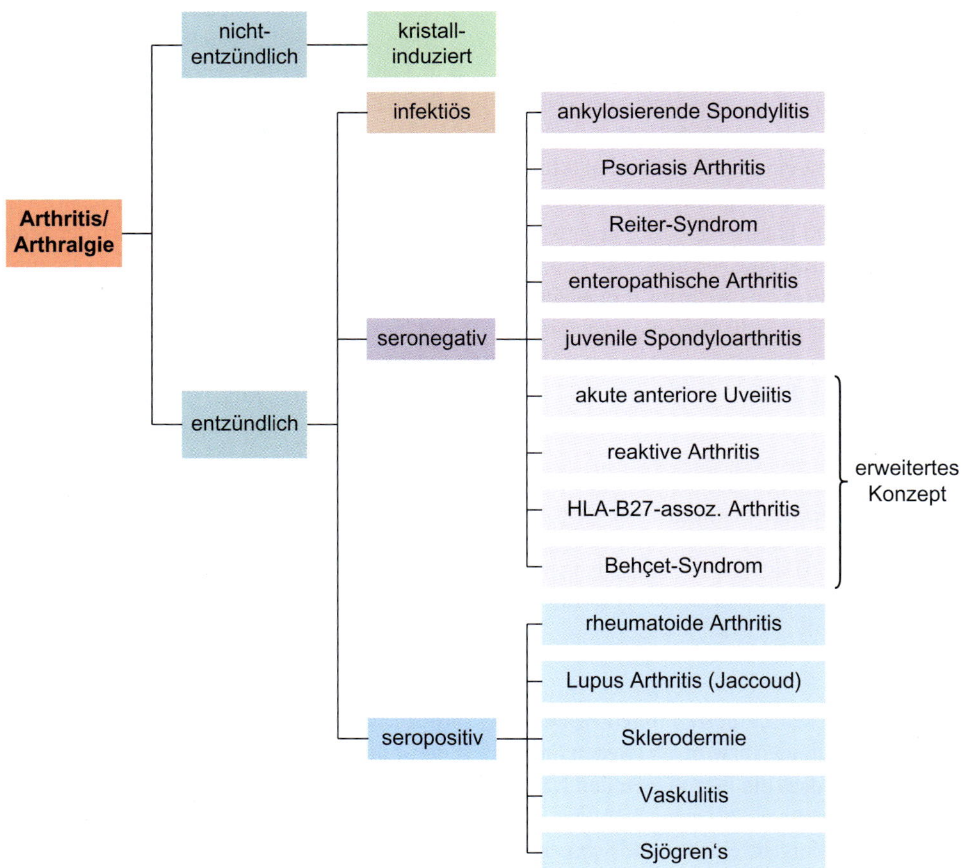

Abb. 10.6 Einordnung am Beispiel von Gelenkerkrankungen (adaptiert nach Rudwaleit 2017 und van der Linden 2011) [M1205, L231]

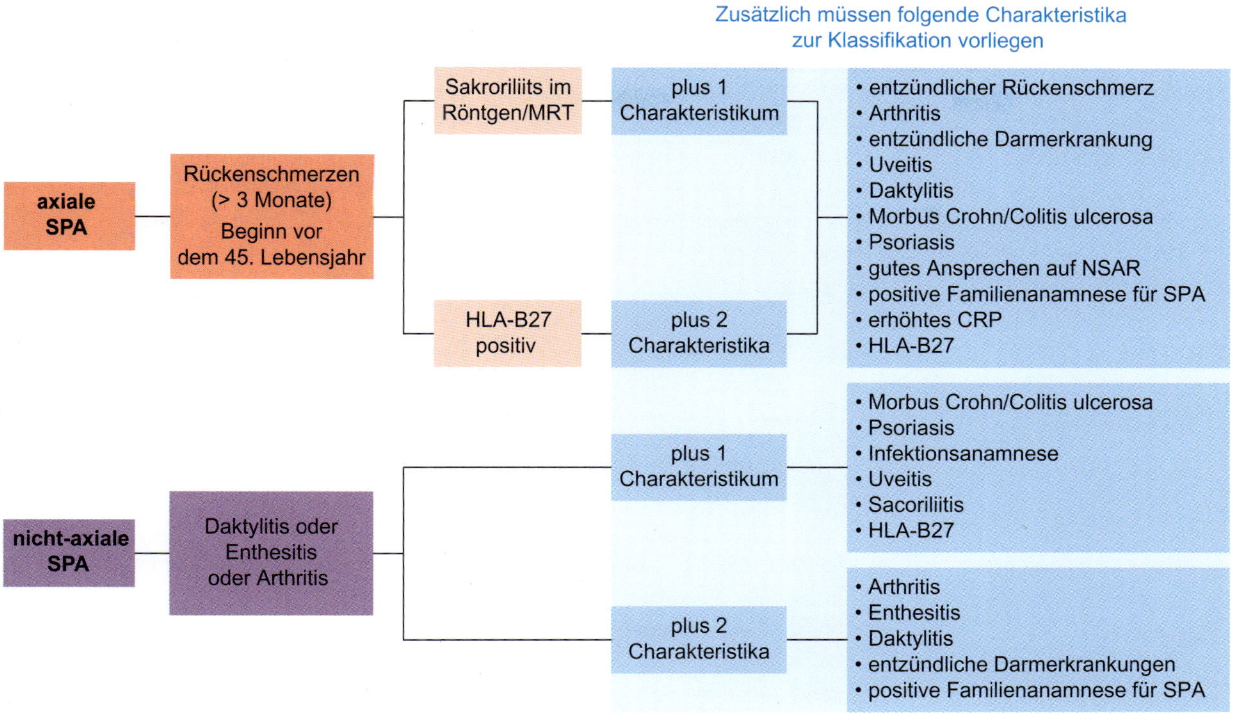

Abb. 10.7 Einordnung von Spondyloarthritiden (adaptiert nach Khan 2002) [M1205, L231]

INFO

Einteilung der Myositiden:

- Idiopathische Myositis:
  - Dermatomyositis
  - Polymyositis
  - Nekrotisierende Myopathie
  - Sporadische Einschlusskörpermyositis
- Myositis bei immunologischen Systemerkrankungen:
  - Systemischer Lupus erythematodes
  - Mischkollagenose
  - Sjögren-Erkrankung (Syndrom)
  - Rheumatoide Arthritis
- Erregerbedingte Myositis:
  - Viral
  - Parasitär
  - Bakteriell
  - Mykotisch
- Sonderformen:
  - Eosinophile Myositis
  - Vaskulitische Begleitmyositis
  - Granulomatöse Myositis

Therapie

Die Behandlung von Wirbelsäulenerkrankungen hat sich in den letzten Jahren enorm gewandelt. **„Treat to target"- bzw. T2T-Konzepte** (zielgerichtete Therapien) etablieren sich zunehmend und die Therapie wird zu einem möglichst frühen Erkrankungszeitpunkt eingeleitet (Pongratz 2021). Für zahlreiche rheumatologische Erkrankungsbilder wurden inzwischen Methoden der Erkennung und Diagnostik in internationalen und teilweise bereits nationalen Leitlinien formuliert, die den Handlungsalltag der klinisch tätigen Ärzt*innen erleichtern sollen und können. Primär besteht das Behandlungsmanagement aus verschiedenen Formen der Entzündungshemmung. In den letzten Jahren sind beeindruckende T2T-Therapieerfolge bei vielen Erkrankungsbildern erzielt worden (Whittle et al. 2012, Pongratz 2021). Herausfordernd in der Behandlung von Patient*innen mit rheumatischen Schmerzen sind nicht nur die vielen Facetten der einzelnen Erkrankungen, die sich hinsichtlich ihrer Entzündungsausprägung und Organaffinität sehr unterscheiden, sondern die oft begleitenden bzw. resultierenden Folgeerkrankungen mit Auswirkung auf Lebens- und Berufsalltag sowie die Lebensqualität. So müssen u. a. Symptome wie Müdigkeit (Fatigue), verminderte körperliche Belastbarkeit, kognitive Veränderungen, Depressionen, Angststörungen sowie Probleme der Arbeits- und Erwerbsunfähigkeit und der sozialen Integration im Behandlungsmanagement genauso Berücksichtigung finden wie mobilisierende, muskelaufbauende und entspannende Therapien (➤ Abb. 10.8).

Medikamentöse Therapie

Die verschiedenen Therapien für die Rheumaerkrankungen zielen zunächst darauf ab, die Krankheitsaktivität zu verringern (Whittle et al. 2012, Pongratz 2021). Die verfügbaren Medikamente können sowohl Entzündungsmediatoren und deren Signalwege blockieren, als auch antiinflammatorische und regulatorische Wege initiieren. Neben dem Einsatz von nichtsteroidalen antirheumatischen Medikamenten (NSAR) und Glukokortikoiden erreicht man mithilfe sog. krank-

Tab. 10.6 Gelenkbezogene Zuordnungen von muskuloskelettalen Erkrankungen (Krasin und Doron 2022)

Zuordnung	Symptome	Ursachen
Rotatorenmanschettensyndrom	Schmerzen bei Bewegung und Anzeichen von Impingement	Degenerative Risse (Teilrupturen/Rupturen, Tendinosen)
Manschettenarthropathie	Superiore Migration des Humeruskopfes	Massive Risse der Sehnen, abnormalen Degeneration des Kopfes und des Glenoids
Arthrose des Akromioklavikulargelenks (ACG)	Lokale Schmerzempfindlichkeit und Deformierung	Sekundär zu einer früheren Verletzung
SLAP-Läsion	Schulterschmerzen	Risse des labralen Ansatzes der Bizepssehne, oft bei Hochleistungssportler*innen in Überkopfsportarten
Labrumrisse	Schulterschmerzen	Direkte Traumen oder chronische Überbeanspruchung, Instabilität des Glenohumeralgelenks (GHG) oder des ACG oder nach angeborener Hyperlaxie und früheren Traumata
Schwimmerschulter	Schulterschmerzen	Kombination aus Impingement, Hyperlaxie, Labrumverletzung und Nerveneinklemmung, Überlastungsschulterverletzung
Synoviale subakromiale Plica	Schulterschmerzen, Impingement	Verdickte Schleimhautfalte im Knie, die aus der Embryonalentwicklung zurückgeblieben ist
Schulterluxation	Chronische Schulterschmerzen	Hill-Sachs-Läsion, Bankart-Läsion oder humerale Avulsion des glenohumeralen Ligaments (HAGL)
Schulterentzündungen	Schulterschmerzen vor allem nachts oder in Ruhe	Bursitis, Tendinitis
Kalzifizierende Tendinitis	Plötzlich auftretende, quälende Schulterschmerzen	HADD (Hydroxylapatit-Ablagerungskrankheit)
Adhäsive Kapsulitis/Schultersteife	Schmerzen und multidirektionale Bewegungseinschränkungen	Adhäsionen nach ungenügender Mobilisation nach Trauma/Entzündungen
Post-Capsulorrhaphy-Arthropathie	Schmerzen und Bewegungseinschränkungen	Vorausgegangene Schulterstabilisierungsoperation
Korakoid-Syndrom	Schulterschmerzen	Tendinitis an der Korakoidspitze
Os acromiale	Schulterschmerzen	Fusionsstörung des Schulterdachknochens während des Knochenwachstums, so dass über das 25. Lebensjahr hinaus ein Knochenspalt im Schulterdach verbleibt
Bankdrücker-Schulter	Schulterschmerzen	Überlastungstendinopathie des M. pectoralis minor
Milwaukee-Schulter	Massiver Erguss und Risse der Rotatorenmanschette, Ablagerungen von Kalziumphosphat	Schnell zerstörende Arthritis der Schulter
Septische Arthritis	Fieber, Schüttelfrost, starke Schmerzen, Schwellungen	Bakterielle und Pilzinfektionen, Tuberkulose
Tumore	Schulterschmerzen	Maligne und benigne Tumoren, meist proximaler Humerus
Pathologische Frakturen im Schulterbereich	Schulterschmerzen, Funktionsverlust	Knochenzysten, Osteoporose, Traumata, Tumore
Charcot-Arthropathie	Dorsale neuropathische, meist dumpfe Schmerzen	Häufig Syringomyelie, Einklemmung N. suprascapularis
Quadrilaterales Raumsyndrom	Laterale Schulterschmerzen und Parästhesien	Kompression des N. axillaris und der dorsalen A. circumflexa humeri, meist bei Sportler*innen in Überkopfsportarten
Parsonage-Turner-Syndrom	Starke, in den Arm ausstrahlende Schulterschmerzen, Sensibilitätsstörungen, Kraftverlust	Brachiale Plexusneuritis
Little-League-Schulter	Ausstrahlende Schulterschmerzen	Proximale, humerale Epiphysiolyse, bei meist jüngeren Sportler*innen in Überkopfsportarten
Avaskuläre Nekrose des proximalen Humerus	Schulterschmerzen, auch in Ruhe	Oft posttraumatisch, postoperativ
Arthrose des Sternoklavikulargelenks	Schmerzen, Schwellungen	Posttraumatisch, z. B. nach Luxation

Tab. 10.6 Gelenkbezogene Zuordnungen von muskuloskelettalen Erkrankungen (Krasin und Doron 2022) *(Forts.)*

Zuordnung	Symptome	Ursachen
SAPHO-Syndrom (Synovitis, Akne, Pustulose, Hyperostose, Osteitis)	Schmerzen, Schwellungen	Unklare Ursachen
Kondensierende Osteitis	Schmerzen, Schwellungen	Nichtbakterielle Osteitis, häufig bei Frauen ab dem 40. Lebensjahr nach Trauma
Morbus Friedrich	Schmerzen, Schwellungen	Spontane Nekrose des medialen Endes der Klavikula
Septische ACG-Arthritis	Lokale Schmerzen, Schmerzen in der Brust, Schwellungen, Druckempfindlichkeit und Fieber	Bakteriell
Sternoklavikuläre Hyperostose	Funktionseinschränkungen	Hyperossifikation der Bandstrukturen zwischen dem 30. und 50. Lebensjahr
Tietze-Syndrom	Meist Schwellung ohne Schmerzen	Idiopathische Erkrankung der Rippenknorpel am sternalen Ansatz
Tennisellenbogen	Schmerzen an der Außenseite des Ellenbogens, stechende Schmerzen bei Bewegung, Kraftverlust der Hand	Laterale Epicondylitis

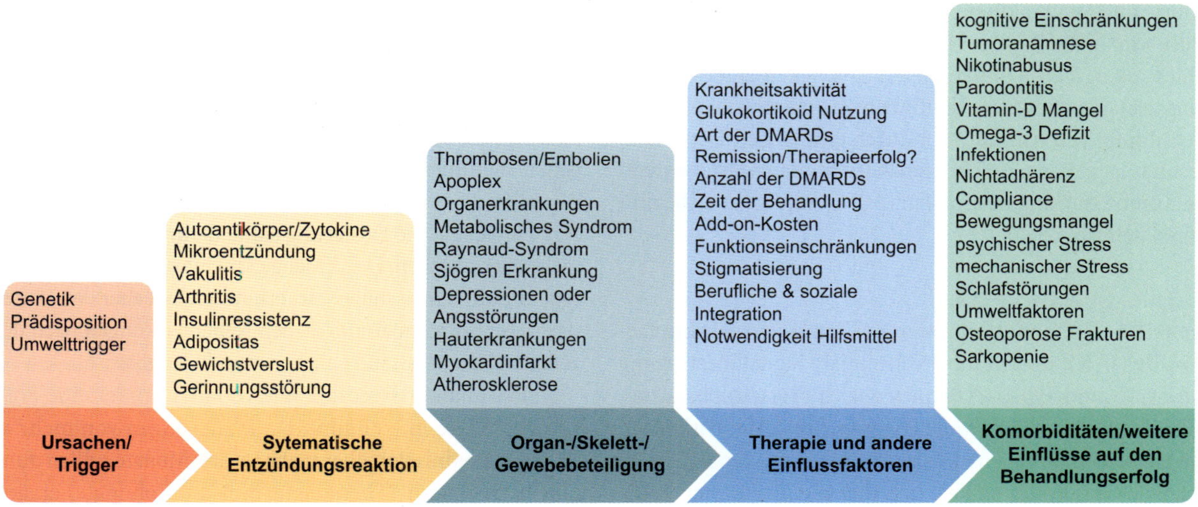

Abb. 10.8 Faktoren und Ursachen rheumatischer Erkrankungen, die den Erfolg im Behandlungsmanagement beeinflussen [M1205, L231]

heitsmodifizierender Antirheumatika (DMARD, Disease-modifying Antirheumatic Drugs) eine deutliche Verbesserung der Krankheitsaktivität bei den meisten muskuloskelettalen entzündlichen Erkrankungsbildern. Zunehmend kann auch der Erkrankungsverlauf gestoppt werden. So können schwere Gelenkschädigungen mit Deformierungen und Funktionsverlust verhindert werden (Pongratz 2021).

INFO

Die modernen Therapien in der Rheumatologie sind besser und sicherer als ihr Ruf. Noch nie zuvor waren Therapien so verträglich und noch nie zuvor wurden so viele Behandlungserfolge erreicht. Noch nie zuvor waren Patient*innen mit rheumatologischen Erkrankungsbildern so wenig eingeschränkt. Die meisten Patient*innen haben eine normale Lebenserwartung, zumeist ohne Funktionseinschränkungen sowie mit einer normalen beruflichen und sozialen Teilhabe.

Die DMARD werden wie folgt eingeteilt:

- Konventionelle synthetische DMARD (csDMARD), z. B. Methotrexat, Leflunomid, Sulfasalazin, Hydroxychloroquin, Azulfidine
- Biologische DMARD (bDMARD)
- Gezielte synthetische DMARD (tsDMARD)

Inzwischen stehen ergänzend sogenannte Biosimilars zur Verfügung, womit sich die Therapiekosten leicht reduzieren. Mittlerweile finden sich kaum noch Unterschiede zwischen Biosimilar und Originalpräparat für einige Medikamente.

MERKE

Biosimilars sind Biopharmazeutika, die in Studien nachgewiesen haben, dass sie den ursprünglichen biologischen Arzneimitteln in Wirksamkeit und Sicherheit gleichwertig sind (umgangssprachlich: Nachahmerpräparate).

Biologische DMARD

Unter biologischen DMARD (bDMARD) werden **zielgerichtete, monoklonale Antikörpertherapien** zusammengefasst (Pongratz 2021, Smolen et al. 2013). Diese sind entweder gegen Immunzellen gerichtet (B- und T-Zellen, B-Zell-Depletion) oder sie üben Einfluss auf die Bildung von Botenstoffen bzw. Zytokinen aus. Beispielweise inhibieren sie den Tumornekrosefaktor alpha (Infliximab, Adalimumab, Certolizumab, Golimumab) oder das Interleukin-6 (Tocilizumab, Sarilumab), oder sie kommen als lösliche Rezeptoren für TNF (Etanercept), als Inhibitor der T-Zell-Ko-Stimulation (Abatacept) oder als monoklonaler Antikörper gegen CD20-B-Zellen (Rituximab) vor. Die meisten dieser Präparate werden inzwischen als subkutane Injektion mit einer Fertigspritze oder einem Pen in unterschiedlichen Injektionsintervallen (Abstand zwischen ein bis vier Wochen bzw. monatlich) durch die Patient*innen selbst appliziert. Sie zeichnen sich durch eine meist gute Verträglichkeit aus. Gelegentlich werden allergische Reaktionen (meist Lokalreaktionen an der Einstichstelle, aber auch systemische Sofort- und Spätreaktionen) beobachtet. Eine Behandlungspause wird in der Regel bei Infektionen und Operationen empfohlen, da in diesen Situationen die Fähigkeit einer Entzündungsreaktion notwendig ist. Rituximab unterbricht anhaltend die Bildung von Antikörpern durch eine B-Zell-Depletion. Resultat ist z. B. eine nicht erzielbare Impfantwort, weshalb die Komplettierung des Impfstatus vor Behandlungsbeginn empfohlen wird.

Gezielte synthetische DMARD

Die tsDMARD sind Inhibitoren der **Janus-Tyrosinkinase-Familie (JAK),** die auf die intrazelluläre Signalübertragung von Typ-I- und Typ-II-Zytokinen abzielt (Tofacitinib, Baricitinib, Upadacitinib, Filgotinib; Pongratz 2021). Die Wirkungen von tsDMARD bestehen in einer Verringerung der T-Zellzahl und einer verminderten Rekrutierung von Leukozyten in die Gelenke. Im Ergebnis ist die Entzündung im Bereich der Synovialis geringer ausgeprägt, z. B. bei entzündlichen Gelenkerkrankungen. So können Gelenkschäden verhindert werden.

JAK-Inhibitoren wirken auch direkt oder indirekt auf die periphere und/oder zentrale Sensibilisierung. Es ist noch nicht bekannt, welche Wege in den zielgerichteten Therapien bei der Behandlung von entzündlichen rheumatischen Schmerzen am meisten bevorzugt werden und welches inhibitorische Profil von JAK-Inhibitoren am effektivsten wäre. Im Praxisalltag zeigen JAK-Inhibitoren eine beeindruckend schnelle und suffiziente Schmerzhemmung zumeist nach vier Wochen der Einnahme, die bislang nicht ausreichend geklärt ist. Neben einem höheren Risiko für eine Herpes-zoster-Erkrankung sind JAK-Inhibitoren in die Diskussion geraten, da sich Hinweise für ein ebenfalls gesteigertes Risiko für Thrombosen/Thrombembolien in der Behandlung mit Tofacitinib vor allem in höheren Dosierungen zeigte. Eine Anwendung bei Risikogruppen mit bekannten thromboembolischen Ereignissen wird derzeit nicht empfohlen. Weitere Studien wurden initiiert.

Glukokortikoide

Entzündliche Gelenkschmerzen können mit Glukokortikoiden meist mit 20–30 mg Prednisolon (oder Äquivalent) täglich und einem schrittweisen Reduzieren auf minimale Dosierungen von ca. 5 mg/d gut beherrscht werden.

Die aktuellen internationalen Therapieempfehlungen raten, Glukokortikoide innerhalb der ersten drei Behandlungsmonate bei den muskuloskelettalen Erkrankungen auszuschleichen. Bei Vaskulitiden (Gefäßentzündungen) und Kollagenosen (Bindegewebserkrankungen) ist derzeit noch ein anderes Vorgehen empfohlen: Sie werden oft mit niedrig dosierten Glukokortikoiden behandelt, abhängig von der zugrundeliegenden Erkrankungsaktivität (Low Dose). Hintergrund für den inzwischen zurückhaltenden Glukokortikoidgebrauch ist das große Risiko der Glukokortikoide, bereits innerhalb der ersten Monate ausgeprägte Nebenwirkungen an Haut, Augen und Knochen zu verursachen. Anlass für diese Empfehlungen war die aktuelle Datenlage, wonach sich insbesondere ein sehr hohes kardiovaskuläres Risiko mit Verkürzung der Lebenszeit mit zunehmender Glukokortikoidbehandlungsdauer zeigte. Dagegen ist das moderne Behandlungsmanagement so effektiv, dass eine längere Behandlung mit Glukokortikoiden in diesen Empfehlungen oft nicht als zwingend erforderlich angesehen wird. In Deutschland und auch einigen anderen Ländern ist das Reduktionsvorgehen allerdings zurückhaltender in der Geschwindigkeit des Ausschleichens. In manchen Fällen gelingt kein vollständiges Ausschleichen, die Dosierung sollte dann 2 mg/d langfristig nicht überschreiten. Diese Menge scheint suffizient genug, um typische „Rheumaschübe" zu verhindern, hat aber den Vorteil, dass das Spektrum an möglichen Nebenwirkungen nach derzeitigem Kenntnisstand nahezu vernachlässigbar ist.

Eine Glukokortikoidtherapie verlangt immer eine Frakturprophylaxe mit Vitamin D_3. Dosierungen von mehr als 7,5 mg/d Prednisolon über mehr als drei Monate sollten durch eine osteologische Therapie (z. B. Bisphosphonate) ergänzt werden.

Spondyloarthritiden sprechen auf Glukokortikoide oft nicht gut an, weshalb hier **NSAR und COX-2-Inhibitoren** zu bevorzugen sind. Bei Patient*innen mit einer Psoriasis-Arthritis sollte auf die systemische Behandlung verzichtet werden. Hintergrund ist, dass die Psoriasis sich unter dem Ausschleichen deutlich verschlechtern kann (Rebound).

MERKE

Glukokortikoidtherapien über einen längeren Zeitraum verlangen immer eine Osteoporoseprophylaxe mit Vitamin D_3. Eine Spiegelbestimmung ist zu empfehlen, um Dosierungen entsprechend im Verlauf anzupassen. Bei Therapien über drei Monate mit mehr als 7,5 mg/d ist eine osteologische Behandlung erforderlich (u. a. mit Bisphosphonaten).

Analgetika, NSAR, Opiate

Nichtsteroidale Antirheumatika (NSAR) sind schmerzlindernde und entzündungshemmende Medikamente, die als

Bedarfsmedikation bei allen muskuloskelettalen entzündlichen Rheumaerkrankungen eingesetzt werden. Sie enthalten keine Glukokortikoide. Es gibt zahlreiche Subgruppen, weshalb für die meisten Patient*innen eine geeignete Behandlung möglich ist. Spondyloarthritiden sollten initial mit einem NSAR der Wahl für einen Monat in einer suffizienten Dosis behandelt werden. Bei nicht ausreichendem Ansprechen oder bei Unverträglichkeit sollte für einen weiteren Monat auf ein zweites NSAR-Präparat gewechselt werden (oder alternativ Coxibe-Therapie).

Coxibe (COX-2-Hemmer) gehören ebenfalls zu den NSAR. Diese hemmen das Enzym Cyclooxygenase (COX) und somit die Bildung entzündungsfördernder Botenstoffe, sogenannter Prostaglandine. Dadurch können sie Entzündungsprozesse eindämmen und haben darüber hinaus eine schmerzstillende Wirkung. Eine Umstellung auf bDMARD ist meist bereits nach zwei bis drei Monaten der Behandlung möglich, sofern kein zufriedenstellender Effekt erreicht wird und Entzündungen persistieren. Vorteil bei längerfristigem Gebrauch ist, dass die Therapie an den individuellen Bedarf angepasst werden kann und eine flexible Therapieausrichtung möglich ist.

Eine Kombination mit **Analgetika** wie Paracetamol oder Metamizol ist ergänzend möglich.

In einigen Fällen wird auch eine **opiathaltige Medikation** bei muskuloskelettalen Schmerzen eingesetzt. Solche Schmerztherapien sollten in Zusammenarbeit mit Schmerzmediziner*innen erfolgen.

Nichtmedikamentöse Therapie

Nichtpharmakologische Behandlungen wie z. B. mobilisierende oder Bewegungstherapien sind vielversprechende Ansätze zur Symptomkontrolle und zur Verbesserung der Alltagsfunktionen. Sie werden als weitere Säule der Behandlung neben Ergo- und Klimaanwendungen eingesetzt. Darüber hinaus kann mit einer Bewegungstherapie die kardiorespiratorische Fitness verbessert und somit das Risiko für kardiovaskuläre Erkrankungen gesenkt werden. Solche Maßnahmen reduzieren die Krankheitsaktivität und -schwere bei rheumatisch erkrankten Patient*innen. Folgekosten der Erkrankungen können deutlich verringert werden. Diese Maßnahmen sind im Gesamtbehandlungsmanagement der einzelnen Erkrankungsgruppen inkludiert (Whittle et al. 2012, Gwinnutt et al. 2022a).

Die **Massagetherapie,** auch kombiniert mit Ölen oder Aromen, gehört zu den ältesten Methoden zur Schmerzlinderung. Weiterer Effekt ist eine Verbesserung der lokalen Durchblutung von Muskulatur, Gelenken und Faszien. Auch eine Erhöhung der körpereigenen Endorphinbildung wurde nachgewiesen. Vor allem Patient*innen mit entzündlichen Rückenerkrankungen profitieren von einer solchen Anwendung über längere Zeiträume.

Die **Balneotherapie** (therapeutische Nutzung von Bädern) kann Schmerzen bei muskuloskelettalen Erkrankungen verringern und die Alltagsfunktionen verbessern. Häufig wird diese Methode in Zentren mit Thermalbädern oder Meerwasserbädern durchgeführt. Balneotherapie umfasst das Baden in natürlichem Mineral- oder Thermalwasser (z. B. Mineralbäder, Schwefelbäder, Totes Meer) sowie die Anwendung von Schlammpackungen (sog. Moorpackungen). Mögliche Effekte sind eine Verbesserung der Schmerzen, des körperlichen und psychischen Befindens sowie der Funktionalität.

Die **Thermotherapie** macht sich die heilende Wirkung hoher oder niedriger Temperaturen zu nutze. Häufig eingesetzt wird die **Eistherapie** in verschiedenen Formen, z. B. Eiswürfel, Coolpacks, KryoJet (Kaltluft), zur Schmerz- und entstauenden Therapie, als Triggerpunktbehandlung (Eisstifte) oder bei Enthesitiden/Enthesiopathien. **Kältekammern** zeigen in Studien erstaunliche Effekte auf das Immun- und Hormonsystem. Dabei wirken Temperaturen von −110 °C auf den gesamten Körper, senken das Schmerzempfinden und lindern so Beschwerden. Derartige Anwendungen können verordnet werden. Auch sogenannte Eis-Saunen finden zunehmend Anwendung, sie werden mit flüssigem Stickstoff auf extrem niedrige Temperaturen (−110 °C bis −120 °C) gekühlt. Für zu Hause eignen sich Coolpacks und kühle Handbäder. Bei Durchblutungsstörungen wie systemischer Sklerose oder Morbus Raynaud sollten Kältereize nicht angewendet werden.

Wärmetherapie wird meist in Form von Thermalbädern, aber auch als warme oder heiße Packungen (z. B. Naturmoor, Paraffin, Schlickpackungen), durch Rotlicht bzw. Heißluft oder auch, bei krankengymnastischer Übungsbehandlung, in Form von heißen Rollen angewendet. Wärmetherapien steigern die Durchblutung, senken vor allem bei myofaszialen Schmerzen den erhöhten Muskeltonus, bauen Stauungen bei chronischen Schwellungen ab und wirken schmerzlindernd. Sauna und Infrarotwärmekabinen, aber auch wassergefiltertes Infrarotlicht erleben eine Renaissance in der Behandlung von Tonusstörungen und muskulären Schmerzen.

Haltungsanpassungen, Atemübungen und Entspannungsmethoden aus den traditionellen asiatischen Behandlungen wie **Yoga, Tai-Chi und Qigong** werden zunehmend in das Behandlungskonzept für rheumatologische Erkrankungsbilder integriert. So werden bei diesen Bewegungsabläufen u. a. die tiefe Zwerchfellatmung angeregt und Entspannungstechniken mit einer Reihe von sanften und kontrollierten Grundstellungen geübt mit dem Ziel, die körperlichen, psychologischen, sozialen und verhaltensbezogenen Komponenten zu vereinen und die innere Harmonie durch Kräftigung und Dehnung der Weichteile zu steigern. Inzwischen gibt es spezielle Behandlungsprogramme für Patient*innen mit rheumatischen Erkrankungsbildern (z. B. Rheuma-Yoga).

Bei der **Akupunktur** werden an bestimmten Körperstellen dünne Nadeln gesetzt und eine Manipulationstechnik durchgeführt. Eine Kombination aus Nadelung, Moxibustion und Wärmeakupunktur wird bei muskuloskelettalen Erkrankungen häufig eingesetzt. Die Studienlage ist sehr different im Ergebnis. Nennenswerte Nebenwirkungen wurden bislang nicht festgestellt, Verbesserungen auf den Funktionsstatus und die Lebensqualität konnten nachgewiesen werden. Neben einer entzündungshemmenden Wirkung, antioxidativen Veränderungen und einer Regulierung der Funktion des Immunsystems wurde herausgefunden, dass Akupunktur die klinischen Symptome und Laborparameter bei z. B. Patient*innen mit einer rheumatoiden Arthritis verbessern kann.

Medizinische Blutegel verfügen anatomisch über drei Kiefer mit zusammen 240 Zähnen. Ihr Speichel enthält mehr als 100 verschiedene Inhaltsstoffe, wobei zahlreiche noch nicht erforscht sind. Enzyme wie Hirudin und Calin wirken gerinnungshemmend, schmerzlindernd sowie antientzündlich und fördern den Blut- und Lymphfluss. Das Gewebe wird gereinigt und von frischem Blut durchströmt. So wird das Immunsystem insgesamt gestärkt. Inzwischen belegen klinische Studien, dass durch den Einsatz von Blutegeln bei Patient*innen mit degenerativen Gelenkerkrankungen der Verbrauch von NSAR drastisch reduziert werden konnte und der Effekt bis zu sechs Monate anhielt. Bei chronischen Synovialis-Proliferationen konnte ein Rückgang erzielt werden mit einem verbesserten Ansprechen auf eine systemische Behandlung. Die Blutegeltherapie kommt inzwischen wieder häufiger zum Einsatz.

In den letzten Jahren hat das Interesse am Zusammenspiel von **Ernährung und Darmmikrobiom** sowie **Entzündungen und oxidativem Stress** bei rheumatischen Erkrankungen enorm zugenommen. Einige Studien weisen auf einen Zusammenhang zwischen Ernährung und oxidativem Stress hin, sodass eine mediterrane, omega-3-reiche Ernährung inzwischen Bestandteil der Behandlungsempfehlungen ist. Positive Effekte entzündungshemmender Diäten (mediterran, vegetarisch, vegan, ketogen) auf das Schmerzerlebnis wurden in Studien nachgewiesen, wobei der Evidenzgrad meist kritisiert wurde. Andere Studien zeigten, dass eine Curcuminsupplementierung die Entzündungsmarker bei Patient*innen mit rheumatoider Arthritis verbessern konnte, eine Meta-Analyse stellte die positive Wirkung von Probiotika dar. Hingegen gibt es bislang keine ausreichenden Belege für den Nutzen einer Kollagensupplementierung bei entzündlichen Gelenkerkrankungen (Gwinnutt et al. 2022b).

Pharmakologische Interventionen stehen im Mittelpunkt der Behandlung rheumatischer Erkrankungen. Inzwischen haben aber auch die nichtpharmakologischen Interventionen einen besonderen Stellenwert im nationalen und internationalen Behandlungsmanagement erreicht. So werden diese Behandlungen als wichtige Begleittherapie zur Verbesserung der kardiovaskulären Funktion, der Muskelkraft als Element der Osteoporose- und Sturzprävention sowie zur allgemeinen Muskelrelaxation, Durchblutungs-, Atmungsverbesserung und zur Entspannung empfohlen. Darüber hinaus benötigen einige Patient*innen mit rheumatischen Erkrankungen aufgrund von Kontrakturen, Beeinträchtigungen der Atem- und Herzfunktion und Gangstörungen möglicherweise individuelle Rehabilitationsanwendungen und Empfehlungen für Orthesen und Prothesen.

LITERATUR

Bordoni B, Mahabadi N, Varacallo M. Anatomy, fascia. In: Statpearls. Treasure Island (FL), 2022.

Brückle W et al. Gewebe-pO2-Messung in der verspannten Rückenmuskulatur (M. erector spinae). Z Rheumatol. 1990; 49: 208–216.

Cummings M, Baldry P. Regional myofascial pain: Diagnosis and management. Best Pract Res Clin Rheumatol. 2007; 21: 367–87

El-Tallawy SN et al. Management of musculoskeletal pain: An update with emphasis on chronic musculoskeletal pain. Pain Ther. 2021; 10: 181–209.

Gwinnutt JM et al. Effects of physical exercise and body weight on disease-specific outcomes of people with rheumatic and musculoskeletal diseases (rmds): Systematic reviews and meta-analyses informing the 2021 eular recommendations for lifestyle improvements in people with rmds. RMD Open. 2022a; 8.

Gwinnutt JM et al. Effects of diet on the outcomes of rheumatic and musculoskeletal diseases (rmds): Systematic review and meta-analyses informing the 2021 eular recommendations for lifestyle improvements in people with rmds. RMD Open. 2022b; 8.

Khan MA. Update on Spondyloarthropathies. Annals of Internal Medicine. 2002; 136 (12): 896–907.

Krasin E, Hemo Y, Doron R. Stop searching under the streetlight! A primer and practical guide to the diagnosis of joint pain and infl ammation. Mediterr J Rheumatol. 2022; 33: 291–304.

Lavelle ED, Lavelle W, Smith HS. Myofascial trigger points. Med Clin North Am. 2007; 91: 229–239.

Pongratz G. Schmerz bei rheumatischen Erkrankungen : Was haben Biologika und Januskinaseinhibitoren zu bieten? Z Rheumatol. 2021; 80: 214–225.

Puntillo F et al. Pathophysiology of musculoskeletal pain: A narrative review. Ther Adv Musculoskelet Dis. 2021; 13: 1759720X21995067.

Rudwaleit M. [Spondyloarthritides]. Internist. 2017; 58(7): 687–701.

Smolen JS et al. Eular recommendations for the management of rheumatoid arthritis with synthetic and biological disease-modifying antirheumatic drugs: 2013 update. Ann Rheum Dis. 2013; 73: 492–509.

Van der Linden MP et al. Classification of Rheumaoid Arthritis. M. Arthritis Rheum. 2011; 63(1): 37–42.

Whittle SL et al. Multinational evidence-based recommendations for pain management by pharmacotherapy in inflammatory arthritis: Integrating systematic literature research and expert opinion of a broad panel of rheumatologists in the 3e initiative. Rheumatology (Oxford). 2012; 51: 1.416–1.425.

Wilke J et al. Not merely a protective packing organ? A review of fascia and its force transmission capacity. J Appl Physiol (1985). 2018; 124: 234–244.

Willard FH et al. The thoracolumbar fascia: Anatomy, function and clinical considerations. J Anat. 2012; 221: 507–536.

Zochling J et al. Current evidence for the management of ankylosing spondylitis: A systematic literature review for the asas/eular management recommendations in ankylosing spondylitis. Ann Rheum Dis. 2006; 65: 423–432.

KAPITEL

11

Hans-Ulrich Giesen

Tumorschmerztherapie

Kernaussagen

- Neuer oder deutlicher Schmerzanstieg → Schmerzabklärung notwendig
- Einsatz von kurzwirksamen Opioiden vor schmerzhaften Prozeduren
- Psychosoziale Therapieformen und Körpertherapie additiv anwenden
- Auch an RX, CX und Punktionen denken

Schmerzarten

Bei 70–80 % der Tumorpatient*innen treten im fortgeschrittenen Stadium einer Krebserkrankung Schmerzen auf. Dabei können drei Ursachen unterschieden werden: tumorbedingte Schmerzen, therapiebedingte Schmerzen sowie die sogenannte Total Pain.

Tumorbedingte Schmerzen

In diesem Fall werden die Schmerzen direkt durch den Tumor oder die Metastasen hervorgerufen, z. B. durch:

- Kompression von Nerven
- Dehnung von Organen mit Kapsel (z. B. Leber, Niere)
- Strukturänderung von Knochen (osteoklastisch = Zunahme, osteopenisch = Abnahme der Knochensubstanz)
- Ausschüttung von Botenstoffen, die Schmerzen verursachen
- Produktion von Flüssigkeiten (Pleuraerguss/Aszites)
- Obstruktionen und Perforationen (Magen/Darm, Luftröhre, Harntrakt, Lymphwege)

Therapiebedingte Schmerzen

Hier entstehen die Schmerzen als Folge der Behandlung.

- Operativ: z. B. Verletzung von Nerven, Muskeln oder Organen, Narbenbildung
- Chemotherapie: Polyneuropathie als Folge von Nervenschäden, direkte Reizung der Schmerzfasern
- Strahlentherapie: initial Ausdehnung von Knochenmetastasen, Nervenschädigungen, Vernarbungen, Hautirritationen

Total Pain Concept

Dame Cicely Saunders, die britische Begründerin der modernen Hospizbewegung, sah mehr als nur den körperlichen Ursprung des Schmerzes: Schmerz beziehungsweise Leiden umfasse verschiedene Dimensionen. Um das komplexe Erleben des Menschen zu erklären und Handelsansätze aufzuzeigen, entwickelte Saunders das Total Pain Concept (➤ Abb. 11.1). Neben den rein körperlichen, physischen Komponenten von Schmerz und Leid stehen dabei auch spirituelle, psychische und soziale Anteile (Saunders 2000).

Auch bei nicht konfessionell gebundenen Menschen existieren **spirituelle Aspekte** des (Er-)Lebens. Sinnfragen wie das „Warum“ und „Was geschieht nach dem Tod“ begleiten viele Menschen und insbesondere in existentiellen Bedrohungslagen rücken sie in den Vordergrund.

Psychisch wirken alte, erlernte und verinnerlichte Überzeugungen (z. B. Selbstwert, Selbstwirksamkeit), Kommunikations- und Entscheidungsmuster (z. B. Paternalismus, Autonomie) wie auch Coping-Strategien (Optimismus/Pessimismus, Aktivismus/Passivität). Oftmals sind diese aber unzureichend oder gar unwirksam für die neue Situation und bedürfen einer Anpassung. Hier entstehen schnell Hilflosigkeit und Überforderung.

Da eine schwerwiegende und fortwährend beeinträchtigende Erkrankung **auch soziale Aspekte** hat, wirken diese sich ebenfalls auf das (Er-)Leben aus. Sozial- und versicherungsrechtliche Aspekte, finanzielle Absicherung, Sorgerecht, Vorsorgevollmacht und vieles mehr sind hier zu bedenken.

Diese Bereiche stehen nicht isoliert nebeneinander, sondern bedingen und beeinflussen sich gegenseitig mehr oder minder, bis zur Potenzierung! Wenn es gelingt, diese Aspekte ganzheitlich in die Versorgung zu integrieren, kann häufig eine bessere und nebenwirkungsärmere Schmerzreduktion erreicht werden.

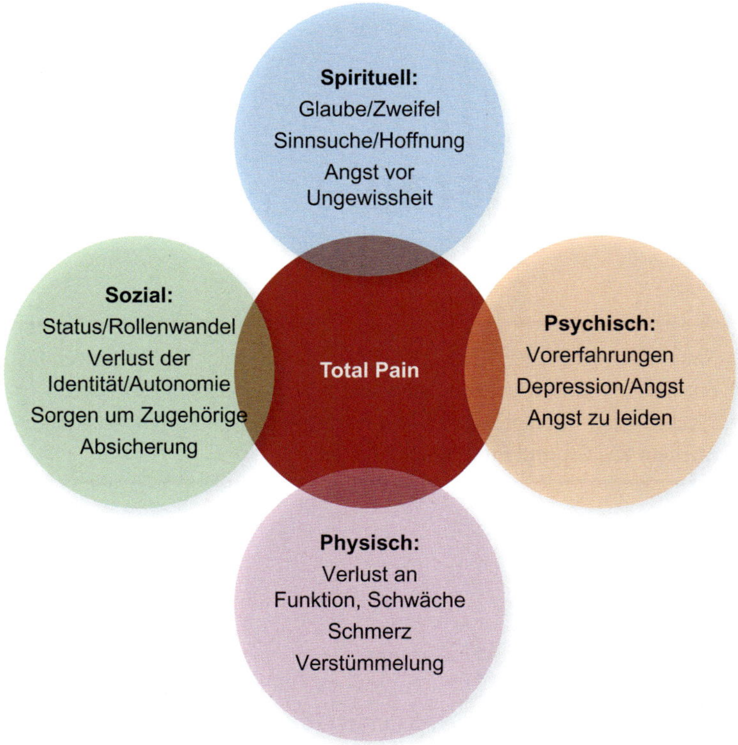

Abb. 11.1 Total Pain Concept [M1198, L231]

Schmerzdiagnostik

Auch bei Tumorschmerzen müssen eine Anamnese und eine schmerzbezogene klinische Untersuchung erfolgen.

Zur Schmerzerfassung eignen sich Selbsteinschätzungsskalen (z. B. VAS, NRS) und standardisierte Fragebögen. Mithilfe eines Schmerztagebuchs können Rhythmik und Ursachen erkannt werden, z. B. Morgenschmerz bei unzureichender Wirkdauer der Abenddosis.

Bei der körperlichen Untersuchung wird die schmerzhafte Region fokussiert, um Veränderungen wie Rötung, Schwellung, Einziehungen, Klopf- oder Druckschmerz sowie verminderte Beweglichkeit zu erfassen. Bei der orientierenden neurologischen Untersuchung werden Reflexauffälligkeiten, „Pluszeichen" (z. B. Hyperalgesie, Allodynie) und „Minuszeichen" (z. B. Hypästhesie, Paresen) unterschieden. Das Augenmerk sollte auch auf zentrale Nervenstrukturen wie Hirnnerven (Koordination, kognitive Veränderungen) gerichtet sein.

Die Schmerzart kann über den Schmerzcharakter eingegrenzt werden: Brennen, Stechen, Drücken etc.

Medikamentöse Therapie

Die Schmerzmedikation orientiert sich an Art, Dauer, Rhythmik und Intensität der Schmerzen. Tritt ein Schmerz einmal am Tag auf, kann eine Basismedikation, die den ganzen Tag abdeckt, entbehrlich sein. Ein Dauerschmerz hingegen, der immer über Nacht zunimmt, fordert eine stärkere Abenddosis.

Bei Durchbruchsschmerzen ist eine Bedarfsmedikation bzw. Rescue Medication sinnvoll.

INFO

Regeln der WHO-Schmerztherapie (Ventafridda 1985)

- By mouth: Tabletten sinnvoller als Pflastersysteme (Ausnahme maximale Schluckstörung)
- By the ladder: NSAR und niedrigpotente vor hochpotenten Opioidanalgetika
- By the clock: retardierungsangepasste Verordnung, um ausreichende Wirkspiegel zu garantieren

Opioide

Die WHO-Stufentherapie unterscheidet schwache (Stufe II) und starkwirksame (Stufe III) Opioide (➤ Kap. 3.1.4).

Schwache Opioide

- Tramadol: serotonerg, psychisch stabilisierend, gut bei neuropathischem Schmerz
- Tilidin: keine Sphinkterwirkung, gut bei pankreatikobilären Störungen, mäßiger bis starker Schmerz
- Codein: sehr schwach analgetisch, gut antitussiv oder bei Diarrhö

Starkwirksame Opioide

- Morphin
- Fentanyl
- Buprenorphin
- Alfentanil (nur i. v. verfügbar)

- (Levo-)Methadon
- Oxycodon
- Piritramid
- Tapentadol

Durchbruchschmerzen (DBS)

Trotz guter Basisanalgesie kommt es bei 80 % der Tumorpatient*innen unter Opioiden zu Schmerzspitzen. Bei vorhersehbaren Schmerzspitzen (z. B. bei Belastung, Husten, Lagerung, Mobilisation) ist ein antizipatorischer Einsatz von Schmerzmitteln sinnvoll, bei unvorhersehbaren Situationen muss reaktiv gehandelt werden.

CAVE

Beim End-of-Dose-Phänomen führt eine unzureichende Retardierungswirkung zu regelmäßig wiederkehrenden Schmerzspitzen: Hier zunächst das Intervall anpassen, bevor die Dosis erhöht wird.

Als Anhaltspunkt gilt: Für die **Bedarfsmedikation:** $^1/_6$ der Tagesgesamtdosis als kurzwirksames Opioid p. o. oder s. c. verabreichen:
- Morphin
- Fentanyl
- Oxycodon
- Hydromorphon

CAVE

Opiatnaiven sollte zunächst die geringste Dosis als Bedarf verordnet werden, da die Gefahr einer Atemdepression besteht!

DBS treten oft schnell (5–10 min) auf und halten nur kurz (45–60 min) an. Die Bedarfsmedikation sollte daran angepasst werden.

Transmukosale Fentanylpräparate (z. B. Actiq, Effentora) sind sehr effektiv, entsprechen aber nicht der $^1/_6$-Tagesdosislogik. Hier muss immer die niedrigste wirksame Dosis gewählt werden.

Nichtopioide

Metamizol wird in Deutschland häufig eingesetzt, da es nicht nur analgetisch, sondern auch antipyretisch und spasmolytisch wirkt. Es ist insbesondere in Kombination mit Opioiden gut wirksam und geeignet bei Knochenschmerzen oder kolikartigen Viszeralschmerzen. Es wirkt weniger toxisch auf den GI- und Nierentrakt als viele andere NSAR und besitzt keine antiphlogistische Wirkung.

CAVE

In < 0,01 % der Fälle kann es bei der Einnahme von Metamizol zu einer Agranulozytose kommen (Symptome: infektähnlich, hohes Fieber, Halsschmerzen, Schleimhautläsionen). Es wird ein Differenzialblutbild angefertigt, Metamizol wird abgesetzt und eine symptomatische Therapie durchgeführt.

Paracetamol, Ibuprofen und Diclofenac haben keine wesentlichen Vorteile zu Metamizol, lediglich bei bewegungsabhängigen Knochen- und Weichteilschmerzen ergibt sich ein geringer Vorteil. Bei Älteren oder Organgeschädigten sind die gastrointestinalen, renalen und kardiovaskulären Nebenwirkungen zu beachten.

Koanalgetika

Bei neuropathischen Schmerzen oder Mixed Pain (nozizeptiv und neuropathisch gemischt) ist die Ergänzung mit adjuvanten Analgetika sinnvoll. Neuropathische Schmerzen sprechen gut an auf zusätzliche Gabe von **Amitriptylin, Imipramin, Pregabalin und Gabapentin. Citalopram** sediert geringer, bei Einsatz von **Duloxetin** ist die selektive Serotonin- und Noradrenalinaufnahmehemmung zu beachten.

Cannabinoide

Gesichert ist die Wirkung bei chemotherapiebedingter Übelkeit und Erbrechen sowie therapierefraktärer Spastik bei MS (Multiple Sklerose).

Bei Schmerzen wirken sie an peripheren Nerven, entzündetem Gewebe, Mikroglia im Rückenmark, aber auch auf der Verarbeitungsebene im limbischen System und im Thalamus. Zentrale dissoziative Wirkungen unterstützen dies ebenfalls.

Zugelassen sind in Deutschland lediglich Sativex® für therapierefraktäre Spastik bei MS sowie Nabilon und Dronabinol zur Antiemese. Die Verordnung von Cannabinoiden **außerhalb der Zulassung** ist nur per Antragsverfahren zulässig.

Bei Patient*innen der spezialisierten ambulanten palliativmedizinischen Versorgung (SAPV) muss die Krankenkasse innerhalb von drei Tagen nach Antragseingang ablehnen, sonst gilt es als genehmigt. Bei allen übrigen Anträgen muss nach drei bzw. bei MDK-Beteiligung (medizinischer Dienst der Krankenversicherungen) innerhalb von fünf Wochen ein Entscheid ergehen.

CAVE

Das Wirtschaftlichkeitsgebot beachten: Die Therapie mit Cannabisblüten ist wesentlich teurer als jene mit Cannabisextrakten.

Ketamin

Ketamin ist ein dissoziatives Anästhetikum mit antidepressiver und im Niedrigdosisbereich auch analgetischer Wirkung. Da es über eine NMDA-Rezeptorblockade wirkt (anders als gängige Analgetika), ist es für die Tumorschmerztherapie interessant und wirksam:
- Oral: 3–4 × 10–25 mg/d, max. 200 mg/d
- Nasal: Ketamin 50 mg/ml; 1 Hub (ca. 0,14 ml) = 6,3 mg; 4–6 Hübe/d (Rezepturarzneimittel!); **Cave:** Zulassung zur Behandlung der Depression als Spravato®, hier Anwendung nur in Anwesenheit und unter Kontrolle von med. Personal; Zubereitung als Nasenspray kann verordnet und von der Apotheke hergestellt werden, dann auch Leistung der GKV

- Subkutaninfusion: 5–25 mg/d, max. 500 mg/d; da es reizt, in NaCl 0,9 % lösen
- Intravenöse Gabe: 2,5–5 mg (oder bis 0,5 mg/kg KG in subanästhetischer Dosis, nur von erfahrenen Ärzt*innen anzuwenden, bevorzugt als Esketamin, ggf. auch mit begleitender Hypnose – verbessert die Wirksamkeit enorm); wegen Halluzinationen bei höherer Dosis Kombination mit Benzodiazepin; **Cave:** Erhöht Sedierungsgrad deutlich!

Kortison

Zugelassen zur Suppression entzündlicher und allergischer Erkrankungen, bei Hirnödemen, bei Übelkeit und Erbrechen unter Chemotherapie sowie tumorbedingter Hyperkalziämie.

Off-Label wird es bei Kompressionen eingesetzt (Nerven, Rückenmark, Strahlenpneumonitis, Hohlorgankompression, paraneoplastisches Fieber, Schmerzlinderung bei Tumor):

- Dexamethasongabe: morgens p. o. oder 80 % der p. o. Dosis s. c. oder i. v.
- Hirndruck, Obstruktion Hohlorgan, Antiemese: 8–16 mg
- Rückenmark: 16 mg

Interventionelle Schmerztherapie

Therapierefraktärer Schmerz kann durch interventionelle Schmerztherapie beeinflusst werden:

- Zöliakusblockade: Oberbauchschmerz/Pankreaskarzinom
- Lokale Neurolyse: lokale Schmerzen bei Infiltration
- Periduralkatheter: Mixed Pain, neuropathischer Dauerschmerz, Segmente thorakal bis lumbal
- Intravenöse Pumpentherapie: keine orale Medikation möglich, Versagen von transdermalen Systemen z. B. bei Kachexie, bessere Steuerbarkeit mit PCA-Funktion bei DBS
- Implantierbare intrathekale Katheter inkl. Pumpe bei getesteter Wirksamkeit und Lebenserwartung > ½ Jahr

Nichtmedikamentöse Therapie

Interventionelle Tumortherapie

In Abhängigkeit von der Schmerzursache sollte in Abstimmung mit der Tumorkonferenz auch eine Anwendung von **Strahlentherapie** sowie **Chemotherapie** bedacht werden. Die hier erzeugte Tumorreduktion kann mittelfristig auch einen schmerzlindernden Einfluss haben. Initial kann es zu einem Ödem und damit einer Zunahme von Beschwerden kommen, weshalb oft ein begleitende Kortisontherapie erfolgt.

Bei Aszites oder Pleuraerguss kann eine **Punktion** erfolgen.

Körpertherapie

Krankengymnastik, Lymphdrainage und Lagerungstherapie können additiv zur Schmerzlinderung betragen und sollten kombiniert werden.

Physiotherapie verbessert neben der Mobilität auch die Funktionalität und die Schmerzen. Abhängig vom Eingriffsort (z. B. Mamma und Axillalymphnodektomie) kann sie teilweise sehr entscheidend zur Schmerzreduktion beitragen.

Atemtraining kann bei Atemproblemen die Dyspnoe, mögliche Panik wie auch Schmerzen lindern.

Sporttraining: In vielen Studien belegt ist der Effekt von mildem, aerobem Ausdauer- und Krafttraining. Wird es schon vor einer Chemotherapie begonnen, kann es Fatigue und Nebenwirkungen reduzieren und sogar die chemotherapieinduzierte Polyneuropathie erheblich senken. Zusätzlich verbessern sich nachweislich Schmerzen, Schlaf und Dyspnoe.

Auch **Yoga und Tai-Chi** haben in Studien gute Effekte auf Linderung von Fatigue, Beweglichkeit, Dyspnoe, Schlaf und Schmerz gezeigt (Leitlinienprogramm Onkologie 2021).

Deutlich positive Effekte auf Schmerzen, Fatigue und Schlafqualität hat auch die **Fußreflexzonenmassage** (Leitlinienprogramm Onkologie 2021).

Erste Versuche mit **virtueller Realität** haben einen positiven Einfluss auf Schmerzen, Schlaf, Angst und Beweglichkeit gezeigt, dies sogar bei stark mobilitätseingeschränkten Patient*innen (Heim 2021). Das imaginäre Simonton-Training kann so verbessert und noch wirksamer gestaltet werden. Hier wird sich zukünftig ein sehr spannendes Therapiefeld weiter ausdehnen.

Die **transkutane elektrische Nervenstimulation** (TENS) kann regional bei Tumor- oder Therapieschmerzen zur Schmerzreduktion sowie bei sekundären Phänomenen wie Verspannungen sinnvoll additiv eingesetzt werden. Auf lokale Hautirritationen in Strahlenfeldern ist zu achten.

Psychologische Therapieformen

Nicht nur die Erkrankung selbst, sondern auch persönliche, finanzielle und partnerschaftliche Veränderungen führen zu zusätzlichen, teils existentiellen Belastungen. Hier ist eine beratende Begleitung und psychosoziale Unterstützung sehr hilfreich (z. B. durch Psychotherapie, Psychoonkologie, Seelsorge, Sozialarbeit). Entlastung und Perspektivschaffung können so auch Schmerzen reduzieren. Dieses Angebot ist zu inkludieren und sollte die Autonomie achten und stützen.

LITERATUR

Deutsche Gesellschaft für Palliativmedizin e. V. (DGP) et al. S3-Leitline „Palliativmedizin für Patienten mit einer nichtheilbaren Tumorerkrankung". 2019. AWMF: Reg.-Nr. 128-001

Deutsche Gesellschaft für Schmerzmedizin (DGS) et al. PraxisLeitlinie Schmerztherapie Tumorschmerz Version 3.0: Aus: https://dgs-praxisleitlinien.de/tumorschmerz/ (letzter Zugriff: 14.02.2023)

Heim TM. In virtuellen Welten dem Schmerz entkommen. Schmerzmedizin. 2021; 37(3): 13–16.

Leitlinienprogramm Onkologie der Arbeitsgemeinschaft der Wissenschaftlichen Medizinischen Fachgesellschaften e.V. (AWMF). S3-Leitlinie Komplementärmedizin in der Behandlung von onkologischen PatientInnen. 2021. Aus : www.leitlinienprogramm-onkologie.de/fileadmin/user_upload/Downloads/Leitlinien/Komplementär/Version_1/LL_Komplementär_Langversion_1.1.pdf (letzter Zugriff 14.02.2023)

Saunders C. The evolution of palliative care patient education and counseling. Patient Education and Counseling. 2000; 41: 7–13.

Ventafridda V. et al. WHO guideline for the use of analgetics in cancer pain. Int J. Tissue React. 1985: 7(1): 93–96

KAPITEL

12 Somatic Symptom Disorder – die somatische Belastungsstörung

Jan-Peter Jansen

Kernaussagen

- Im ICD-11 ersetzt der Begriff der „Somatic Symptom Disorder“ den Begriff der „somatoformen Schmerzstörung“, der in Zukunft nicht mehr zu verwenden ist.
- In dieser Kategorie gehen auch andere Diagnosen auf wie z. B. „Somatisierungsstörung“, „Hypochondrie“ und „unspezifische somatoforme Störung“.
- Die Dichotomie von „Körper“ und „Seele“ wird damit aufgehoben.

Definition

Die somatische Belastungsstörung (Somatic Symptom Disorder, SSD) und verwandte Störungen sind psychische Gesundheitsstörungen, die durch eine intensive Fixierung auf körperliche (somatische) Symptome gekennzeichnet sind und zu erheblichem Leid führen und/oder den Lebensalltag beeinträchtigen.

Psychische Störungen gehen meist mit psychischen Symptomen einher. Die Betroffenen haben ungewöhnliche oder verstörende Gedanken, schwierige Gemütszustände und/oder zeigen abnorme Verhaltensweisen.

Bei der **somatischen Belastungsstörung** „somatisieren“ diese Symptome und treten als körperliche Krankheitszeichen auf. Diese Symptome, wie z. B. Schmerzen, Schwäche, Müdigkeit oder Übelkeit, bereiten den Betroffenen überdurchschnittlich viele Sorgen und sie investieren sehr viel Zeit und Energie in die Suche nach „ihrer“ Diagnose. Es kann zwar eine medizinische Begründung für diese Beschwerden existieren, dies muss aber nicht sein.

Jeder Mensch reagiert mit Unruhe und Besorgnis auf mögliche Krankheitssymptome. Bei Menschen mit einer somatischen Belastungsstörung kann es aber zu außergewöhnlichen Sorgen, intensiven Gedanken, Gefühlen und Verhaltensweisen kommen. Dies verursacht auch erhebliches Leid und die alltägliche Lebensweise ist erheblich beeinträchtigt.

Klassifizierung und Diagnose

Im ICD-11 (gültig ab 01.01.2023) finden sich alle schmerzrelevanten Diagnosen im Kapitel MG30. Der Begriff „Somatic Symptom Disorder“ ersetzt den Begriff der „somatoformen Schmerzstörung“, der in Zukunft nicht mehr zu verwenden ist. Beim ICD-11 handelt es sich um eine relationale Datenbank mit API-Schnittstelle zur Praxis-Software.

Im DSM-5 (Diagnostic and Statistical Manual of Mental Disorders; American Psychiatric Association 2018) ist die Störungskategorie **somatische Belastungsstörung und verwandte Störungen** eine relativ neue diagnostische Gruppe. Hierunter werden verschiedene Störungen subsumiert, denen allen gemeinsam ist, dass körperliche Symptome im Vordergrund stehen. Nach der DSM-5 müssen folgende drei Kriterien für eine somatische Belastungsstörung erfüllt sein:

- Somatische Symptome (besorgniserregend, resultieren in signifikanten Einschränkungen im Alltag)
- Exzessive gedankliche, emotionale und verhaltensrelevante Beschäftigung mit den Symptomen (unverhältnismäßige Gedanken über die Ernsthaftigkeit; hoher Grad an Angst bezogen auf Symptome/Gesundheit; Symptomen wird exzessiv Zeit und Energie gewidmet)
- Mindestens sechs Monate Dauer

Dabei spielt keine Rolle, ob die Symptome medizinisch erklärbar sind oder nicht.

Die **exakte Exploration** unter Berücksichtigung belastender biografischer Aspekte und aktueller Konfliktsituationen ist die Grundlage für eine entsprechende Diagnostik.

PRAXISTIPP

Der Hintergrund ist, dass eine psychische Störung auch dann vorliegen kann, wenn es sich vordergründig um körperliche Symptome handelt, für die sich keine andere Ursache findet. Früher hatte man medizinisch unerklärliche Symptome für nötig gehalten, diese gehören heute zu den Konversionsstörungen.

Untersuchung

Nach der Exploration und Anamnese erfolgt eine gründliche körperliche Untersuchung. Diese sollte entsprechend der allgemein bekannten Standards durchgeführt werden.

Normalbefunde bzw. auch die Abwesenheit pathologischer Befunde oder Hinweise auf solche Befunde sollten den Betroffenen mitgeteilt werden. Einerseits müssen die Beschwerden der Patient*innen ernst genommen werden, andererseits kann man aber über die Ungefährlichkeit der funktionellen Störungen sprechen, auch wenn diese den Betroffenen sehr stark belasten.

Wichtig ist die Ermittlung der Patientenpräferenzen im Sinne von „Womit konnten Sie solche oder ähnliche Symptome früher unter Kontrolle bringen".

Differenzialdiagnosen

Auch bei anderen psychischen Erkrankungen können körperliche Symptome auftreten und in der „Präsentation" durch die Patient*innen in den Vordergrund treten, z. B. bei einer ausgeprägten Depression oder einer Panikstörung (mit Herzrasen, Blutdruckspitzen, Herzrhythmusstörungen).

LEITLINIE

Unter „funktionellen Körperbeschwerden" subsummieren wir ein breites Spektrum an Beschwerdebildern und Syndromen, von vorübergehenden Befindlichkeitsstörungen über so genannte „medically unexplained (physical) symptoms" bis hin zu kriteriengemäß ausgeprägten somatoformen Störungen, den neu definierten körperlichen Belastungsstörungen („somatic symptom disorder", „Bodily distress disorder"), so genannten funktionellen Syndromen (z. B. Fibromyalgiesyndrom (FMS), Reizdarmsyndrom (Irritable Bowel Syndrome, IBS), chronisches Erschöpfungssyndrom (Chronic Fatige, Syndrome, CFS), Kraniomandibuläre Dysfunktion (Temporo-Mandibular Joint Disorder, TMJD) oder verschiedene Arten unklarer Schmerzen (z. B. chronische nichtspezifische Rücken-, Gesichts- oder myofasziale Schmerzen). (DGPM et al. 2018).

Beratung und Behandlung

Im Sinne eines Watchful Waitings sollten Betroffene sich in drei bis vier Wochen wieder vorstellen. Möglicherweise gelingt allein durch diese Maßnahmen eine Beruhigung der Patient*innen. Sollte dies nicht der Fall sein, ist leitliniengerecht eine entsprechende kognitiv-behavoriale Verhaltenstherapie zu initiieren.

Zu vermeiden ist eine „Komplettierung" der apparativ-technischen Diagnostik, um ggf. „Zweifel auszuräumen". Dies führt bei den überbesorgten Patient*innen eher zur Annahme, dass eine bedrohliche Erkrankung verheimlicht wird, „sonst würde die Ärztin das doch nicht machen."

Die Erläuterung der vorliegenden funktionellen Störungen kann die Betroffenen eher beruhigen. Kenntnisse in der Behandlung psychosomatischer Störungen helfen dabei, fachlich kompetent aufzutreten.

LITERATUR

American Psychiatric Association. Diagnostisches und Statistisches Manual Psychischer Störungen DSM-5®. 2.A. Göttingen: Hogrefe; 2018.

Bundesministerium für Arzneimittel und Medizinprodukte. 11. Revision der ICD der WHO (ICD-11). Aus: www.bfarm.de/DE/Kodiersysteme/Klassifikationen/ICD/ICD-11/_node.html (letzter Zugriff: 6.2.2023).

Deutsche Gesellschaft für Psychosomatische Medizin und Ärztliche Psychotherapie e.V. (DGPM) et al. S3-Leitlinie „Funktionelle Körperbeschwerden". 2018; AWMF Reg.-Nr. 051-001.

KAPITEL

13 Besondere Aspekte der Schmerztherapie

13.1 Schmerzen bei Kindern und Jugendlichen

Raymund Pothmann

13.1.1 Grundlagen

Kernaussagen

- Die Schmerzwahrnehmung beginnt ab der 12. intrauterinen Woche.
- Das Schmerzhemmsystem entwickelt sich im Laufe der Kindheit.
- Eine kognitive Schmerzbewältigung ist adäquat erst ab dem Jugendalter möglich.
- $^{4}/_{5}$ der Kinder leiden bis zum 18. Lebensjahr einmal unter Schmerzen.
- Die Schmerzdiagnostik muss gemäß dem Entwicklungsstand erfolgen.
- Die Schmerzdokumentation muss bis zum 12. LJ dem Entwicklungsstand entsprechen.
- Schmerzprophylaxe ist wesentlich für das Erlernen einer adäquaten Schmerzbewältigung.
- Der chronische Schmerz wird im Wesentlichen nichtmedikamentös behandelt.
- Die medikamentöse Schmerztherapie erfolgt alters- und gewichtsbezogen.

Entwicklung der Schmerzwahrnehmung und Schmerzbewältigung

Die physiologischen Grundlagen für die Schmerzwahrnehmung sind ab der 12. Schwangerschaftswoche gegeben. Daraus folgt, dass bei intrauterinen Eingriffen einschließlich Abort ethisch für eine adäquate Analgesie gesorgt werden muss.

Das Schmerzhemmsystem entwickelt sich postpartal nur langsam weiter, insbesondere die absteigenden Schmerzhemmsysteme. Bis zum 2. Lebensjahr ist die Nervenleitung annähernd vergleichbar schnell wie bei Erwachsenen (Zimmermann 2011). Hieraus folgt, dass vor allem Frühgeborene und Säuglinge besonders schutzbedürftig sind. Gerade bei frühen (vermeidbaren) Schmerzerlebnissen, z. B. im Rahmen von wiederholten Punktionen auf einer Intensivstation oder einer unzureichend analgetisch abgeschirmten Zirkumzision, reagieren Kinder im weiteren Verlauf noch nach Jahren vermehrt mit stärkeren Schmerzen oder benötigen vermehrt Analgetika (Sandkühler und Benrath 2009). Oft entwickeln sie auch nach schutzlos erlebten Schmerzereignissen eine Nadelphobie. Dies hängt stark von den Umgebungsbedingungen ab, vor allem von der Reaktion der Eltern. Humor und Ablenken wirken sich günstiger auf die Entwicklung des Schmerzverhaltens eines Kindes aus als Katastrophisieren. Außerdem hängt die Schmerzverarbeitung stark von der kognitiven Entwicklung des Kindes ab. Kleinkindhafte, magische Vorstellungen werden erst langsam von konkret-operationalem Verständnis abgelöst, wie der Körper funktioniert. Kinder sind dabei darauf angewiesen, von Erwachsenen angeleitet zu werden. Die kognitive Schmerzbewältigung ist erst ab dem 11. Lebensjahr adäquat und mit Erwachsenen vergleichbar (Herrmann 2011).

Epidemiologie

Die Schmerzprävalenz erreicht im Laufe des Lebens bis zu 90 %. Mädchen sind überwiegend häufiger betroffen. Es wird angenommen, dass 15–25 % der Kinder von anhaltenden oder wiederkehrenden Schmerzen betroffen sind. In erster Linie sind sie dadurch in der Schule und Freizeit eingeschränkt und durch regelmäßige Medikamenteneinnahme gefährdet. Während bei Kleinkindern Bauchschmerzen überwiegen, stehen bei Schulkindern ab einem Alter von ca. zehn Jahren die Kopfschmerzen an erster Stelle. Migräne tritt bei ca. 10 % der Kinder auf und persistiert auch nach 30 Jahren noch zur Hälfte. Bei bis zu 60 % der Schulkinder ist ein Kopfschmerz vom Spannungstyp bekannt. Kopfschmerzen haben in den letzten 30 Jahren eindeutig zugenommen und stellen aktuell einen erheblichen Beratungs- und Behandlungsbedarf dar, der in Deutschland noch nicht annähernd gedeckt wird.

Am dritthäufigsten bestehen bei Kindern Rückenschmerzen und damit ein erhöhtes Risiko für Rückenschmerzen im Erwachsenenalter (Roth-Isigkeit 2011).

Schmerzdiagnostik und Dokumentation

Die Schmerzdiagnostik ist sehr altersabhängig. Im Säuglings- und Kleinkindalter steht die Außenbeobachtung im Vordergrund. Im Laufe des Schulalters nähert sich die Selbstauskunft ab dem 12. Lebensjahr den diagnostischen Instrumenten bei Erwachsenen.

INFO

Schmerzdiagnostik bei Kindern und Jugendlichen

Fremdauskunft:
- NIPS: Neonatal Infant Pain Score (Neugeborene)
- KUSS: Kindliche Unbehagens- und Schmerzskala (1.–5. LJ, postoperativ)
- FLACC: Face, Legs, Activity, Cry, Consolability (1.–7. LJ, behinderte Kinder)

Selbstauskunft:
- Farbskala: Kleinkinder
- Smiley-Skalen: ab 5. LJ
- Visuelle Analogskala: ab 6. LJ
- Numerische Ratingskala: ab 7. LJ
- Schmerztagebuch: ab 7.–8. LJ

KUSS und FLACC haben sich in der Praxis besonders bewährt und ihren Eingang in die postoperative Routine und Patientendokumentation gefunden.

Die Smiley-Skalen sind vor allem zur Erfassung bei chronischen Schmerzen gut eingeführt. Die Verwendung von sechs Gesichtern erlaubt eine sichere Einschätzung, weil der potenzielle Trend zu einer mittigen Schmerzbeurteilung bei nur fünf Gesichtern umgangen wird (Kropp 2003).

Ein Schmerztagebuch lässt sich einfach kostenlos herunterladen und vor einem Ersttermin ausfüllen. Hierdurch wird die Schmerzanamnese besser vorstrukturiert. Neben der Schmerzerfassung lassen sich zur Schmerzdokumentation auch Verlaufsbögen ausdrucken. Diese sind vor allem zur Einschätzung der Therapie wesentlich (z. B. www.delfin-kids.de 2022).

Körperliche und neurologische Untersuchung

Die ärztliche Untersuchung muss die somatischen Befunde und Entwicklungsstadien berücksichtigen. Darüber hinaus ist die Palpation von potenziellen Schmerzregionen selbst für Hauskinderärzt*innen oft noch gewöhnungsbedürftig. Daneben ist es für das Verständnis schmerzhafter Funktionseinschränkungen ausgesprochen hilfreich, sich z. B. in der Prüfung der HWS und des Iliosakralspaltes kundig zu machen. Bei der neurologischen Untersuchung sind neben Tonus, Muskeleigenreflexen und Koordination auch die orientierende Prüfung der Hirnnerven und der Sensibilität wichtig, um somatische Ursachen frühzeitig ausschließen zu können.

13.1.2 Schmerzthemen

Kernaussagen

- Im Kleinkindalter dominieren funktionelle Bauchschmerzen.
- Bei Schulkindern stehen funktionelle Kopfschmerzen im Vordergrund.
- Schmerzvermehrung (FMS) und CRPS bedürfen einer komplexen Trainingstherapie.
- Palliative Schmerztherapie erfordert eine spezielle Weiterbildung.
- Schmerztherapieziele: Alltagsaktivität wiederherstellen und Medikamente reduzieren.

Bei Kindern stehen Schmerzen leider noch oft unter dem Vorbehalt, sie „wüchsen sich aus“ und werden nicht ernst genommen. Hier spielen die Eltern als Anwält*innen ihrer Kinder eine bedeutsame Rolle.

Chronische Bauchschmerzen

Bauchschmerzen erfordern eine gastroenterologische Abklärung mit Ausschluss vor allem entzündlicher und stoffwechselbedingter Ursachen. Dies gelingt ökonomisch auch schon durch Einsatz von Ultraschall, Stuhluntersuchung und Atemtests. Eine genetische Disposition zur Bauchmigräne lässt sich jedoch nur durch genaue Beschreibung richtig einordnen (s. a. Kopfschmerzen). Pathophysiologisch gesehen können Bauchmerzen ansonsten durch Dehnung der Darmschlingen (viszeral) oder des Peritoneums (somatisch/parietal) entstehen. Durch eine wiederholte Schmerzerfahrung, z. B. im Rahmen von Diarrhöen, oder längeren Verlauf kommt es zu einer zunehmenden Sensibilisierung. Die Kinder lernen unbewusst, Blähungen als schmerzhaft zu interpretieren. Diese funktionellen Bauchschmerzen werden typischerweise in den Bauchnabel projiziert, was sich in den Schmerzzeichnungen der Tagebücher wiederfindet. Treten gleichzeitig psychische Probleme auf, können Bauchschmerzen Ausdruck seelischer Schmerzen werden.

Therapie

Information über die Entstehungsgeschichte der Bauchschmerzen gehört an den Anfang einer verlernenden Verhaltenstherapie. Selbst jüngere Kinder müssen die pathophysiologischen Zusammenhänge verstehen lernen. Eine Ultraschalluntersuchung kann dabei helfen, die normalen Darmbewegungen auf dem Bildschirm zu vermitteln.

Entspannung dient dazu, den Kreislauf von Anspannung, Schmerz und Erwartungsangst aufzulösen (Progressive Muskelentspannung, PMR). Spezielle Gruppenprogramme für Kinder mit Bauchschmerzen haben sich als nachhaltig erwiesen (Berger und Damschen 2001).

Eine **triggerarme Ernährung** kann lindernd wirken:

- Vermeidung blähender Speisen
- Zuckerreduktion
- Verzicht auf schmerzfördernde Emulgatoren, speziell Carrageen (E407), und Geschmacksverstärker (Glutamat)
- Zeitweilige Umstellung auf gesäuerte Milchprodukte, speziell Joghurt

Die **medikamentöse Therapie** spielt nur eine begleitende Rolle:

- Analgetika wie Paracetamol und Metamizol lindern allenfalls passager.
- **Übelkeit** spricht am besten auf Domperidon an: 1 Tr./kg KG.
- **Obstipation** wird durch Macrogol günstig beeinflusst.
- **Funktionelle Bauchschmerzen** lassen sich oft auch mit Pfefferminzöl (Medacalm®) lindern.

Durch die Verlaufsdokumentation mithilfe eines selbst ausgefüllten Bauchschmerztagebuchs lässt sich die Therapie am besten steuern.

Primäre Kopfschmerzen

Primäre Kopfschmerzen können nicht definitiv diagnostiziert werden, daher liegt der Schwerpunkt auf der Ausschlussdiagnostik.

Diagnostik

Entscheidend ist es, symptomatische Kopfschmerzen auszuschließen. Hier sind im Zweifelsfall bildgebende Verfahren anzuwenden (AWMF 2020). Als Basis sind zunächst aber eine sorgfältige Anamnese und eine kinderneurologische Untersuchung erforderlich. Weitere Voraussetzung ist eine vierwöchige Kopfschmerzkalenderdokumentation. Oft lässt sich erst auf dieser Basis ausreichend genau zwischen Kopfschmerzen vom Spannungstyp und Migräne unterscheiden. Im Zweifelsfall ist eine Stärkenzunahme von Kopfschmerzen mit Übelkeit unter körperlicher Belastung der Diagnose Migräne zuzurechnen.

Klassifikation

In Ergänzung zur Klassifikation bei Erwachsenen (ICHD-3 2018), die im Wesentlichen auch bei Schulkindern zutrifft, können schon im Kleinkindalter Vorläuferformen einer Migräne auftreten:

- Paroxysmale Vertigo
- Zyklisches Erbrechen
- Abdominelle Migräne

Häufig wird die Symptomatik verkannt und nicht adäquat behandelt. Typischerweise tritt eine typische Migräne im weiteren Verlauf auf. Ein anderes Unterscheidungsmerkmal ist die oft kürzere Dauer von ein bis vier Stunden, wobei der häufig auftretende imperative Schlaf mitgerechnet wird.

Akuttherapie

Akutmaßnahmen medikamentöser Art sind erst nach Einsatz von Ablenkung, Entspannung, aerober Bewegung und lokaler Kühlung indiziert. Dann aber muss die Dosis des Analgetikums bei Migräne doppelt so hoch wie bei Fieber sein.

Migräne

Die Akuttherapie der Migräne erfolgt nach einen Stufenschema (➤ Tab. 13.1).

Spannungskopfschmerzen

Episodische Spannungskopfschmerzen sollten möglichst nichtmedikamentös behandelt werden. Bei stärkerer Beeinträchtigung sind 10 mg/kg KG Ibuprofen möglich. Alternativ kann Pfefferminzöl alle 15 Minuten lokal an den Schläfen angewendet werden.

Langzeittherapie

Indikationen sind ein erhöhter Leidensdruck durch Schulausfall und hoher Analgetikagebrauch von mehr als zwei Einnahmetagen/Woche. Vier wirksame Triptaneinnahmen pro Monat bedürfen noch keiner prophylaktischen Maßnahmen.

Grundsätzlich stehen für alle idiopathischen Kopfschmerzen **verhaltensmedizinische** Maßnahmen im Vordergrund. Informationen über die Kopfschmerzen und ihre physiologischen Auswirkungen, Entspannungsmethoden, Selbstsicherheitstraining, Gedankenlenkung und Ablenkstrategien sind dabei typische Themen für ein ambulantes Setting über acht Wochen. Eine **pharmakologische** Vorbeugung der kindlichen **Migräne** ist noch nicht ausreichend evaluiert. Der Einstieg gelingt nach klinisch-pragmatischen Gesichtspunkten am besten mit:

- Magnesium bis 10 mg/kg KG über drei Monate
- Betablocker (Metoprolol 0,5–1 mg/kg KG)
- Flunarizin 5–10 mg/d, bei fehlendem Ansprechen

Tab. 13.1 Stufenschema für die Akuttherapie bei Migräne im Kindesalter

Stufe	Maßnahmen
0	Reizabschirmung, Kühlung
1	Pharmakologische Behandlung von Vorboten- und Begleitsymptomen (Domperidon 1 Tr./kg KG)
2	Pharmakologische Behandlung leichter Attacken, z. B. Ibuprofen 10 mg/kg KG; Paracetamol 15 mg/kg KG
3	Pharmakologische Behandlung schwerer Attacken: Sumatriptan nasal 10–20 mg; bei Versagen auch Zolmitriptan 2,5 mg als Schmelztablette oder 5 mg nasal; Rizatriptan 5–10 mg; Almotriptan 12,5 mg
4	Notfallsituation, Behandlung durch Kopfschmerzspezialist*innen: i. v. Analgetikagabe, z. B. Metamizol 12,5 mg/kg KG und/oder Sumatriptan max. 6 mg s. c.

Chronische Kopfschmerzen vom Spannungstyp vor allem in Kombination mit (Ein-)Schlafstörungen sprechen oft gut auf einschleichend Amitriptylin 2–10 mg (1–5 Tr. in Flüssigkeit) abends an (Ebinger et al. 2009).

Nichtmedikamentöse Verfahren sind:

- TENS (Schmerzwalkman): vor allem bei Spannungskopfschmerzen; 30 min/d, initial mit 100 Hz, nuchal
- (Laser-)Akupunktur: kann versuchsweise bei entsprechender Professionalität und Einfühlungsvermögen der Therapeutin über sechs bis acht Wochen zum Einsatz kommen (Gottschling 2007)

MERKE

- Eltern und ärztliches Personal müssen Kopfschmerzen bei Kindern ernstnehmen.
- Mitfühlen, nicht mitleiden.

Seltene trigeminoautonome Kopfschmerzen

Clusterkopfschmerzen treten vor allem bei Jungen ab der Pubertät auf. Die Akuttherapie erfolgt wie bei Erwachsenen mit Sauerstoff 7 l/min oder Sumatriptan, wobei im Gegensatz zur Migräne kein Medikamentenübergebrauch befürchtet werden muss. Zur Prophylaxe eignet sich der Kalziumantagonist Verapamil (2–5 mg/kg KG/d) oder ein Prednisonstoß mit 2 mg/kg KG über drei Tage.

Das „weibliche Pendant" ist die **paroxysmale Hemikranie.** Hierbei ist die Behandlung mit 2–3 mg/kg KG Indometacin unter Magenschutz über ein halbes Jahr gleichzeitig Akut- und Langzeittherapie.

Kopfschmerzen bei Analgetikaübergebrauch

Monatelange Anwendung von Analgetika und Triptanen führt auch bei Kindern schon zu einer Chronifizierung mit Dauerkopfschmerzen. Eine Faustregel kann davor bewahren: Medikamente maximal an drei Tagen pro Woche, maximal dreimal pro Tag, maximal drei Tage hintereinander, nicht bei jeder Kopfschmerzattacke.

Trigeminusneuralgie

Die typische Trigeminusneuralgie ist im Kindesalter extrem selten. Carbamazepin, Gabapentin oder Pregabalin können als Monotherapie oder in Kombination mit Amitriptylin versucht werden. Im Einzelfall kann eine dekomprimierende Operation nach Janneta ebenfalls erfolgreich eingesetzt werden.

Rückenschmerzen

Die Inzidenz von Rückenschmerzen liegt im Schulalter noch bei ca. 6 %, steigt im Laufe des Erwachsenenlebens allerdings erheblich an. In den meisten Fällen läuft die Diagnostik im Kindesalter über die orthopädische Fachdisziplin. Fehlhaltungen vor allem bei Bewegungsmangel werden auch von Kinderärzt*innen überwiegend physiotherapeutisch angegangen. Ausgeprägtere, anhaltende Beschwerden werden schließlich radiologisch abgeklärt. Skoliosen sind dabei ein häufiger Befund. In der Pubertät werden typischerweise anatomische Korrelate eines Morbus Scheuermann diagnostiziert. Ausgeprägte Schiefhaltungen im Säuglingsalter werden oft auch schon manualtherapeutisch behandelt.

Im Laufe des Schulalters treten zunehmend auch Muskelverspannungen paravertebral und vor allem im Bereich des Nackens auf, oft dann im Zusammenhang mit Spannungskopfschmerzen. Pathopsychologisch spielt dabei das Paradigma **Durchhalten** schon eine Rolle, weshalb eine kognitive Klärung sinnvoll sein kann.

Die Behandlung von Rückenschmerzen im Zusammenhang mit Muskelverspannungen reicht pragmatisch von Physiotherapie über Entspannungsverfahren bis zu TENS. Muskelrelaxanzien spielen eine untergeordnete Rolle und kommen im Wesentlich nur noch bei einer ausgeprägten Spastik zum Einsatz (Baclofen). Einfache Analgetika wie Ibuprofen sind nur kurzzeitig angezeigt. Opioide spielen bei Nichttumorschmerzen im Kindesalter in der Regel (noch) keine Rolle.

CRPS

Das chronische regionale Schmerzsyndrom (➤ Kap. 8.4) tritt auch schon gelegentlich bei jungen Schulkindern auf. Bagatelltraumen sind dabei eher typisch. Charakteristisch ist ein zunehmender Schmerz begleitet von vegetativen Symptomen wie Ödemen sowie livider und kühler Haut. Mädchen sind häufiger betroffen. Schonung führt unbehandelt zu Muskelatrophie und Kontrakturen (Kachko et al. 2008).

Diagnostik

- Messung der Hauttemperatur
- Bestimmung der Schmerzschwelle

Therapie

Die Therapie erfolgt nichtinvasiv und stützt sich im Wesentlichen auf langsam aufbauende Ergotherapie, später auch Physiotherapie. Anfänglich können auch Gabapentin und/oder Amitriptylin niedrig dosiert ergänzt werden. TENS hilft ebenfalls ergänzend, im häuslichen Setting den Heilungsprozess zu stabilisieren. Bei Übergang in einen somatoformen Schmerz steht die Verhaltenstherapie im Vordergrund.

Schmerzvermehrung (FMS)

Generalisierte Schmerzen (➤ Kap. 6) treten bei 2–3 % einer Kinderschmerzpopulation auf. Hintergrund sind oft schon ausbehandelte rheumatische Erkrankungen oder chronische Kopfschmerzen. Um die Schwierigkeiten im Verständnis dieser Störung zu erleichtern, wird gerne vom ATW-Syndrom gesprochen („Alles tut weh"). Inzwischen wird von einer Schmerzvermehrung ausgegangen, wenn bei der Palpation in zwei Körperregionen eine Hyperpathie vorliegt. Komorbiditäten wie Schlafstörung, Müdigkeit und vermehrte Erschöpfbarkeit sind häufig. Gelenke sind typischerweise nicht betroffen (Michels et al. 2008). Differenzialdiagnostisch müssen somatoforme Schmerzen abgegrenzt werden.

Therapie

Medikamente spielen eine untergeordnete Rolle. Wesentlich ist eine Komplexbehandlung, bestehend aus:

- Powerwalking/Joggen
- Entspannungsverfahren
- Physiotherapie
- Ausreichend Schlaf
- TENS

Bei nicht ausreichendem Ansprechen kann bei Schmerzspitzen phasenweise Gabapentin, ggf. auch Akupunktur eingesetzt werden.

Schmerztherapie in Palliativsituationen

Kinder, die für eine palliative Versorgung infrage kommen, lassen sich nach ACT (ACT 2003) in folgende Gruppen einteilen:

- **Gruppe 1:** lebensbedrohliche Erkrankungen, die potenziell kurabel sind (Beispiel: Krebserkrankungen).
- **Gruppe 2:** Erkrankungen, die durch einen frühzeitigen Tod begrenzt sind. Intensive Langzeittherapien bewirken sowohl Lebensverlängerung als auch eine qualifizierte Teilhabe am täglichen Leben (Beispiel: Mukoviszidose).
- **Gruppe 3:** progrediente Erkrankungen ohne verfügbare kurative Therapie. Die Behandlung erfolgt ausschließlich palliativ über viele Jahre (Beispiele: neuronale Ceroid-Lipofuszinose/NCL, spinale Muskelatrophie).
- **Gruppe 4:** irreversible, nichtprogrediente Erkrankungen mit gehäuften Komplikationen und erhöhtem Risiko eines vorzeitigen Todes (Beispiele: schwere Zerebralparese infolge einer angeborenen Fehlbildung, Mehrfachbehinderung nach Schädel-Hirn- oder Ertrinkungstrauma).

Die Mortalität lebensbegrenzender Erkrankungen liegt in Deutschland bei ca. 5.000/Jahr.

Die pädiatrische Palliativversorgung sollte vom Kind bzw. von der Familie selbst bestimmt werden können (etwa durch SAPV zu Hause oder im Hospiz), wobei die Geschwisterarbeit berücksichtigt werden muss.

Bei den oft jahrelangen Krankheitsverläufen und Sterbeprozessen ist die Entlastungspflege von 28 Tagen pro Jahr auf Kosten der Pflegeversicherung unabdingbar, zumal die präfinale Versorgung z. B. in einem Kinderhospiz im Gegensatz zu der Erwachsener „nur" ca. 10 % ausmacht.

Symptomerfassung und Therapie

Inzwischen ist es selbstverständlich, insbesondere Schmerzen mit einer Smiley-Analogskala (SAS) mit sechs Gesichtern bzw. der FLACC zu erfassen und zu dokumentieren. Schmerzspitzen können nach entsprechender Verordnung von Akutanalgetika ab einem SAS-Wert von 3/6 bzw. 4/10 NRS verabreicht werden. Die Analgetika reichen von Metamizol bis Fentanyl-Nasenspray, letzteres insbesondere bei Durchbruchschmerzen unter einer Basisanalgesie – soweit es ausreicht – mit Fentanylpflaster. Zunehmend kommen auch Nervenschmerzmittel wie Gabapentin in Lösungsform zum Einsatz. Selten wird Midazolam zur palliativen Sedierung notwendig.

Die sozialrechtliche Unterstützung nimmt einen steigenden Stellenwert ein.

Ausschlaggebend sind eine gute Zusammenarbeit und besonders eine Übergabe an die SAPV vor Ort (Pothmann 2010).

Schmerzprophylaxe und prozedurale Schmerzen

Kindern werden immer noch bereits im Frühgeborenenalter ungeschützt zu viele Schmerzen durch Blutabnahmen und Impfungen zugemutet, obwohl die Schmerzwahrnehmung ab dem intrauterinen Alter von zwölf Wochen nicht mehr in Zweifel steht (Bundesärztekammer 1991). Die Entwicklung von Nadelphobien ist deshalb nicht verwunderlich. Dabei sind viele prophylaktische und insbesondere hypnotherapeutische schmerzlindernde Maßnahmen seit über 40 Jahren bekannt.

Verfahren

Folgende Auswahl hat sich im klinisch-pädiatrischen Alltag bewährt (Reinhold 2010):

- Früh- und Neugeborene: nichtnutritive Glukose (20–30 %)
- EMLA-Pflaster
- Midazolam 0,3 mg/kg KG p. o.
- Morphin 2 % Tropfen buccal
- Hypnotherapie/Ablenkung:
  - Seifenblasen
  - Popup-Bücher
  - Musik (der Kinder)
  - Zauberhandschuh
  - Schmerzdimmer

Die Einweisung in die Umsetzung dieser Methoden kann im Rahmen von Painnurse-Kursen und pädiatrischen Spezielle-Schmerztherapie-Curricula vermittelt werden.

13

LITERATUR

ACT. Guide to the Development of Children's Palliative Care Services der Association for Children with Life threatening or Terminal Conditions and their Families. Bristol: Association for Children with Life-Threatening or Terminal Conditions and their Families, 2003.

AWMF. Pädiatrische Radiologie Konsensuskonferenz, S1-Leitlinie Kopfschmerzen bei Kindern – Bildgebende Diagnostik, Version 6.2020. AWMF-Reg.-Nr. 064-011.

Berger T, Damschen U. Rezidivierende Bauchschmerzen. In: Zernikow B (Hrsg). Schmerztherapie bei Kindern. Heidelberg: Springer; 2001. S. 221–235.

Bundesärztekammer. Pränatale und perinatale Schmerzempfindung. Stellungnahme des Wiss. Beirates der Bundesärztekammer. Deutsches Ärzteblatt. 1991; 88: 2.714–2.720.

Ebinger F, Kropp P, Pothmann R, Heinen F, Evers S. Therapie idiopathischer Kopfschmerzen im Kindes- und Jugendalter. Monatsschr Kinderheilk. 2009; 157: 599–610.

Gottschling S, Meyer S, Gribova I, Distler I, Berrang J, Gortner L, Graf N, Shamdeen MG. Laser acupuncture in children with headache. A double-blind, randomized, bicenter, placebo-controlled trial. Pain. 2008; 137: 405–412.

Herrmann C. Biopsychologie der Schmerzwahrnehmung und ihre Entwicklung. In: Ebinger F (Hrsg). Schmerzen bei Kindern und Jugendlichen. Stuttgart: Thieme; 2011. S. 20–35.

ICHD-3. 3. Auflage der Kopfschmerzklassifikation in deutscher Übersetzung. 2018. Aus: www.DMKG.de (letzter Zugriff: 18.01.2023)

Kachko I, Efrat R, Ben Ami S, Mukamel M, Katz J. Complex regional pain syndromes in children and adolescents. Pediatr Internat. 2008; 50: 523–527.

Kropp P. Psychologische Schmerzdiagnostik bei Kindern. Monatsschr Kinderheilk. 2003; 151: 1.075–1.089.

Michels H, Gerhold K, Häfner R, Häuser W, Illhard H, Mönkemöller K, Richter M, Schuchmann L. Fibromyalgiesyndrom bei Kindern und Jugendlichen. Schmerz. 2008; 22: 339–348.

Pothmann R. Kopfschmerz im Kindesalter. Stuttgart: Hippokrates, 1999.

Pothmann R. Palliativmedizin. In: Ebinger F (Hrsg.). Schmerzen bei Kindern und Jugendlichen Stuttgart: Thieme; 2010. S. 293–296.

Reinhold P. Prozedurale Schmerzen. In: Ebinger F (Hrsg.). Schmerzen bei Kindern und Jugendlichen. Stuttgart: Thieme; 2010. S. 245–254.

Roth-Isigkeit, Schwarzenberger J, Baumeier W, Meier T, Lindig M, Schmucker P. Risikofaktoren für Rückenschmerzen bei Kindern und Jugendlichen in Industrienationen. Schmerz. 2005; 6: 535–545.

Roth-Isigkeit A. Verbreitung von Schmerzen bei Kindern und Jugendlichen. In: Ebinger F (Hrsg). Schmerzen bei Kindern und Jugendlichen. Stuttgart: Thieme; 2011. S.36–43.

Sandkühler J, Benrath J. Das nozizeptive System von Früh- und Neugeborenen. In: Zernikow B (Hrsg.). Schmerztherapie bei Kindern, Jugendlichen und jungen Erwachsenen. 4. A. Heidelberg: Springer; 2009. S. 17–29.

Schneider T, Henne T. Bauchschmerzen – Abdomen und Flanken. In: Ebinger F (Hrsg.). Schmerzen bei Kindern und Jugendlichen. Stuttgart: Thieme; 2011. S. 163–188.

www.delfin-kids.de (letzter Zugriff: 18.01.2023)

Zimmermann M. Physiologie der Schmerzwahrnehmung und ihre Entwicklung. In: Ebinger F (Hrsg). Schmerzen bei Kindern und Jugendlichen. Stuttgart: Thieme; 2011. S. 2–19.

13.2 Schmerzen im höheren Lebensalter

Tatjana Dessoy

Kernaussagen

- Im Rahmen des demografischen Wandels steigt der Anteil der älteren Bevölkerung.
- Die Schmerzprävalenz im Alter ist hoch, die Versorgung jedoch nicht ausreichend.
- Es gibt schmerzassoziierte Erkrankungen mit Häufung im Alter.
- Aus Multimorbidität resultiert häufig Polypharmazie mit erhöhter Nebenwirkungs- und Wechselwirkungsgefahr.
- Abnehmende Organfunktionen mit veränderter Pharmakokinetik führen im Alter zu erhöhter Nebenwirkungsgefahr.
- Listen mit Nennung potenziell inadäquater Medikation für ältere Menschen (PIM) helfen beim Erkennen und der Reduktion eines ungünstigen Nutzen-Risiko-Verhältnisses von Medikamenten.
- Eine Besonderheit der Schmerzanamnese im Alter stellt die Erfassung des Sturzrisikos sowie einer möglichen kognitiven Dysfunktion dar.

13.2.1 Häufigkeit von Schmerzen im Alter

Der Anteil der Bevölkerung über 65 Jahre steigt im Zuge der demografischen Entwicklung an und liegt derzeit bei 22 % in Deutschland. Zusätzlich steigt die Lebenserwartung, für Frauen liegt sie aktuell bei 83 Jahren und für Männer bei 78 Jahren.

Die Prävalenz chronischer Schmerzen nimmt im Alter zu und variiert je nach Studie zwischen 20 % und 70 %. Insbesondere schildern bis zu 50 % der Pflegeheimbewohner*innen chronische Schmerzen.

Die Schmerzbehandlung ist häufig unzureichend, da sowohl Betroffene als auch Behandler*innen Schmerzen als natürliche Konsequenz der Alterung annehmen oder Sorge vor potenziellen Nebenwirkungen der analgetischen Medikation besteht.

Insbesondere die Schmerzbehandlung von Demenzerkrankten zeigt Verbesserungsbedarf, da Symptome der Schmerzen wie Unruhe oder zunehmende Aggressionen oft verkannt werden. Hier helfen standardisierte Verhaltensbeobachtungen von Pflegenden, z. B. der BESD (Beurteilung von Schmerzen bei Demenz).

Chronische Schmerzen im Alter müssen direkt erfragt werden, da sie häufig als naturgegeben angenommen und nur die Folgen wie Schlafstörungen oder Funktionsverluste geschildert werden. Hilfestellung geben standardisierte Fragebögen zur Erfassung chronischer Schmerzen im Alter, z. B. als strukturiertes Schmerzinterview für geriatrische Patient*innen. Die **Schmerzintensität** wird durch Skalen erfasst, zum Beispiel visuell analog (VAS), numerisch (NRS) oder verbal (VRS).

Bei Demenzerkrankten helfen standardisierte Verhaltensbeobachtungen wie der BESD.

13.2.2 Schmerzsyndrome im Alter

Einige Schmerzsyndrome zeigen eine altersabhängige Zunahme der Inzidenz, hier sind insbesondere zu nennen:

- Neuropathische Schmerzen bei Postzosterneuralgie, Trigeminusneuralgie oder Polyneuropathie
- Erkrankungen des Bewegungsapparates wie degenerative Abnutzungen der Wirbelsäule und Gelenke
- Osteoporose mit Frakturen
- Tumorschmerzsyndrome
- Durchblutungsstörungen wie pAVK (periphere arterielle Verschlusskrankheit)

Die verlangsamte oder mangelnde Regeneration geschädigter Systeme und häufige Fehlhaltung führen zu prolongierter Restitutio.

Ziel jeder Behandlung ist neben der Linderung der Schmerzen der Erhalt von Selbständigkeit und Alltagsfähigkeit (ADL = Activities of Daily Living).

13.2.3 Organphysiologische Veränderungen im Alter

Abnehmende Organfunktionen führen im Alter zu einer veränderten Pharmakodynamik:

Die Resorption von Medikamenten kann durch eine **verlangsamte Magen-Darm-Passage** verzögert oder durch eine **veränderte Magenazidität** reduziert werden.

Eine **verminderte Konzentration von Plasmaproteinen,** die zum Medikamententransport benötigt werden, führt zu einer Erhöhung des freien, ungebundenen Anteils eiweißgebundener Medikamente und bedingt so eine verstärkte Konzentration (also Wirkung) des Medikaments. Die Berücksichtigung der Plasmaeiweißbindung der verordneten Medikation ist bei Polypharmazie besonders wichtig, eine Verordnung mehrerer Medikamente mit hoher Eiweißbindung sollte vermieden werden.

In den **Nieren** führt die Abnahme der glomerulären Filtrationsrate sowie in der **Leber** die Abnahme der hepatischen Clearance zu einer reduzierten Elimination.

Durch Erhöhung des **Körperfettanteils** und Verminderung des **Gesamtkörperwassers** werden lipophile Substanzen vermehrt gespeichert.

Im **Gehirn** führen veränderte Neurotransmitterkonzentrationen zu einer erhöhten Empfindlichkeit gegenüber zentralwirksamen Substanzen. Die physiologische Abnahme des Neurotransmitters Acetylcholin bedingt eine besondere Empfindlichkeit gegenüber anticholinergen Substanzen mit der Gefahr eines anticholinergen Syndroms. Mögliche Symptome sind: Exsikkose, Tachykardie, Mydriasis, Glaukomanfall, Harnverhalt, Obstipation, erhöhte Temperatur (Fieber), Unruhe, Erregung, Krämpfe, Delir. Auch die Empfindlichkeit gegenüber serotonergen Substanzen steigt im Alter. Ein potenziell lebensgefährliches serotonerges Syndrom zeigt sich durch Verwirrtheit, Hyperthermie, Tachykardie, Hypertonie und Myoklonie.

CAVE

Die Gefahr eines lebensgefährlichen **anticholinergen oder serotonergen Syndroms** steigt im Alter und ist bei jeder Neueindosierung und/oder Steigerung einer anticholinerg oder serotonerg wirksamen Medikation erhöht.

13.2.4 Geriatrische Anamnese

In der Anamneseerhebung ist neben den bekannten Fragen nach Schmerzbeginn, -stärke, -beeinflussbarkeit sowie vorbestehender Medikation ein besonderer Fokus auf die **Sturzgefährdung** zu legen. Stürze im Alter führen häufig zu Frakturen, Krankenhausaufenthalt und Abnahme der Selbständigkeit mit Pflegebedürftigkeit.

Eine Sehbeeinträchtigung und ggf. vorhandene Korrekturhilfe müssen erfragt werden. Hier sollte zur Vermeidung von Stürzen auf ausreichende Lichtquellen, insbesondere nachts z. B. in Form von Nachtlichtern, hingewiesen werden. Die häufigsten Sturzursachen in der Häuslichkeit liegen in Stolpergefahren wie Teppichkanten oder Schwellen, aber auch lose liegenden Kabeln, die beseitigt werden sollten. Wichtig ist das Tragen von festem Schuhwerk auch zu Hause, ggf. mit Klettverschluss. Hilfsmittel wie ein Gehstock oder Rollator können die Sturzgefahr senken.

Auch die Eruierung eines mobilen Hausnotrufs, der zum Beispiel am Handgelenk getragen werden kann, ist in der Schmerzbehandlung wichtig. Sturzangst kann zu Immobilität mit Folgeschäden wie Muskelabbau und sozialer Isolierung führen, die wiederum zu Schmerzen durch Fehlbelastung oder durch mangelnde Ablenkung zu depressiver Reaktion führen. Ein Hausnotruf kann hier Sicherheit geben, im Sturzfall zügig Hilfe zu erhalten.

Eine weitere Besonderheit liegt in dem Erkennen von **vorhandenen kognitiven Defiziten.** Hinweise hierauf geben orientierende Testverfahren wie zum Beispiel der Uhrentest (nach Shulman), der MMSE (Mini Mental State Examination), der MoCA (Montreal Cognitive Assessment) oder fremdanamestische Hinweise von Zugehörigen oder Pflegenden. Bei Auffälligkeiten ist eine neuropsychologische Testung indiziert.

MERKE

Bei der Anamneseerhebung betagter Patient*innen ist die Erfassung von häuslichen Sturzgefahren sowie kognitiven Defiziten besonders hervorzuheben.

13.2.5 Medikamentöse Therapie

Besonderheiten

Grundsätzlich ist zu bemerken, dass nicht das kalendarische Alter, sondern die **Komorbiditäten** entscheidend für ein erhöhtes Nebenwirkungsrisiko sind. Demnach gibt es auch keine grundsätzlich verbotenen Medikamente im Alter.

Durch die erhöhte Vulnerabilität insbesondere von Menschen > 80 Jahren ist aber eine verstärkte Aufmerksamkeit mithilfe von Laborwertkontrollen, insbesondere der Leber- und Nierenwerte, sowie EKG-Kontrollen gefordert.

Außerdem ist eine regelmäßige Nachfrage zu spezifischen Medikamentennebenwirkungen wie Obstipation, Harnverhalt, Tagesmüdigkeit, Gangunsicherheit, Konzentrationsstörung oder verstärktem Schwindel nötig.

PRAXISTIPP

Hilfestellung zur Beurteilung eines erhöhten Nebenwirkungsrisikos von Medikation im Alter geben Listen mit Alternativvorschlägen, z. B. PIM (potenziell inadäquate Medikation für ältere Menschen), für in Deutschland zugelassene Arzneimittel die Priscus-Liste oder FORTA-Liste (Fit fOR The Aged).

Medikamentöse Therapie

Das orientierende Stufenschema der WHO zur medikamentösen Schmerztherapie kann als Grundlage für die Pharmakotherapie dienen mit im folgenden benannten Besonderheiten.

Die Einnahme von **NSAR/Coxiben** sollte zeitlich begrenzt und unter engmaschigem Monitoring auf gastrale, kardiale und renale Nebenwirkung erfolgen. Auch der Blutdruck sollte wegen der erhöhten Gefahr hypertensiver Entgleisungen kontrolliert werden.

Bei Polypharmazie sind bei der Wahl der analgetischen Medikation die **Eiweißbindung** sowie Interaktionen über das **Cytochrom-P450-System** zu beachten (Wechselwirkungschecks).

Opioide sind für die Therapie chronischer Schmerzen bei älteren Menschen geeignet, die individuelle Anpassung der Dosis folgt dem Leitsatz: so gering wie möglich, so viel wie nötig. Die Einstellung erfolgt auf retardierte Präparate mit festem Applikationsintervall (➤ Kap. 3.1.4). In der Einstellungsphase tritt häufig (zeitlich in der Regel auf wenige Tage begrenzte) Übelkeit auf, sodass Antiemetika, z. B. Metoclopramid als Prokinetikum, nach Ausschluss von Kontraindikationen wie Morbus Parkinson als Bedarf verordnet werden sollten. Anhaltende Obstipationen können ein Problem darstellen, sie müssen regelmäßig erfragt und ggf. Laxanzien, auch in Kombination, verordnet werden.

Transdermale Systeme führen häufig zu einer besseren Compliance, da eine zusätzliche Tabletteneinnahme entfällt. Zudem sind sie unabhängig von der gastrointestinalen Resorption und günstig bei Schluckstörungen. Bei dementen Patient*innen ist auf eine Klebestelle außerhalb der Reichweite zu achten, um ein eigenständiges Entfernen zu verhindern. Anwender*innen sollten darauf hingewiesen werden, dass Wärmeapplikationen (Heizkissen, Wärmeflasche) über dem transdermalen Pflaster zu einer erhöhten Resorption führen und deshalb zu unterlassen sind. Beim lipophilen Fentanyl

Tab. 13.2 Vor- und Nachteile verschiedener Opioide im Alter

Medikament	Vorteile	Nachteile
Tilidin/Naloxon	• Gering delirogenes Potenzial • Bei Niereninsuffizienz geeignet • Weniger Obstipation	• Unretardiert hohes Suchtpotenzial • Schwindel, Sturzgefahr • Anpassung bei Leberinsuffizienz
Tramadolor	Geringe Eiweißbindung	• Gefahr serotonerges Syndrom • Starke Übelkeit, Schwindel
Tapentadol	• Geringes Interaktionsrisiko • Weniger Obstipation	Gefahr serotonerges Syndrom
Morphin	• Hoher Erfahrungswert • Vielfältige Galeniken	• Aktive Metabolite mit Kumulationsrisiko bei Nieren-/Leberinsuffizienz • Hohes delirogenes Potenzial • Starke Obstipation
Oxycodon/Naloxon	Geringere Obstipation	• Anpassung bei Leber-/Niereninsuffizienz • Schnell anflutender Anteil im retardierten Präparat
Hydromorphon	• Geringe Eiweißbindung • Geringes Interaktionsrisiko	Anpassung bei Leber-/Nierensuffizienz
Fentanyl	• Geeignet bei Schluckstörung • Geeignet bei Leberinsuffizienz	• Träge Kinetik • Hohe Eiweißbindung
Buprenorphin	• Geeignet bei Schluckstörung • Geeignet bei Niereninsuffizienz	• Träge Kinetik • Hohe Rezeptoraffinität → schwer antagonisierbar • Hohe Eiweißbindung

ist auf eine Klebestelle mit ausreichend Fettgewebe zu achten (nicht über Knochen). Generell sollte die Haut nicht zu trocken sein, um eine gute Resorption zu ermöglichen.

Koanalgetika wie Pregabalin, Gabapentin, Duloxetin, Venlafaxin oder trizyklische Antidepressiva führen insbesondere bei neuropathischen Schmerzen zu einer geringeren Opioiddosis. Bei trizyklischen Antidepressiva ist jedoch das deutlich erhöhte Nebenwirkungsrisiko mit Gefahr von Glaukomanfall, Kognitionsverschlechterung, Delir und Harnverhalt zu beachten.

PRAXISTIPP

- Aktive Metabolite meiden.
- Indikation der verordneten Medikation regelmäßig prüfen.
- Anwendbarkeit der Medikation erfragen (z. B. transdermales Pflaster zu klein? Öffnen der Packung schwierig?).
- Klare Angaben bei der Verordnung (Anwendungsart, Dosierungsabstand usw.).

Medizinalcannabis

Cannabinoide (Hauptwirkstoffe Tetrahydrocannabinol/THC und Cannabidiol/CBD) wirken über die Cannabinoidrezeptoren des körpereigenen Endocannabinoid-Systems und beeinflussen die Schmerzverarbeitung, indem sie entspannend, krampflösend und antientzündlich wirken. Durch positive Beeinflussung von Angst, Depression, Appetit und Schlaf kann die Funktionalität und Lebensqualität von Menschen mit chronischen Schmerzen verbessert werden. Medizinalcannabis führt häufig zu einer Dosisreduktion einer vorbestehenden Opioidtherapie.

Die Eindosierung erfolgt mit einer niedrigen Dosis unter Beachtung potenzieller Nebenwirkungen wie Schwindel, Kognitionsverschlechterung oder kardialer Nebenwirkungen wie Herzrhythmusstörungen. Aufgrund der Verstoffwechslung über das hepatische Cytochrom-P450-System ist ein Wechselwirkungscheck mit der vorbestehenden Medikation nötig.

Vor der Verordnung von Medizinalcannabis ist die Beantragung einer Kostenübernahme durch die Krankenkasse unter Angabe einer schwerwiegenden Erkrankung, fehlender Therapiealternativen und Aussicht auf Symptomlinderung notwendig.

PRAXISTIPP

Beispiel für Neueindosierung Dronabinol (THC): 2 Tr. ölige Dronabinollösung 25 mg/ml, Steigerung um 2 Tr. alle 2 Tage, aufgeteilt in 2–3 Einzeldosen.

13.2.6 Nichtmedikamentöse Therapie

Physiotherapie und Bewegung

Ziel der Behandlungen ist ein Erhalt der Mobilität des betagten Menschen, eine Besserung von Fehlhaltungen und muskulären Dysbalancen sowie ein Abbau von Schon- und Vermeidungsverhalten. Hierbei helfen aktive physiotherapeutische Maßnahmen mit Muskelkräftigung, posturaler Haltungskontrolle sowie Balanceübungen. Auch die Verbesserung von Koordination und Reaktionsgeschwindigkeit ist ein Therapieziel, da hierdurch Stürze verhindert werden können. Manuelle Therapien können unterstützend eingesetzt werden, sollten aber nicht das einzige Behandlungskonzept darstellen.

Hilfreich ist die Vermittlung eines **Hausübungsprogramms,** das aus wenigen, aber sicher durchführbaren Übungen besteht. Zur Steigerung der Mobilität kann auch ein Schrittzähler mit großer Anzeige beitragen, der zwar nicht verordnungsfähig, aber günstig zu kaufen ist.

Bei der Behandlung von Spastiken, Dystonien oder Berührungsempfindlichkeit (Hyperalgesie, Allodynie) kann die **Ergotherapie** mit Desensibilisierungstechniken oder motorisch-funktionellen Behandlungsverfahren unterstützen.

Nach Möglichkeit und Verfügbarkeit ist eine Teilnahme an **Gruppensport** (z. B. Wirbelsäulensport oder Hockergruppe) zu planen, um auch den sozialen Aspekt zu berücksichtigen. Auch gezielter Aufbau durch Rehabilitations- oder Funktionssport dient der Aktivierung.

Der Besuch einer **geriatrischen Tagesklinik** mit in der Regel zehn bis 15 Behandlungstagen stellt eine Behandlungsoption insbesondere nach akuter Immobilisierung unterschiedlicher Genese wie Z. n. Infektion mit temporärer Bettlägerigkeit oder Sturz mit Frakturfolge dar. Der Vorteil liegt im gezielten Training von notwendigen, aber noch unsicheren Alltagsaktivitäten (z. B. Treppenstufen bewältigen), die während des Behandlungszeitraums bereits im häuslichen Umfeld angewendet werden können.

Bei ausreichender körperlicher und geistiger Leistungsfähigkeit ist die **multimodale stationäre Schmerztherapie** eine Behandlungsoption nach Ausschöpfung der ambulanten Therapiemaßnahmen. Hier erfolgt nach dem biopsychosozialen Modell chronischer Schmerzen unter Einbeziehung von Ärzt*innen, Psychotherapeut*innen und anderen Disziplinen (z. B. Physiotherapie, Musiktherapie, Ergotherapie) eine interdisziplinäre, integrative Behandlung.

Hilfsmittel

Unterschiedliche Hilfsmittel erleichtern den Alltag und bessern schmerzbedingte Einschränkungen:

- Ein Rollator kann zur verbesserten Mobilität durch Halt, aber auch als mitführbare Sitzgelegenheit führen.
- Toilettenhilfen wie Toilettenstühle oder -sitzerhöhungen schaffen bei Arthrosen der Hüft- oder Kniegelenke, aber auch bei Lendenwirbelsäulensyndrom Erleichterung.
- Gelenkstabilisierende Orthesen bessern die Belastungsfähigkeit im Alltag.
- Griffverdickungen lindern Schmerzen bei Fingergelenksarthrosen.

- Viele betagte Menschen leiden unter Fußfehlstellungen aufgrund von Fehlbelastungen, Übergewicht oder langjährig bestehenden, unbehandelten Fußdeformitäten. Eine Veränderung des Gangbildes sowie Änderung der Statik im gesamten Körper ist die Folge. Eine Einlagenversorgung nach individuell angefertigtem Fußabdruck, festes Schuhwerk sowie ggf. die Verordnung von orthopädischen Schuhen können die Mobilität bessern.

Lokale Therapien und alternative Maßnahmen

Die Anwendung von **TENS** (transkutane elektrische Nervenstimulation) mit hemmender Wirkung auf die Schmerzweiterleitung ist als Begleittherapie bei Schmerzen des Stütz- und Bewegungsapparates möglich. Neben den üblichen Kontraindikationen (akute Entzündung, offene Wunden usw.) ist besonders auf eine kognitive Unfähigkeit zur Anwendung, z. B. bei Demenz, zu achten sowie auf Herzschrittmacher, Defibrillatoren oder metallische Implantate im Behandlungsgebiet.

Akupunktur stellt eine verordnungsfähige Behandlungsmöglichkeit bei chronischem LWS-Syndrom oder Gonarthrose dar. Sie ist nebenwirkungsarm und durch den häufigen Kontakt zuwendungsintensiv, wodurch ein weiterer positiver Behandlungseffekt entsteht.

Nebenwirkungsarm sind lokale Anwendungen wie Salbenapplikationen oder Phytotherapien. Auch lokale physikalische Maßnahmen wie Wärme - oder Kälteapplikationen führen häufig zu positiver Beeinflussung der Schmerzen.

Topisch anwendbare Therapien in Pflasterform wie hochdosiertes Capsaicin oder Lidocain sind bei lokalisiertem neuropathischen Schmerz eine Behandlungsoption (➤ Kap. 8.1), um Schmerzen zu lindern, aber auch um systemische Medikamentendosierungen zu reduzieren.

Psychologische Verfahren

Der psychologische Therapieansatz umfasst das Erkennen von psychischen Komorbiditäten, die zur Schmerzchronifizierung beitragen, sowie die Vermittlung von Entspannungsverfahren. Atemtherapie, progressive Muskelentspannung, autogenes Training oder Hypnoseverfahren sind hier bekannte Techniken.

Das Erkennen einer Depression ist für den Verlauf einer chronischen Schmerzerkrankung relevant. Die Symptome einer Depression im Alter unterscheiden sich von denen bei jüngeren Menschen. Sie äußern sich häufig als verstärkte Schmerzen, Schlafstörungen, Konzentrationsstörungen oder Appetitverlust. Als Screeningtest für Depressionen bei älteren Menschen eignen sich die DIA-S („Depression im Alter"-Skala) oder die Geriatrische Depressionsskala nach Yesavage (GDS), die auch bei kognitiv leicht eingeschränkten Patient*innen verwendbar ist.

Bei Vorliegen von psychischen Komorbiditäten ist eine Verhaltenstherapie indiziert. Ziel ist hierbei die Verbesserung der Selbstwahrnehmung sowie die Identifizierung individueller Schmerzauslöser, das Erlernen von Coping als schmerzreduzierende Bewältigungsstrategie, die Modifikation schmerzbezogener Kognition wie Katastrophisierung oder das Wiedererlernen von genussvollem Erleben als schmerzmodulierendem Verfahren.

Leider ist das Angebot psychotherapeutischer Verfahren für ältere Menschen nur sehr eingeschränkt vorhanden, außerdem sollte z. B. die Therapiepraxis in räumlicher Nähe liegen, um weite Fahrwege zu vermeiden.

Invasive Therapien

Die Anwendung invasiver Verfahren in der Schmerztherapie im Alter erfolgt nach den üblichen Indikationskriterien (➤ Kap. 3.3). Zu berücksichtigen ist aber das häufig erhöhte Nebenwirkungsrisiko, z. B. durch lokale Einblutung bei Gerinnungsstörungen. Wichtig ist die Einbindung in ein Therapiekonzept mit aktiven Maßnahmen.

Die Anwendung von Lokalanästhetika zur Behandlung von Triggerpunkten oder Kortikoidinjektionen in arthrotisch veränderte Gelenke kann eine Verbesserung der Mobilität bewirken. Facettengelenksinfiltrationen können bei Schmerzen durch häufig schwergradige degenerative Veränderungen z. B. bei Skoliose zu einer deutlichen Linderung und folgender Beübbarkeit führen.

MERKE

Die Indikation zu invasiven Maßnahmen sollte zurückhaltend gestellt werden, aber als Behandlungsoption bedacht werden.
Bei Entscheidung zur Durchführung sollte die Einbindung in ein aktives Behandlungskonzept erfolgen.

LITERATUR

Deutsche Schmerzgesellschaft e. V. et al. S3-Leitlinie Schmerzassessment bei älteren Menschen in der vollstationären Altenhilfe. AWMF-Reg.-Nr. 145-001. Aus: https://register.awmf.org/de/leitlinien/detail/145-001 (letzter Zugriff 19.01.2023)

DGSS-AK Alter und Schmerz. Strukturiertes Schmerzinterview für geriatrische Patienten. Aus: https://www.schmerzgesellschaft.de/fileadmin/pdf/Schmerzinterview_Geriatrie.pdf (letzter Zugriff: 19.01.2023)

13.3 Schmerztherapie bei Suchtkranken

Hans-Ulrich Giesen

Kernaussagen

- Wichtig ist es, kritischen Gebrauch und Sucht zu erkennen. Mögliche Anzeichen sind nicht erklärliche Dosiseskalation, Vernachlässigung und erhebliche Desozialisationstendenzen.
- Zur Schmerztherapie bei Suchtkranken retardierte Präparate nutzen.
- Beziehungsgestaltung und Klärung sind wichtig für die Compliance.
- Psychosoziale Unterstützung sollte mit in die Betreuung eingebaut werden.

13.3.1 Grundlagen

Sucht wird im ICD-10 als Abhängigkeitssyndrom bezeichnet. Dazu müssen **mindestens drei Kriterien** aus der folgenden Liste während des letzten Jahres **gemeinsam** erfüllt gewesen sein:

- Konsumzwang
- Kontrollverlust
- Körperliche Entzugssymptome
- Dosissteigerung zum Wirkerhalt
- Vernachlässigen von Pflichten und Aufgaben, um den Konsum zu ermöglichen bzw. sich davon zu erholen
- Fortgesetzter Gebrauch, trotz eines Wissens um die Schädlichkeit

Abhängigkeit ist eine primär chronische, neurobiologische Erkrankung, deren Entwicklung und Ausprägung durch genetische, psychosoziale und Umgebungsfaktoren beeinflusst wird. Häufige Komorbiditäten sind, ähnlich wie bei Schmerz:

- Depression
- Persönlichkeits- und Somatisierungsstörungen
- Psychosen und Anpassungsstörungen
- Psychosoziale Belastungsfaktoren (z. B. Arbeitsplatzprobleme, finanzielle Sorgen, versicherungsrechtliche Fragen, Beziehungskonflikte, fehlende Bezugspersonen oder pathologische Beziehungsmuster)

Es besteht ein fließender Übergang zwischen bestimmungsgemäßem Gebrauch, Fehlgebrauch, missbräuchlichem und abhängigem Gebrauch. Es kann sich also auch bei medizinisch begründeter Verordnung eine Sucht entwickeln.

Sucht und chronischer Schmerz sind sich klinisch und neurobiologisch in vielen Bereichen recht ähnlich. Wenn es auch keine direkten Zusammenhänge gibt, so überlappen sich viele Bereiche. So stellen Dopaminsystem, Belohnungssystem und Gedächtnisprozesse für beide wichtige Grundlagen dar. Genauso finden sich bei beiden Zuständen erhöhte Stresslevel mit den resultierenden endokrinen und Rezeptorveränderungen wieder.

Tab. 13.3 Hinweise auf Medikamentenabhängigkeit

Unspezifische Hinweise	Spezifischere Hinweise
• Nicht abgesprochene Dosiserhöhung • Unzuverlässigkeit/Malcompliance • Verschwiegene Einnahme von Substanzen mit Suchtpotenzial • Drängen auf Verschreibung von psychotropen Substanzen • Eigenständige Anpassung von Einnahmeintervallen, Überschreiten von Bedarfsmengen • Abwehr von Therapieänderungen • Zunahme von Depression, Angststörung, Albträumen unter Therapie • Missbrauch von anderen Substanzen zu psychotropen Zwecken • Wesensänderungen	• Psychotrope Nebenwirkungen: Müdigkeit, Antriebsverlust, Konzentrationsstörungen • Rezeptfälschungen • Stehlen psychotroper Substanzen • Nicht plausibles Horten der Medikamente • Heimlicher, zusätzlicher Bezug über andere Ärzt*innen • Häufiger Rezeptverlust • Kontrollverlust • Fordern von parenteralen oder unretardierten Medikamenten • Injektion oraler oder transdermaler Verabreichungsformen

➤ Tab. 13.3 gibt einen Überblick über unspezifische und spezifische Hinweise auf eine Abhängigkeit von Medikamenten.

Insbesondere Opioide in der Langzeitanwendung außerhalb der klassischen Indikationen (stärkste und starke Schmerzen, Second Line bei Restless-Legs-Syndrom nach Versagen der Dopamintherapie), wie z. B. bei Fibromyalgie, nichtspezifischen Rücken-, Kopf- oder Bauchschmerzen, sollten immer wiederholt auf Sinnhaftigkeit und Gefahr der initial ärztlich indizierten Abhängigkeit überprüft werden (DGPPN et al. 2021).

Die Häufigkeit von Sucht bei chronisch Schmerzerkrankten mit nichtmalignen Tumoren liegt laut einer Cochrane-Analyse bei < 0,2 %, hingegen tritt suchtähnliches Verhalten bei etwa 11 % auf.

Die Neurobiologie des Belohnungssystems wird von Dopamin gesteuert. Opiatrezeptoren (μ, δ und κ) wirken ebenso modulierend auf das Dopaminsystem. GABA hingegen inhibiert sowohl Dopamin- als auch Opiatsystem. Diese Grundlagen sind die neurobiologische Basis von opiatbedingter Abhängigkeit.

Die hohe Stressvulnerabilität von Abhängigen wird getriggert durch Schmerz/Angst/Sucht. Auch hier ergeben sich viele Schnittfelder.

In der Behandlung ergeben sich besondere Konstellationen. Die Über-/Gegenübertragung führt zu Abwehrreaktionen der Behandler*innen, die Patient*innen erleben dann Ablehnung und zeigen Misstrauen und dies resultiert in unmotiviertem Verhalten, fehlender Krankheitseinsicht, hohen Ansprüchen, geringer Compliance, verbaler Übergriffigkeit und Rückzug.

So entsteht ein Teufelskreis sich gegenseitig unterhaltender Prophezeiungen.

Suchtarten

Es werden substanzbezogen Süchte (Alkohol, Nikotin, Drogen) von nicht stofflichen Süchten (Arbeits-, Internet-, Spiel-, Mager-, Fresssucht) unterschieden. Bei allen kommt es beim Konsum zur Ausschüttung von psychotropen Substanzen im Gehirn.

Alle Suchterkrankungen können eine höhere Neigung zum Substanzwechsel der Sucht haben.

Analgetika mit erhöhtem Abhängigkeitspotenzial

Wegen der direkten An- und Abflutung sind kurzwirksame Analgetika mit einem höheren Abhängigkeitpotenzial behaftet, wie z. B. Tilidin- und Tramallösungen, Morphin akut oder Fentanyl buccal.

Manchmal wird die Retardierung auch einfach durch Mörsern oder Auflösen in Alkohol umgangen, Fentanyl-Patches werden z. B. auch gelutscht oder in Wasser zu Tee aufgekocht und dann getrunken.

Unzureichende Retardierung des gewählten Analgetikums für die zu behandelnde Schmerzdauer ist ein Suchttrigger (kurzwirksame Präparate bei langandauernden Schmerzereignissen). Es erhöht sich die Einnahmefrequenz, bis es zu Fehlgebrauch bzw. Sucht kommen kann.

13.3.2 Akutschmerztherapie

Als Folge einer physiologischen Toleranzentwicklung des Organismus entstehen ein pronozizeptiver Effekt und eine Absenkung aktivierbarer Opioidrezeptoren (Down Regulation). Dies bewirkt eine Wirkabnahme exogener Opioide. Diese physiologische Rechtsverschiebung der Dosiswirkungskurve führt zu 30–100 % höherem Bedarf, um die gleiche Analgesiewirkung zu erzielen.

Substitutionsanalgetika müssen fortgeführt werden. Ist eine Aufnahme des gewohnten Substituts nicht möglich, müssen Dosisäquivalente mit reinen µ-Rezeptoragonisten gewählt werden. Bei Substitution mit einem Partialagonisten wie Buprenorphin ist die Kombination mit µ-Rezeptoragonisten additiv unproblematisch möglich und sinnvoll. Polamidon bzw. Methadon sollte hingegen nicht mit Partialagonisten wie Buprenorphin kombiniert werden.

Die Behandlung Opioidabhängiger ohne Substitution ist problematischer. Hier haben sich retardierte Gaben von Hydromorphon in titrierender Weise zur Vermeidung von Entzugssymptomatik bewährt.

Tab. 13.4 Grundpfeiler der Schmerztherapie bei Abhängigkeitspatient*innen

- Information (Ärztin und Patientin)
- Patient*innen in Entscheidungen mit einbeziehen
- Verbindlichkeit (Arzt und Patient)
- Zuverlässigkeit (Ärztin und Patientin)
- Erreichbarkeit (Arzt wie Patient)
- Interdisziplinäre und interprofessionelle Behandlung
- Behandlungsziele festlegen
- Verlaufs- und Erfolgskontrollen

Durch die hohe Stressvulnerabilität und die Sorge, in einen Entzug zu geraten, mehr Schmerzen erdulden zu müssen sowie die Vorerfahrung, in solchen Situation nicht ernstgenommen und untertherapiert zu werden, entstehen häufig sehr manifeste Ängste. Ein ehrliches Beziehungsangebot kann die Angst im Vorhinein abbauen. Adäquate Informationen vermitteln ein Gefühl der Sicherheit. Aufklärung und Einbeziehung in Entscheidungen können die Compliance und Adhärenz verbessern (➤ Tab. 13.4).

Nichtopioide

Diese sind sinnvoll, die Auswahl sollte sich an den sonstigen Komorbiditäten (Leber, Niere etc.) orientieren. Kombinationspräparate sind weniger sinnvoll. Bei der Dosierung muss die erniedrigte Schmerztoleranz bei hohem Verbrauch berücksichtig werden.

- Dexmedetomidin/Clonidin: reduzieren den Opioidgebrauch auch bei Abhängigen; Cave: Bradykardie, Sedierung!
- Ketamin: gut bei neuropathischen Schmerzen, vorhandener Opioidtoleranz; Risiko für starke postoperative Schmerzen; Cave: Off-Lable Use!
- Abhängigkeitspotenzial geringer bei Tabletten und Lösung; bei Überdosierung Nahtoderlebnisse als Maximalvariante von Halluzinationen möglich.

Cannabinoide

Bei einer Cannabinoidtherapie sollten primär Fertig- oder Rezepturarzneimittel verordnet werden. Eine inhalative Anwendung sollte nur bei kurzen Spastikintervallen gewählt werden, um den missbräuchlichen Nutzen zu minimieren.

Gabapentinoide

Gabapentin und Pregabalin sind zugelassen bei Epilepsie und neuropathischen Schmerzen, Pregabalin auch bei generalisierten Angststörungen. Pregabalin hat eine höheres Abhängigkeitspotenzial als Gabapentin. Dosisabhängig wirkt es euphorisierend und entspannend. Bei Langzeitanwendungen und deutlichen Dosissteigerungen sollte ein Absetzversuch versucht werden.

Antidepressiva

Antidepressiva werden als Koanalgetika genutzt und modellieren über das Dopaminlevel auch die Schmerzwahrnehmung. Hier sind besonders Fluoxetin, Maprotilin und Bupropion zu nennen.

Antiepileptika

Die Glutamatinhibitoren wirken auf die Dopaminregulierung. Es wurden effektive Schmerzmodulationen von Lamotrigen und Topiramat nachgewiesen.

Retardierung

Eine Retardierung ist immer sinnvoll. Eine ausreichend hohe Basisanalgesie mit nur geringer Reservemedikationsmenge ist erstrebenswert. Durchbruchsschmerzen sind zu vermeiden, da sie zu Katastrophisierungsmechanismen führen können, die suchtunterhaltend wirken.

Bei einer intravenöser Gabe sind abgeschlossene PCA-Pumpensysteme zu bevorzugen.

Regionalanästhesie und physikalische Maßnahmen

Regionalanästhesie kann eine gute Alternative insbesondere postoperativ sein, auch hier an langwirksame Analgesie und ggf. an Katheterverfahren denken. Bei physikalischen Maßnahmen besteht häufig die Möglichkeit, die Patient*innen in die Behandlung mit einzubinden, was die Selbstwirksamkeit erhöht (Eislolli, Wärmeanwendung, Einreibung).

13.3.3 Dauerschmerztherapie

Zieldefinition und Überwachung

Im Kontext mit Abhängigkeit ist eine realistische Zieledefinition mit und durch die Patient*innen entscheidend. Ziele sollten möglichst messbar bzw. greifbar formuliert sein, z. B.: „Wenn ich weniger Schmerzen habe (NRS 3–4), bin ich wieder arbeitsfähig in meinem alten Beruf mit fünf Stunden pro Tag."

Initial sind die (strengen) Verantwortlichkeiten zu klären: Nur eine Ärztin zur Therapielenkung und Verordnung sowie keine alleinige Medikationsanpassung durch den Patienten!

Zeitlich mitteleng getaktete Überprüfungen fokussieren die Zielerreichung und die Compliance. Hierbei sollte auch immer eine Dosiskontrolle erfolgen. Weitere Fragen sind:

- Wurde die Einnahme von den Betroffenen ohne Rücksprache verändert?
- Gibt es Abweichungen der Verordnungsintervalle, die auf eine veränderte Einnahme hinweisen?
- Gab es weitere Verordner*innen der relevanten Medikation?

Dies sollte initial besprochen werden, um eine Verbindlichkeit herzustellen und die Compliance anzupassen. Bei fortgesetzter Nichterreichung wird die Therapie angepasst oder sogar abgebrochen. Ein interkollegialer und interprofessioneller Austausch (z. B. Teamsitzungen über einen gemeinsamen Therapieplan mit den Betroffenen) erhöht die Wirksamkeit deutlich.

Retardierung

Gerade in der Dauerschmerztherapie sind ausreichend lange Wirkspiegel mit geringen Schwankungen zur Abdeckung der überwiegenden Schmerzsymptome sinnvoll. Hier sind Retardierungen von 24 h solchen von acht bis zwölf Stunden vorzuziehen.

Methadon z. B. hat eine Halbwertszeit von 36 h und ist somit gut geeignet. Hier können allerdings auch Kumulationseffekte eintreten.

Substitution als Option?

Viele Substitutionsmedikamente haben lange Halbwertszeiten oder eine Retardierung. Sie sind nicht alle für reine Schmerzpatient*innen zugelassen (L-Polamidon: nur einzelne Hersteller mit besonderen Gebindegrößen in Deutschland). L-Polamidon kann auch allein zur Schmerztherapie verordnet werden. Generell ist immer die Zulassung des Präparates zu prüfen, da einige nur zur Substitution zugelassen sind. Die Kumulation bedingt häufig eine Dosisreduktion bei Langzeitanwendung.

Buprenorphin ist oral oder als subkutanes Depotpräparat bei Schmerzpatient*innen, die die transdermale Applikation nicht (mehr) vertragen, äußerst sinnvoll, aber nicht dafür zugelassen. Für Suchtpatient*innen ist es jedoch gut geeignet.

Besteht eine Suchterkrankung mit Substitution und chronischen Schmerzen, ist die Kooperation mit dem Substitutionsarzt sehr sinnvoll. Hier kann eine Erhöhung des Substitutionsmittels angezeigt sein. Nichtopioide können aber oftmals gut kombiniert werden.

LITERATUR

Deutsche Gesellschaft für Psychiatrie und Psychotherapie, Psychosomatik und Nervenheilkunde e.V. (DGPPN) et al. S3-Leitlinie Medikamentenbezogene Störungen. AWMF-Reg.-Nr. 038-025. Aus: https://register.awmf.org/assets/guidelines/038-025l_S3_Medikamtenbezogene-Stoerungen_2021-01.pdf (letzter Zugriff: 19.01.2023)

Deutsche Schmerzgesellschaft e.V. et al. S3-Leitlinie Langzeitanwendung von Opioiden bei chronischen nicht tumorbedingten Schmerzen (LONTS). AWMF-Reg.-Nr. 145-003. Aus: https://register.awmf.org/assets/guidelines/145-003l_S3_LONTS_2020-10.pdf (letzter Zugriff: 19.01.2023)

13.4 Schmerztherapie in der Palliativmedizin

Hans-Bernd Sittig

Sie sind wichtig, … weil Sie eben Sie sind.
Sie sind bis zum letzten Augenblick Ihres Lebens wichtig!
Wir werden alles tun,
damit Sie nicht nur in Frieden und Würde sterben,
sondern auch bis zuletzt in Würde leben können.

Cicely Saunders

Kernaussagen

- Nach den Regeln der Palliativmedizin werden, wenn gewünscht, nicht nur Menschen mit einer Tumorerkrankung behandelt, sondern auch Personen, die an einer Nichttumorerkrankung leiden.
- Die Palliativbehandlung beginnt, sobald Betroffene dies wünschen, nicht erst in der Lebensendphase.
- Bei fehlender therapeutischer Konsequenz sollte eine intensive, körperlich und psychisch belastende Diagnostik vermieden werden.
- Die Einwilligung zu jeder therapeutischen Maßnahme erfordert aufgeklärte Patient*innen.
- Patient*innen haben das Recht, eine Therapie abzulehnen.
- Es werden, wenn gewünscht, nicht nur Schmerzen, sondern alle belastenden Symptome behandelt.
- Um die Lebensqualität von Menschen in einer palliativen Situation zu verbessern, ist neben onkologischen, psychoonkologischen, chirurgischen, nuklearmedizinischen und radiologischen Konzepten vor allem eine maßgeschneiderte Analgesie erforderlich.
- Grundlage der medikamentösen Schmerztherapie in einer palliativen Situation ist die mechanismenorientierte Schmerztherapie in Anlehnung an das WHO-Stufenschema.
- Oral zugeführte Analgetika/Opioide können bei ca. 80 % aller Palliativpatient*innen eine adäquate, die Betroffenen zufriedenstellende Schmerzlinderung bewirken.
- Therapieziele für die Patient*innen sind eine zufriedenstellende Symptom- und Schmerzkontrolle sowie ein befriedigender Nachtschlaf.
- Chronische Symptome wie z. B. Schmerzen erfordern eine präemptive Therapie mit prophylaktischem Wirkprinzip: Es soll nicht nur das Symptom therapiert werden, sondern dessen Auftreten vermieden werden.
- Zusätzliche Analgetika bei schweren Schmerzzuständen sollten immer bedarfsgerecht und individuell titriert zur Verfügung gestellt werden.

Akute und chronische Schmerzen sind ein wesentliches Symptom einer Krebserkrankung und vieler anderer, nicht heilbarer Erkrankungen. Ihr Einfluss auf alle Bereiche der Lebensqualität kann gar nicht hoch genug eingeschätzt werden. Seit fast 20 Jahren gibt es zur Behandlung von Schmerzen bei Tumor- und anderen zum Tode führenden Erkrankungen validierte Therapieoptionen mit einem Effektivitätsgrad von mehr als 90 %. Trotzdem wurden lange und werden weiterhin Patient*innen in einer palliativen Situation in Deutschland noch unzureichend behandelt. Die Inhalte der Leitlinien zur Palliativtherapie wurden oft unzulässig auf die rein **medikamentöse Therapie** verkürzt und alle anderen Optionen der Palliation vernachlässigt. Hier wurden insbesondere die tumorspezifischen Methoden wie Bestrahlung, Operation und Chemo- oder Radioisotopentherapie außer Acht gelassen. Dazu darf der Beitrag **nichtmedikamentöser Maßnahmen** zur palliativen Therapie, wie Lymphdrainage, Verordnung von Prothesen und Orthesen, optimierte Lagerung, Massagen, Physiotherapie und nicht zuletzt psychotherapeutische Interventionen, keineswegs unterschätzt werden.

Palliativpatient*innen leiden in der Regel gleichzeitig an weiteren physischen Störungen sowie psychologischen, kulturellen, sozialen und spirituellen Problemen, die mit dem Prozess der Krankheitsverarbeitung zusammenhängen und eine symptomverstärkende Rolle spielen. Für alle Symptome von Palliativpatient*innen gilt das **biopsychosoziale Modell** (Total-Pain-/Total-Symptom-Modell nach Cicely Saunders). Aus diesen Gründen ist eine palliative Therapie unter Einbeziehung verschiedener Fachdisziplinen (Ärzt*innen, Pflegekräfte, Physiotherapeut*innen, Sozialarbeiter*innen, Psycholog*innen, Seelsorger*innen, Ehrenamtliche) zu leisten und setzt die Einbindung der Patient*innen und ihrer Zugehörigen voraus.

MERKE

In der palliativen Therapie muss den Patient*innen gegenüber der Grundsatz der Wahrhaftigkeit stets gewahrt werden. Dieser impliziert, dass den Patient*innen stützende Angebote zur Krankheitsbewältigung angeboten werden müssen. Die palliative Therapie soll den Betroffenen ein soweit irgend möglich schmerzarmes, normales Leben ermöglichen.

13.4.1 (Schmerz-)Diagnostik in der Palliativsituation

Die sechs W-Fragen

Als hilfreiches, minimales anamnestisches Instrumentarium haben sich die folgenden sechs Fragen bewährt:

- Was schmerzt?
- Wann?
- Wie?
- Wohin strahlt es aus?
- Was beeinflusst den Schmerz?
- Welche Symptome treten im Zusammenhang mit den Schmerzen noch auf?

Palliativtherapieplanung

Folgende Fragen sind für die Planung der Therapie von großer Relevanz:

- Welche physischen oder psychischen Symptome bestehen zusätzlich?
- Welche Begleiterkrankungen oder Organfunktionseinbußen (z. B. Leberinsuffizienz bei Lebermetastasen, Nierenversagen, Knochenmarksinfiltration/-suppression) liegen dauerhaft oder intermittierend vor?
- Welche Bedeutung hat das Symptom, der Schmerz für den Alltag der Patientin bzw. des Patienten?
- Was kann der Patient bzw. die Patientin aufgrund der Symptome, der Schmerzen bzw. der Schmerzbehandlung nicht mehr machen?
- Wie sind die aktuellen psychischen, sozialen und spirituellen Ressourcen der Patientin oder des Patienten, um sich mit den Symptomen, den Schmerzen, der Erkrankung auseinandersetzen zu können?
- Liegen negative Prädiktoren für das Gelingen einer Palliativtherapie vor (z. B. Durchbruchschmerzen, vorausgegangene oder aktuelle Suchterkrankung, neuropathischer Schmerztyp, raschester Dosisanstieg der Opioidmedikation ohne adäquates organisches Korrelat, ungelöste psychosoziale Konflikte)?
- Welches ist das individuelle Therapieziel des Patienten bzw. der Patientin?
- Ist das Therapieziel realistisch?
- Was ist das größte Bedürfnis der Patientin oder des Patienten: z. B. ungestörter Nachtschlaf, schmerzarmes Sitzen/Stehen/Liegen/Schlucken, schmerzarme Defäkation, Lesen, ungestörte Kommunikation mit den Zugehörigen, Autofahren, weniger Medikamente, weniger Spritzen, mehr Selbständigkeit, bessere Köperfunktionen, wieder arbeiten können, mehr Selbstwertgefühl, mehr Selbstbestimmung, mehr Bewegung, mit Appetit essen, mehr Autonomie.
- Gibt es spezifische Therapien, die eine langfristige Analgesie bei zumutbarer Toxizität erlauben (Radiatio, Operation, Radionuklid-, Chemo- oder Hormontherapie)?
- Gibt es nichtmedikamentöse Verfahren, die zur Symptom- und Schmerzlinderung beitragen können (Orthesen, Prothesen, optimierte Lagerungsbedingungen, Lymphdrainage, physikalische Therapie, Wund-/Dekubitusbehandlung)?
- Ist eine intensivierte psychosoziale und/oder spirituelle Begleitung erforderlich und wie ist sie organisierbar?
- Welche erkrankungsbedingten Komplikationen und/oder Nebenwirkungen sind wahrscheinlich und müssen vorausschauend mit eingeplant werden (z. B. Schluckunfähigkeit, Koma, Hyperkalzämie, Obstipation bis zur nicht operablen enteralen Obstruktion)?
- Was ist der optimale Applikationsweg oder die optimale Zubereitungsform für diese Patientin oder diesen Patienten?
- Wie viele Medikamente/Einnahmezeiten sind für den Patienten bzw. die Patientin (noch) zumutbar?
- Ist die Medikamenteneinnahme/-gabe durch die Patientin oder den Patienten allein möglich oder wird professionelle Hilfe benötigt?

13.4.2 Grundregeln der medikamentösen palliativen Schmerztherapie

Die Schmerztherapie bei Palliativpatient*innen folgt den Grundregeln der Therapie chronischer Schmerzen: Die Basis des medikamentösen Konzepts bilden **langwirkende, retardierte Analgetika.** Dabei sollte der Applikationsweg, solange dies möglich ist, nichtinvasiv sein und in erster Linie **orale** Medikamente zum Einsatz kommen. Gegebenenfalls muss bei Schluckstörungen auf **transdermale** oder **subkutane** Applikationsformen ausgewichen werden, wo diese zur Verfügung stehen.

Grundsätzlich soll die Medikation nach einem **festen Zeitschema** und individuell nach **Schmerzstärke** gegeben werden. Dadurch soll eine gleichmäßige, die Patientin bzw. den Patienten zufriedenstellende Schmerzlinderung über 24 h ermöglicht werden. Dies ist bei einem weitgehend gleichmäßigen Schmerzniveau allein durch lang wirkende Medikamente zu erreichen.

In der Realität kommt es jedoch spontan im Laufe des Tages immer wieder zu **Schmerzspitzen** und **Durchbruchschmerzen** (= unvermittelt heftige Schmerzattacken bei sonst stabiler Schmerzeinstellung), die zusätzliche Maßnahmen erfordern. Manchmal sind die Auslöser dafür klar erkennbar (z. B. Belastungen, therapeutische Maßnahmen wie Verbandswechsel oder Lagerungsmaßnahmen), manchmal aber auch nicht.

INFO

WHO-Richtlinien zur medikamentösen Tumorschmerztherapie:

- Orale Therapie (by the mouth)
- Nach Stufenplan (by the ladder)
- Nach der Uhr (by the clock)
- Individuelle Titration der Dosis (for the individual)
- Mit niedriger Dosis starten, langsam steigern (start low, go slow)
- Anwendung von Koanalgetika
- Jeweilige Besonderheiten beachten (look for the details)
- Adjuvante Therapieverfahren zu jeder Zeit

Folgende **Grundregeln** sollten bei der medikamentösen Therapie von Schmerzen auch in der palliativen Situation eingehalten werden:

- Es erfolgt primär eine nichtinvasive Applikation (oral, bei Schluckstörung: transdermal), um die Selbstständigkeit der Patient*innen zu erhalten.
- Die Dosisintervalle richten sich nach der Wirkungsdauer des verwendeten Präparates, z. B. Hydromorphin retard

alle (8–)12 h (Palladon®) bis 24 h (Jurnista®), Novaminsulfon alle 4 h, Ibuprofen alle 8 h, Coxibe alle 24 h.

- Es sollten so weit wie möglich retardierte Opioide (Long Acting Opioids, LAO) oder Präparate mit einer langen Wirkungsdauer eingesetzt werden. Wenn die Schmerzen immer wieder auftreten, bevor die nächste Dosis fällig ist (End of Dose Pain), sollte die Dosis der Dauermedikation erhöht werden. Eventuell muss das Dosisintervall verkürzt werden. Bei der Wahl der Einnahmezeiten sollte man den individuellen Lebensrhythmus der Patient*innen berücksichtigen (z. B. erste Einnahme nach dem Erwachen, dann weiter alle 4, 6, 8 oder 12 h).
- Für den Bedarfsfall werden kurzwirksame, nichtretardierte Opioide (Short Acting Opioids, SAO), oral oder ggf. s. c. empfohlen.
- Bei Durchbruchschmerzen werden schnellwirksame Opioide (Rapid Onset Opioids/ROO, Fentanyl-nasal, -buccal, -sublingual, -Lutschtablette; Morphin/Hydromorphon/Oxycodon i. v.) verabreicht.
- Für viele Medikamente gibt es zwar Standarddosierungen. Es sollte aber immer eine individuelle, schrittweise Anpassung (Titration) erfolgen. Diese orientiert sich an Wirkung und Nebenwirkungen des verwendeten Präparates.
- Auftretende Nebenwirkungen müssen prophylaktisch behandelt werden (z. B. Übelkeit und Erbrechen in der Einstellungsphase: Antiemetika, Obstipation bei jeder Anwendung von Opioiden: Laxanzien).
- Gerade bei Tumorpatient*innen ist es erforderlich, für eine ausreichende Analgesie zu sorgen. Bei den Opioiden können daher keine Höchstdosierungen angegeben werden. Die Höchstdosis der Opioide wird limitiert durch deren eventuelle Nebenwirkungen.
- Bei neuropathischen Schmerzen sind Nichtopioidanalgetika i. A. nicht wirksam.
- Neuropathische Schmerzen werden mit Antidepressiva wie Amitriptylin (oder ggf. Duloxetin) oder/und mit Antikonvulsiva wie Pregabalin (oder Gabapentin) und ggf. zusätzlich mit Opioiden wie Tapentadol, Oxycodon oder Hydromorphon behandelt.
- Kortison kann viele Schmerzen und Beschwerden in einer palliativen Situation lindern.
- Wenn sinnvoll, möglich und nötig, immer auch zusätzlich nichtmedikamentöse Therapieverfahren anwenden: z. B. Physiotherapie, Krankengymnastik, Ergotherapie, Psychotherapie, chirurgische Verfahren, Radiatio.
- Die Wirkung und besonders auch die Nebenwirkungen einer palliativen Therapie müssen regelmäßig kontrolliert und auch dokumentiert werden.

INFO

Schmerznotfall

Handelt es sich um eine hochakute Situation mit stärksten Schmerzen (Schmerznotfall), so empfiehlt sich ein intravenöses Auftitrieren:
- Die Patientin erhält z. B. zunächst alle fünf Minuten 5 mg Morphin langsam i. v. oder äquipotent Hydromorphon 0,5–1,0 mg oder Oxycodon 2,5 mg über einen i. v. Zugang (vorher 10 mg Metoclopramid injizieren!), bis eine ausreichende Schmerzlinderung eintritt (bei schlechtem Allgemeinzustand Dosis geringer wählen!). Dabei muss eine Überwachung während dieser Zeit und bis eine Stunde nach der letzten Morphingabe gewährleistet sein.
- Wenn der Schmerz wieder deutlich zunimmt, muss die benötigte Morphindosis erneut appliziert werden.
- Jetzt kann die ungefähr erforderliche Tagesdosis errechnet werden: Aus dem Dosierungsintervall und der benötigten Dosis ergibt sich der Tagesbedarf, der dann in den nächsten Tagen in retardierter Form gegeben und bei Bedarf nochmals angepasst wird. Weiteres Vorgehen wie oben.

CAVE

Rapid Onset Opioids wie Fentanyl-nasal, -sublingual, -buccal sind für die Dosistitration/Findung der Tagesdosis der LAO nicht geeignet.

MERKE

Wesentliche Ursachen für die schmerztherapeutische Unterversorgung von Palliativpatient*innen sind:
- Schmerzdiagnose unkorrekt
- Schmerzintensität unterschätzt
- Analgetikadosierungsintervall zu lang/Analgetikadosierung zu niedrig
- Bevorzugung schwacher Opioide
- Angst vor Toleranz, Abhängigkeit oder Entzug
- Betäubungsmittelverschreibungsverordnung
- Koanalgetika nicht eingesetzt
- Spezielle Verfahren nicht bedacht
- Biopsychosoziale oder/und spirituelle Einflussfaktoren nicht ausreichend berücksichtigt

13.4.3 Medikation in der Palliativmedizin

➤ Tab. 13.5 gibt einen Überblick über die wichtigsten Medikamente in der Palliativmedizin, ➤ Tab. 13.6 fasst die wichtigsten Medikamente in der Finalphase zusammen.

Applikationswege

Die **orale** Applikation ist für die meisten Patient*innen einfach und unkompliziert. Auch eine Zufuhr über eine **Ernährungssonde** ist mit vielen der heute verfügbaren Präparate möglich. In den Fällen, in denen die orale Therapie an ihre Grenzen stößt (z. B. bei Schluckstörungen), kommen alternative Applikationswege infrage.

Vorteile der **transdermalen** Applikation (Fentanyl®, Buprenorphin®) sind die wenig belastende Anwendung und die lange

Tab. 13.5 Die wichtigsten Medikamente in der Palliativmedizin

Medikament	Indikation	Besonderheit	Dosierung (max. Tagesdosis in Klammern)
Morphin	Schmerzen, Dyspnoe	**Besonders in der Finalphase geeignet**	5–10–? mg jede 4. Stunde s. c., i. v., p. o. (30–60–? mg)
Hydromorphon	Schmerzen	• Besonders bei Multimorbiden und Multimedikation • Geringes Interaktionspotenzial • Geringe Plasmaeiweißbindung, weniger ZNS-NW	• Individuell • Oral: 2–4–8–12–? mg retard alle 6–12 h • Bei Bedarf: zusätzlich 1,3–2,6–? mg nicht retardiert oral
Buprenorphin	Schmerzen	• Bes. GI-Schmerzen • TTS, sublingual:, bei Niereninsuffizienz, bei Schluckstörung	Individuell (sublingual: max. 6 × 0,4 mg; TTS: max. 70 µg/h)
Fentanyl	Schmerzen	• TTS: Schluckstörung • **Cave:** Nicht geeignet in der Finalphase! • ROO: bei Durchbruchschmerzen • **Cave:** Nicht geeignet zur LAO-Tagesdosisfindung!	Individuell
Ketamin	Schmerzen, neuropathische Schmerzen	• **Reserveopioid** • Sehr schwer steuerbar • **Cave:** HRST! • **Nur für „Profis"**	Individuell
Novalgin	Schmerzen, Fieber	• **Cave:** RR-Abfall bei i. v. Gabe! • **Standard-Nichtopioid** in der Palliativmedizin	1 g (max. TD 6 g)
Ibuprofen	Schwellung, entzündungsbed. Schmerzen, Knochenschmerzen	PPI als Prophylaxe; Dosierungsempf. EMA: so kurz und so niedrig wie möglich, so hoch wie nötig	600 mg × 4 (max. TD 3.400 mg)
Paracetamol	Fiebersenkung, nur sehr geringe analgetische Wirkung	Nur bei Unverträglichkeit von allen anderen Analgetika	500 mg × 6 (max. TD 3 g)
Amitriptylin	Depression, Angst, Schlafstörung, neuropathische Schmerzen	Langsamer Wirkeintritt, langsam steigern bis zur „best dose" (= minimale Dosis, ausreichende Wirkung, vertretbare NW)	Therapiebeginn mit 1–2 Tr. (= 2–4 mg) zur Nacht (max. TD 225 mg)
Pregabalin	Neuropathische Schmerzen, Schlafstörung	Langsamer Wirkeintritt, langsam steigern bis zur „best dose"	Therapiebeginn mit 25 mg zur Nacht (max. TD 600 mg)
Lorazepam	Angst, Panik, Unruhe	Als „Expedit" unter der Zunge zergehen lassen	Individuell, 0,5–2 mg, bis zu 6 ×/d
Midazolam	Panik, Angst, Unruhe	Sedierung	2,5–5 mg, bis 4–6 ×/d (5–10–? mg)
Dexamethason	(Hirn-)Ödem, Allgemeinzustand, Knochenschmerzen, Plexus-/Myeloninfiltration bzw. -kompression	• Roborierend, appetitanregend • **Cave:** Psychose!	2–4–8–16 mg
Amitriptylin	Depression, Angst, Schlafstörung, neuropathische Schmerzen	Langsamer Wirkeintritt; langsam steigern bis zur „best dose"	Therapiebeginn mit 1–2 Tr. (= 2–4 mg) zur Nacht (max. TD 225 mg)
Pregabalin	Neuropathische Schmerzen, Schlafstörung	Langsamer Wirkeintritt, langsam steigern bis zur „best dose"	Therapiebeginn mit 25 mg zur Nacht (max. TD 600 mg)
Cannabis	Entspannend, Appetitsteigerung	• Add-on • **Cave:** Psychose, Unruhe! • **Von der Inhalation wird abgeraten.**	Individuell, langsam steigern
Macrogol	Obstipation	Mind. 125 ml Wasser je Btl.	Individuell, (bis max. 5 Btl./24 h)
Naloxegol	Opioidinduzierte Obstipation (OIC)	Keine ZNS-NW, kein (!) zentraler Opioidantagonismus	12,5 mg (25 mg)
Glycopyrronium	Rasselatmung, Sekret, Ileus	Keine ZNS-NW	0,2–0,4 mg bis 4 ×/d (0,2–1,6 mg/d)

Tab. 13.6 Die sechs wichtigsten Medikamente in der Finalphase

Medikament	Indikation	Dosierung (max. Tagesdosis in Klammern)
Morphin	Schmerzen, Dyspnoe	5–10(–?) mg alle 4 h (30–60–? mg)
Glycopyrronium	Rasselatmung, Sekret, Ileus	0,3–0,6 mg, bis 4 ×/d (0,6–2,5 mg)
Haloperidol	Übelkeit, Delir	0,5–2,5 mg, 1–2 ×/d (1–5 mg)
Midazolam	Panik, Angst, Unruhe	2,5–5 mg, bis 4–6 ×/d (5–10–? mg)
Dexamethason	Hirnödem, Allgemeinzustand	2–4–8–16 mg
Novalgin	Schmerzen, Fieber	1 g, bis 6 ×/d (6 g)

Wirkungsdauer der Pflaster (48–72 h bei Fentanyl, 3⅓–7 d bei Buprenorphin). Nachteilig ist die schlechte und eher zähe Dosisfindung und -anpassung (voller Wirkungseintritt erst nach 12–24 h), die mangelhafte und oft unsichere Resorption in der Finalphase, bei Kachexie und Schwitzen. Immer muss bei den transdermalen Systemen eine Bedarfsmedikation mit bedacht werden (subkutan, intravenös, sublingual, nasal, buccal, orotransmukosal).

Für die **rektale** Applikation stehen in Deutschland keine retardierten Präparate zur Verfügung, sodass Morphin-Suppositorien alle vier Stunden appliziert werden.

Die **subkutane** oder seltener die intravenöse Gabe über eine patientenkontrollierte Pumpe (PCA) mit Bolusfunktion ist in einzelnen Fällen sehr sinnvoll. Eine **Schmerzpumpe** bietet sich beispielsweise an, um ein schnelles Anfluten des Analgetikums bei Durchbruchsschmerzen zu ermöglichen. Sie eignet sich darüber hinaus zur schnellen Dosisfindung, bei sehr instabilen Schmerzzuständen und um den Patient*innen mehr Autonomie zu ermöglichen, wenn sie die Medikamente anders nicht mehr zu sich nehmen können.

Es gibt grundsätzlich keine Indikation für die **intramuskuläre Gabe** von Opioiden bei Tumorschmerzen, da die subkutane Applikation einfacher und weniger schmerzhaft ist. Allerdings sollten möglichst keine wiederholten Einzelinjektionen durchgeführt werden, stattdessen ist eine subkutane Dauerinfusion ggf. mithilfe einer PCA-Pumpe sinnvoll.

Die Indikation für eine **rückenmarknahe** Applikation von Opioiden sollte von erfahrenen Schmerztherapeut*innen, äußerst zurückhaltend und nur in Ausnahmefällen gestellt werden. Gründe für eine rückenmarknahe Applikation können sein: Terminalstadium der Erkrankung, stärkste Schmerzen, die mit anderen Applikationsformen nicht beherrschbar sind oder gravierende, nicht behandelbare Nebenwirkungen bei anderen Applikationswegen.

Die „beste" Therapie

Die beste Behandlung ist die **ambulante** Therapie, welche die Patient*innen selbstständig zu Hause durchführen können und die ihnen die Unabhängigkeit von den Therapeut*innen gewährt.

Die Einstellung und Überwachung der oralen medikamentösen Therapie wird durch eine Beschränkung auf **wenige Monosubstanzen** (mechanismenorientiert) erleichtert. Damit ist die orale – und bei Schluckstörungen die transdermale – Opioidtherapie nicht nur die beste, sondern auch die einfachste und damit sicherste Therapie. Sie kann über viele Jahre angewendet werden, ohne dass – bis auf die Obstipation – gravierende Nebenwirkungen auftreten müssen.

Die orale oder transdermale Medikation eignet sich allerdings nicht für alle Patient*innen. **Alternative Techniken** sind dann regionale Lokalanästhetika- oder Opioidapplikation sowie neurolytische Blockaden oder neurochirurgische und palliative strahlentherapeutische Maßnahmen. Erfolgreich wird eine Palliativbehandlung aber nur dann sein, wenn Patient*innen und Zugehörige über die Prinzipien und den Sinn der Therapie ausreichend informiert sind und sie verstehen. Regelmäßig sollte eine Therapiekontrolle und -anpassung durchgeführt werden.

PRAXISTIPP

- Die Patient*innen nach ihren Schmerzen und anderen Symptomen fragen.
- Den Patient*innen ihre Schmerzen und Beschwerden glauben.
- Gewissenhafte und gründliche körperliche und psychische Untersuchung.
- Multimodales (biopsychosoziales und spirituelles) Symptom- und Schmerzmodell.
- Klare Diagnose stellen.
- Klare und realistische Therapieziele definieren.
- Therapie: wenn möglich und gewünscht kausal und/oder mechanismenorientiert.
- Die Behandlung nie nur durch Medikamente allein.
- Regelmäßige Kontrolle von Wirkung und Nebenwirkungen.
- Alle nicht zwingend erforderlichen Maßnahmen unterlassen.
- Respekt und Würde wahren, fachliche und ethische Kompetenz zeigen.
- Respekt vor der Autonomie der Patient*innen.

13.4.4 Weitere Symptome in der Palliativmedizin

Übelkeit und Erbrechen

In der palliativen Situation sind Übelkeit (Nausea) und Erbrechen (Emesis) sehr häufige Symptome, von denen sowohl Menschen mit fortgeschrittenen Tumorerkrankungen als auch Nichttumorerkrankte betroffen sein können. Beide Symptome

Tab. 13.7 Medikamentöse Behandlung von Emesis und Nausea.

Motilitätsfördernde Antiemetika (Mittel gegen Übelkeit)
• Metoclopramid (z. B. Paspertin®) fördert als Prokinetikum die Peristaltik (Bewegungen zur Nahrungsweiterleitung) im Verdauungstrakt; wirkt zusätzlich zentral. Hilfreich bei: Gastritis, gastraler Stase (Stauung), funktioneller Darmobstruktion (fehlender Peristaltik) • Domperidon (z. B. Motilium®) wirkt ähnlich wie Metoclopramid, allerdings ausschließlich im Verdauungstrakt
Antiemetika, die in erster Linie in der CTZ (Chemorezeptoren-Triggerzone, „Giftwarnzentrale") wirken
• Haloperidol (z. B. Haldol®) wirkt an zentralen und peripheren Dopaminrezeptoren. Hilfreich bei medikamentenbedingter Übelkeit (z. B. Morphin) oder Elektrolytverschiebungen (z. B. Hyperkalzämie, Niereninsuffizienz) • 5-HT3-Rezeptor-Antagonisten wie Setrone (z. B. Zofran®, Kevatril®, Anemet®) wirken an anderen Rezeptorstrukturen als Haloperidol oder Metoclopramid; hilfreich bei Übelkeit während der Chemotherapie
Spasmolytisch und sekretionshemmende Antiemetika
• (Butyl-)Scopolamin (z. B. Buscopan®) dämpft das Brechzentrum und die Motilität im Verdauungstrakt. Hilfreich bei Darmkoliken und/oder bei Bedarf der Reduktion von Darmsekreten • Octreotid (z. B. Sandostatin®)
Antiemetika, die in erster Linie im Brechzentrum wirksam sind
Dimenhydrinat (z. B. Vomex®): hilfreich bei Problemen im Gleichgewichtssystem und bei intrakraniellem Druck (dann in Kombination mit Steroiden)
Breitspektrum-Antiemetika
• Levomepromazin (z. B. Neurocil®) wirkt auf zahlreiche Rezeptorsysteme vor allem im Gleichgewichtszentrum, im Brechzentrum und in der Chemorezeptoren-Triggerzone; hilfreich bei vielen Formen von Übelkeit, wenn andere Medikamente nicht ausreichen; relativ nebenwirkungsreich • Tranquillanzien (z. B. Tavor®) dämpfen das ZNS, hilfreich bei Erregungszuständen, Stress und Ekel

treten oft kombiniert auf, können aber auch einzeln vorkommen. Sie verstärken andere Symptome, wie z. B. Angst, Unruhe, Schlaflosigkeit und Schmerzen. Übelkeit und Erbrechen werden von den betroffenen Personen und ihrem Umfeld in der Regel in ihrer Bedeutung unterschiedlich wahrgenommen. Häufig leiden Patient*innen sehr unter ihrer Übelkeit und erleben das Erbrechen eher als Erleichterung. Wer keinen Appetit hat und dennoch (z. B. von den Zugehörigen) zur Nahrungsaufnahme gedrängt wird, wird schnell Übelkeit verspüren und das Gegessene ggf. wieder erbrechen. Patient*innen lehnen dann häufig die Nahrungsaufnahme ab. Dies gilt es zu respektieren! Die Zugehörigen müssen verstehen, dass es Zeiten gibt, in denen der Organismus die Nahrung nicht verwerten kann und sie ihre Fürsorge anders zeigen müssen.

Nach der an erster Stelle stehenden kausalen Therapie (➤ Tab. 13.7) müssen bei unzureichender Ursachenbeseitigung lindernde Maßnahmen ergriffen werden, um die Lebensqualität der Betroffenen zu steigern.

Durst

Besonders für alte und sterbende Menschen stellt die Nahrungs- und Flüssigkeitszufuhr oftmals eine unerträgliche Belastung dar, die in solchen Fällen nicht vorgeschrieben werden darf.

- Flüssigkeit lindert nicht den Durst.
- Mundpflege/Hygiene lindert Durst.
- Der Fokus liegt jetzt auf dem Sterben.
- Nierenversagen ist „gut" → Sedierung.
- Katheter muss nicht sein.
- Lungenödem ist schlecht → Cave: Dyspnoe, Rasselatmung!
- Mutmaßlichen Patientenwillen beachten.
- Die Natur hat gute Lösungen.

Dyspnoe

Dyspnoe ist die subjektive Empfindung der Notwendigkeit einer gesteigerten Atemarbeit. 48–60 % aller Tumorpatient*innen erleben Atemnot, 70 % in den letzten Lebenswochen und 80–90 % in den letzten Stunden.

Nichtmedikamentöse Maßnahmen:

- Beruhigende Präsenz
- Ängste nehmen
- Patient*innen und Zugehörige beruhigen
- Frischluft
- Einengende Kleidung entfernen
- Lagerung ändern
- Hypersekretion dämpfen
- Ursachen beseitigen
- Pleura-/Aszitespunktion

Medikamentöse Maßnahmen:

- Opioide
- Benzodiazepine
- Neuroleptika
- Kortikosteroide

PRAXISTIPP

Warum kein Sauerstoff?

Weil
- die Sauerstoffsättigung kaum ansteigt ohne dicht sitzende Maske und kaum jemanden mit solch einer Maske sterben möchte.
- das Ziel nicht mehr eine Lebensverlängerung ist.
- Morphin die beste Therapie bei Atemnot der Sterbenden ist.
- dann ein Hauptfokus auf die Sauerstofftherapie entsteht.

LITERATUR

Deutsche Gesellschaft für Palliativmedizin (DGP) et al. S3-Leitlinie Palliativmedizin für Patienten mit einer nicht heilbaren Krebserkrankung. AWMF-Reg.-Nr. 128-001OL. Aus: https://www.awmf.org/leitlinien/detail/ll/128-001OL.html (letzter Zugriff: 24.01.2023)

KAPITEL

14 Begutachtung von Menschen mit chronischen Schmerzen

Jan-Peter Jansen

Kernaussagen

- Es existiert eine „Leitlinie zur Begutachtung von Menschen mit chronischen Schmerzen“ der AWMF.
- Diese Leitlinie findet generell zu selten Anwendung, daher kommt es häufig zu Fehleinschätzungen der Auswirkungen chronischer Schmerzen im Rahmen der Begutachtung.
- Es ist generell zu fordern, dass beim Vorliegen chronischer Schmerzzustände eine Gutachterin oder ein Gutachter mit der Spezifikation „Spezielle Schmerztherapie“ benannt wird.

14.1 Einleitung

Nach Angaben der Fachgesellschaft „Deutsche Gesellschaft für Schmerzmedizin“ gibt es in Deutschland 1.300 ambulante Schmerzspezialist*innen für ca. 3,9 Millionen chronische Schmerzpatient*innen. Die Ausbildungsinhalte zur Behandlung von Menschen mit chronischen Schmerzen wurden erst 2017 in die universitären Prozesse integriert. Man muss davon ausgehen, dass alle vorher Studierenden sich also mit den Prozessen der Schmerzchronifizierung, deren Diagnostik und Behandlung gar nicht oder nur marginal auskennen.

Erst im Jahr 1997 eröffnete in Kiel die erste neurologisch-verhaltenstherapeutische Schmerzklinik in Deutschland. Die Schmerztherapie ist also ein sehr junges Fach, das Wissen darüber unvollständig oder durch inzwischen überholte Vorstellungen besetzt.

Die „Leitlinie zur Begutachtung von Menschen mit chronischen Schmerzen“ wurde durch die AWMF (Arbeitsgemeinschaft der wissenschaftlichen medizinischen Fachgesellschaften) erarbeitet und hatte eine Gültigkeit bis zum 06.11.2022. Sie wird nach dem Eindruck des Autors aus seiner gutachterlichen Tätigkeit in der Begutachtungspraxis nicht regelmäßig angewendet. Dies ist ein eklatanter Mangel.

Die Deutsche Schmerzgesellschaft fordert auch, dass die Gutachter*innen die Zusatzbezeichnung „Spezielle Schmerztherapie“ führen und somit den Nachweis erbracht haben, über spezielle Kenntnisse und Erfahrungen in Diagnostik und Therapie dieser Erkrankungen zu verfügen. Hierfür werden nach der Facharztprüfung eine einjährige Fortbildung in einer anerkannten Einrichtung, ein 80-Stunden-Kurs und zusätzliche Ausbildungen, wie beispielsweise in der Psychosomatik, benötigt. Die regelmäßige Teilnahme an interdisziplinären Schmerzkonferenzen unter Leitung entsprechend qualifizierter Schmerzmediziner*innen und die regelmäßige Teilnahme an nationalen und internationalen Kongressen sind ebenfalls verpflichtend.

14.2 Ärztliche Feststellung von chronischen Schmerzen

Der chronische Schmerz hat in den letzten Jahren erhebliche Aufmerksamkeit sowohl im Bereich der Forschung als auch der Therapie gewonnen. In der ICD-10 (10. Revision der Internationalen statistischen Klassifikation der Krankheiten und verwandter Gesundheitsprobleme, International Classification of Diseases) wird der chronische Schmerz unter dem Code F45.41 (Chronischer Schmerz mit somatischen und psychischen Faktoren) erfasst. Die Unterbringung im F-Kapitel geschah lediglich aus praktischen Gründen und nicht, weil es sich um eine psychiatrische Erkrankung handelt. Im neuen ICD-11 hat der chronische Schmerz ein eigenes Kapitel erhalten, welches unabhängig von der Einteilung psychischer Erkrankungen positioniert ist.

In der Kodierung F45.41 spiegelte sich auch die Erkenntnis wider, dass es keine Trennung zwischen körperlichen und seelischen Komponenten beim chronischen Schmerz geben kann: Die gesamte Persönlichkeit in all ihrer Vielfalt ist betroffen.

Daher spielt auch die Diagnose F68.8 „Persönlichkeitsänderung bei chronischen Schmerzen" eine entscheidende Rolle und darf von Gutachter*innen nicht übersehen werden.

Im ICD-11 (gültig ab 01.01.2022) finden sich alle schmerzrelevanten Diagnosen im Kapitel MG30. Beim ICD-11 handelt es sich um eine relationale Datenbank mit API-Schnittstelle zur Praxis-Software.

14.3 Anforderungen an die Diagnostik

Das Bestehen chronischer Schmerzen als eigenständige Krankheit muss Gutachter*innen zunächst einmal bekannt sein und sie müssen dieses Konzept verstehen und akzeptieren. Sie müssen sich also mit Chronifizierungsprozessen und modernen Erkenntnissen dazu beschäftigt haben, um die begleitenden Prozesse und Auswirkungen auf die Betroffenen umfassend zu verstehen. Anästhesiolog*innen lernen viel in ihrer Facharztausbildung über die Ausschaltung von Schmerzen und sind somit schon prädisponiert, weil sie für die Schmerzmedizin entscheidende Grundlagen mitbringen. Daher sind sie wahrscheinlich in den entsprechenden schmerzmedizinischen Fachgesellschaften auch überproportional vertreten.

Im Wesentlichen ist man auf die Angaben der betroffenen Person angewiesen. Dies gilt aber für die meisten Erkrankungen und stellt prinzipiell keine Ausnahme in der ärztlichen Praxis dar. Es ist eine Eigenschaft der „ärztlichen Kunst", die Stimmigkeit und Wahrhaftigkeit der geschilderten Symptome intuitiv zu erfassen und auf ihren Realitätsgehalt zu überprüfen.

Verschiedene Techniken dienen einer Prüfung auf übereinstimmende Sachverhalte und Angaben, wie sie in der Leitlinie auch gefordert ist. Ein Verzicht auf dieses Verfahren mindert die Qualität eines Gutachtens auf schmerzmedizinischem Gebiet bis zur Unbrauchbarkeit.

INFO

Wissenschaftliche Analgesieparameter

In der Forschung kann der Paintracker eingesetzt werden, um einen **objektiven und patientenunabhängigen Parameter der Analgesie** zu bestimmen (➤ Abb. 14.1). Anhand dessen können die Wirkungen von Schmerzmitteln, die Zeitverläufe der Wirkungen oder andere Einflüsse auf die Schmerzverarbeitung untersucht werden. Es handelt sich also um eine Schmerzschwellenmessung. Mehr dazu unter https://www.dolosys.de/paintracker.htm.

Mit dieser objektiven Messmethode kann die Schmerzschwelle bei Betroffenen bestimmt werden. Das Ergebnis kann als weiteres Indiz für das Vorliegen chronischer Schmerzzustände herangezogen werden.

Aufgrund des Mangels an objektivierenden Methoden wäre es sehr bedauerlich, auf eine vorhandene Methode zu verzichten.

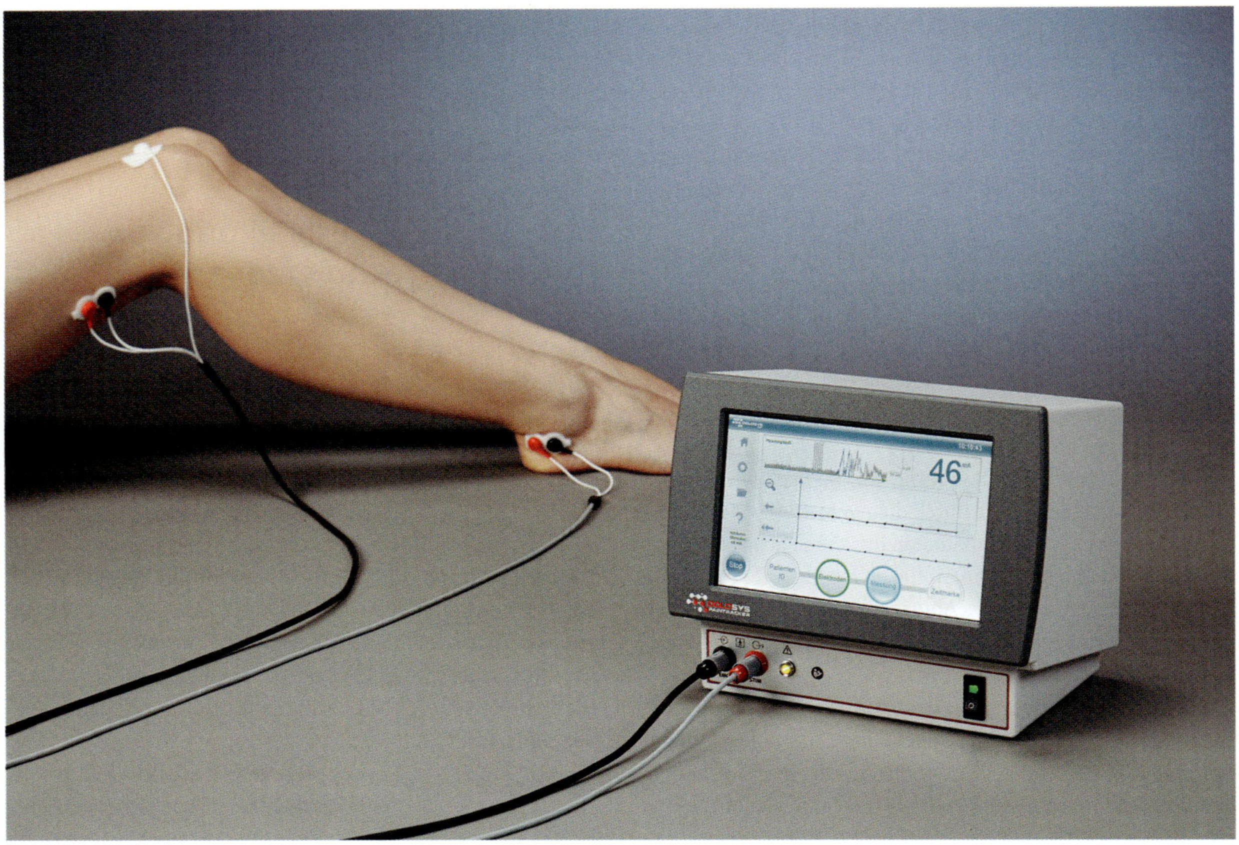

Abb. 14.1 Erfassung der Schmerzschwelle mithilfe des Paintrackers [M1199]

In ➤ Abb. 14.1 hat das Gerät für den Betroffenen die Schmerzschwelle bei 6,3 mA ermittelt. Man erkennt, dass der Reiz zunächst in 1-mA-Schritten ansteigt und dann um den ermittelten Wert unduliert, bis dieser Wert statistisch als stabil eingeschätzt werden kann. Normalerweise liegt die Schmerzschwelle bei ca. 15 mA. Im vorliegenden Beispiel kann also von einer peripheren und zentralen Sensibilisierung ausgegangen werden. Bei manchen Menschen, z. B. mit ausgeprägtem Fibromyalgie-Syndrom, findet man auch Werte von 2,5 mA als Schmerzschwelle.

14.4 Anforderungen an die Befunderhebung

Zur Erfassung von Umfang, Intensität und Qualität der Schmerzen sind in der Leitlinie entsprechende Anforderungen formuliert für eine spezielle Schmerzanamnese.

LEITLINIE

Allgemeine Anamnese: Entwicklung der körperlichen und psychischen Erkrankungen aktuell und unter Einbeziehung früherer Lebensabschnitte einschließlich familiärer Belastungen – bei kausalitätsbezogenen Fragestellungen außerdem Angaben zu Unfallereignissen und anderen ursächlichen Einwirkungen und zum Verlauf danach. (DGNB et al. 2018)

Wesentliche Voraussetzungen für die Entstehung einer Persönlichkeit sind soziale und familiäre Erfahrungen, die im näheren Beziehungsumfeld stattfinden. Insofern ist die Erfassung der komplexen beruflichen und sozialen Bedingungen, unter denen sich die Persönlichkeit entwickelt, unabdingbar.

LEITLINIE

Arbeits- und Sozialanamnese: Berufsausbildung mit/ohne Abschluss, Arbeitsbiografie, besondere psychische und physische Belastungen am Arbeitsplatz, Dauer und Begründung für Arbeitslosigkeit und Arbeitsunfähigkeit, Entwicklung der familiären Situation und deren Belastungen. (DGNB et al. 2018)

Häufig finden sich weitere Faktoren, die eine Entstehung von chronischen Schmerzen beeinflussen können. So haben z. B. die Höhe des Einkommens und die soziale Stellung innerhalb beruflicher Hierarchien einen wesentlich größeren Einfluss auf die Chronifizierung als beispielsweise schwere körperliche Arbeit (obwohl diese häufig auch mit niederen Einkommensgruppen verbunden ist).

Die Erhebung einer speziellen Schmerzanamnese setzt die Kenntnis und Erfahrung mit verschiedenen „Schmerzskalen" voraus. Hier findet häufig die elfteilige visuelle Analogskala (VAS) Anwendung. Die Schmerzintensität wird auf einer Skala von 0–10 bestimmt, wobei 0 der Schmerzfreiheit entspricht und 10 den maximal vorstellbaren Schmerzen (die innerhalb von drei Minuten zum Suizid führen könnten). Hier sind nach Erfahrung des Autors die aktuellen, in der Begutachtungssituation vorhandenen Schmerzen zu erfragen, dann aber auch die Schmerzintensität an „guten Tagen" eines Monats inkl. Anzahl derselben wie auch jene an „schlechten Tagen" eines Monats sowie deren Anzahl. Die einzelnen Lokalisationen sind ebenfalls selektiv abzufragen und zu dokumentieren.

Des Weiteren ist die Auswirkung der Schmerzzustände auf die Leistungsfähigkeit und die Alltagskompetenz der Betroffenen zu erfragen und festzuhalten.

Die Erfassung und Darlegung eines „normalen durchschnittlichen Alltags" ist unabdingbare Voraussetzung für die Einschätzung einer Leistungsminderung durch chronische Schmerzen. Hier sind insbesondere die Handicaps hervorzuheben, die durch die stets bestehenden Schmerzen entstehen: Die Dauer der Morgentoilette kann sich erheblich verlängern, Hilfe beim z. B. Haare waschen nötig sein. Die Bewegungseinschränkungen können sogar dazu führen, dass Betroffene Hilfe bei Alltagsdingen wie Toilettengang oder Ganzkörperreinigung benötigen. Aus Scham sprechen viele diese Umstände häufig von sich aus nicht an.

Es muss gezielt nachgefragt werden, wie oft zusätzliche Pausen benötigt werden, welche Tätigkeiten tatsächlich ausgeführt werden können, z. B. im Rahmen eines Einkaufs, und wo Betroffene stets auf Hilfe angewiesen sind.

Die hier aufgeführten Aspekte ergänzen das „virtuelle Bild" des oder der Betroffenen, das in den Köpfen der Gerichtsbarkeit entstehen soll. Die Auftraggeber*innen sollen ein umfassendes Bild von der Persönlichkeit erhalten, über deren Zukunft sie zu entscheiden haben. Da es für chronischen Schmerz keine Maßeinheit gibt, muss das Gutachten die vorliegende Leistungsminderung dem Gericht adäquat vermitteln.

14.5 Verwendung von Fragebögen

In der Leitlinie wird die Verwendung von Fragebögen befürwortet, welche die entsprechenden Fachgesellschaften empfehlen.

Der Autor benutzt die Fragebogensuite „PainDETECT“. Diese wird von den beiden großen deutschen Fachgesellschaften „Deutsche Schmerzmedizinische Gesellschaft“ und „Deutsche Gesellschaft für Schmerzmedizin“ anerkannt. Es handelt sich um eine Sammlung verschiedener, validierter Fragebögen zu zahlreichen Themen (➤ Abb. 14.2, ➤ Abb. 14.3, ➤ Abb. 14.4).

Diese können den Betroffenen auch über einen Link zur Verfügung gestellt werden, sodass die Auswertung in das Gutachten übernommen werden kann.

Die Durchführung der Befragung und anschließende Konsistenzprüfung zu den Eindrücken aus Exploration, Anamnese und klinischer Untersuchung geben den erhobenen Fakten die Qualität eines Vollbeweises.

In ➤ Abb. 14.5 wird das Chronifizierungsstadium nach Gerbershagen erfasst und angegeben. Dies ist häufig eine direkte Frage aus dem Beweisbeschluss.

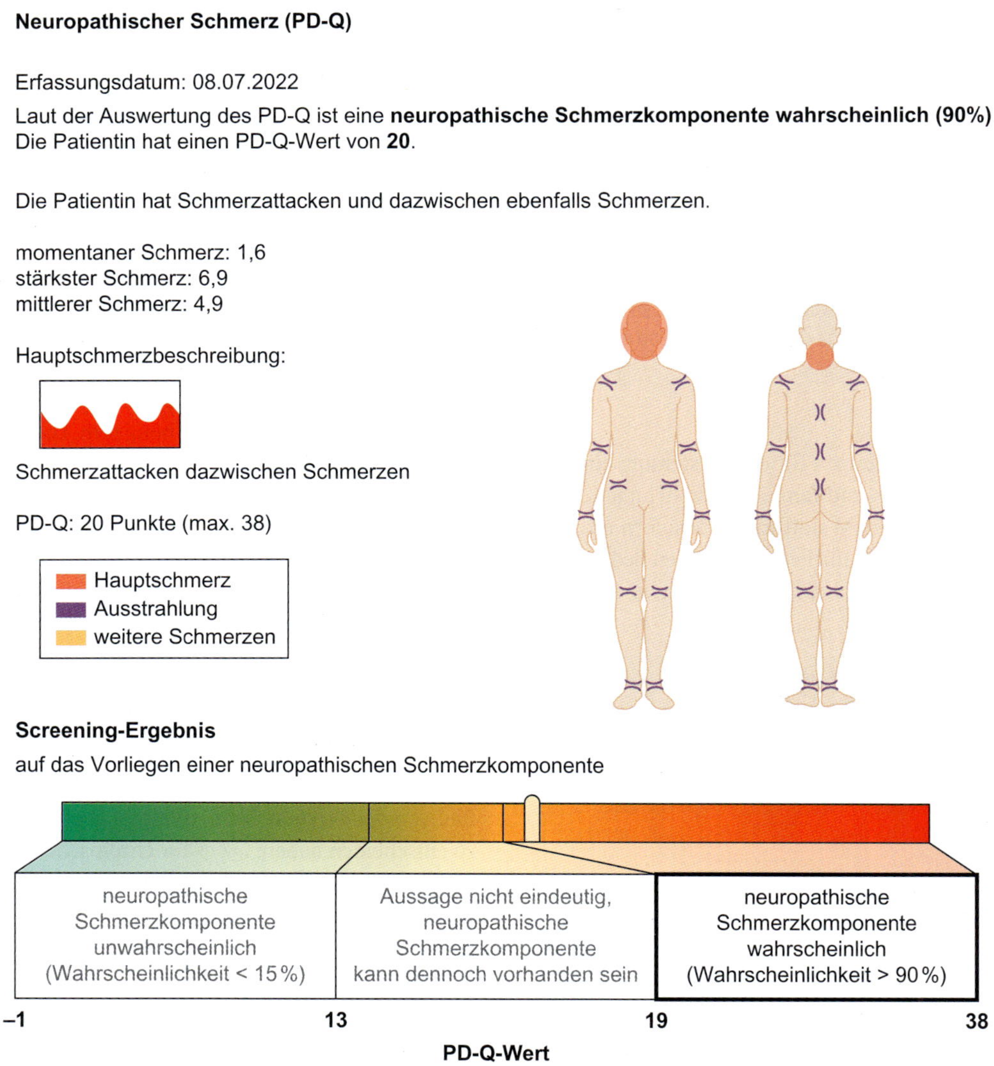

Abb. 14.2 Fragenbogen zum neuropathischen Schmerz aus PainDETECT [W1214, L231]

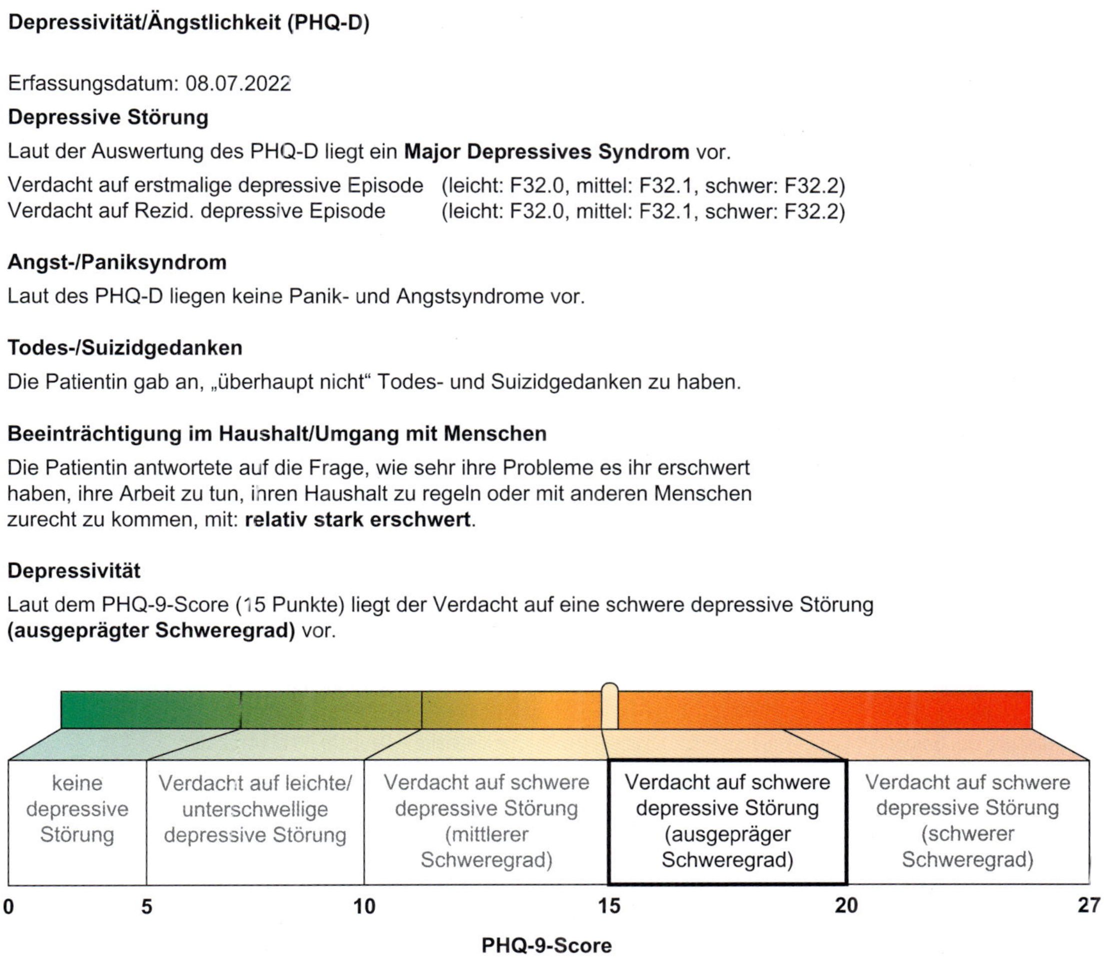

Depressivität/Ängstlichkeit (PHQ-D)

Erfassungsdatum: 08.07.2022

Depressive Störung

Laut der Auswertung des PHQ-D liegt ein **Major Depressives Syndrom** vor.

Verdacht auf erstmalige depressive Episode (leicht: F32.0, mittel: F32.1, schwer: F32.2)
Verdacht auf Rezid. depressive Episode (leicht: F32.0, mittel: F32.1, schwer: F32.2)

Angst-/Paniksyndrom

Laut des PHQ-D liegen keine Panik- und Angstsyndrome vor.

Todes-/Suizidgedanken

Die Patientin gab an, „überhaupt nicht“ Todes- und Suizidgedanken zu haben.

Beeinträchtigung im Haushalt/Umgang mit Menschen

Die Patientin antwortete auf die Frage, wie sehr ihre Probleme es ihr erschwert haben, ihre Arbeit zu tun, ihren Haushalt zu regeln oder mit anderen Menschen zurecht zu kommen, mit: **relativ stark erschwert**.

Depressivität

Laut dem PHQ-9-Score (15 Punkte) liegt der Verdacht auf eine schwere depressive Störung **(ausgeprägter Schweregrad)** vor.

Abb. 14.3 Erfassung des Grades der Depressivität mittels PHQ-D (Patient Health Questionnaire – Deutsch) [W1214, L231]

Migraine Disability Assessment (MIDAS)

Erfassungsdatum: 08.07.2022

Laut dem Migräne Fragebogen von MIDAS leidet die Patientin unter **schweren Beeinträchtigungen (263 Punkte)**.

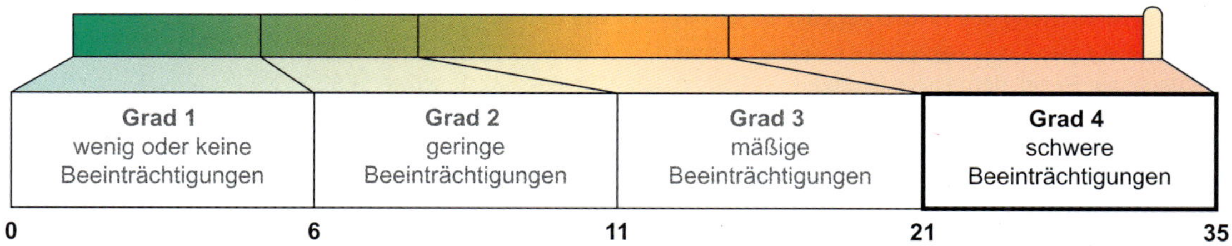

Die Patientin erreicht Grad IV (263 Punkte).
Die Patientin gab an, in den letzten 3 Monaten an **43 Tag(en)** Kopfschmerzen gehabt zu haben.

Kopfschmerzintensität: 7,0

0 (keine Schmerzen) – 10 (unerträgliche Schmerzen)

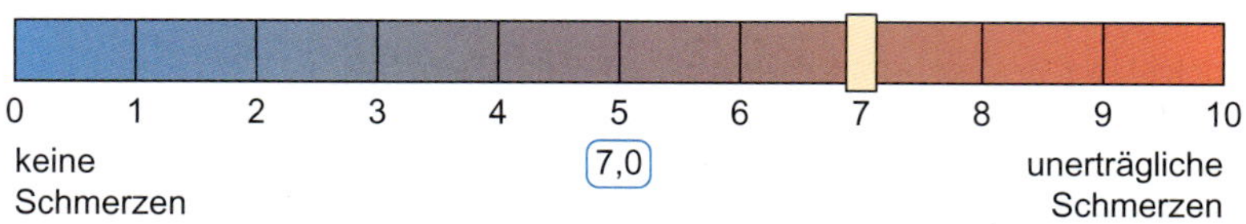

Abb. 14.4 Erfassung des Grades der Migräne mittels PHQ-D (Patient Health Questionnaire – Deutsch) [W1214, L231]

Schmerzchronifizierung (MPSS)

Erfassungsdatum: 08.07.2022

Diese Patientin befindet sich nach dem Mainzer Stadienmodell der Schmerz-Chronifizierung (MPSS) nach Gerbershagen im **Stadium 2 (Punkte: 7)**.

MPSS (Patientenangaben)

Diese Patientin befindet sich nach dem Mainzer Stadienmodell der Schmerz-Chronifizierung (MPSS) nach Gerbershagen im **Stadium 2 (Punkte: 7)**.

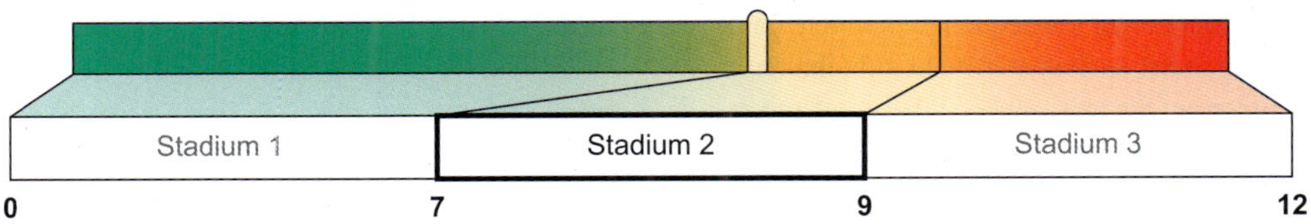

Beurteilung der einzelnen Aspekte (Arztangaben)

zeitliche Aspekte (Schmerzverlauf)	Grad 2:	lang anhaltender, fast kontinuierlicher Schmerz, mit seltenem Stärkewechsel
räumliche Aspekte (Schmerzlokalisation)	Grad 1:	umschriebene, zumeist zuordbare Schmerzlokalisation; zumeist monokuläres Schmerzsyndrom; multilokuläres Syndrom, fast nur posttraumatisch
Medikamenten-einnahmeverhalten	Grad 2:	1–2 Medikamentenmißbrauchepisoden 1–2 Medikamenten-Entzugsbehandlungen derzeit unangemessene Medikation
Patientenkarriere	Grad 2:	2–3 maliger Wechsel des persönlichen Arztes, ziellose Konsultationen von Spezialisten, insbesondere gleicher Disziplinen 2–3 schmerzbedingte Krankenhausaufenthalte 1–2 Aufenthalte in Rehabilitations- oder Schmerzzentren 2–3 schmerzbezogene operative Eingriffe

	Patientin		Arzt*	
	Σ	Stadium	Stadium	Σ
zeitliche Aspekte	4	II	II	4
räumliche Aspekte	1	I	I	1
Medikamenten-einnahmeverhalten	4	II	II	4
Patientenkarriere	6	II	II	6
Gesamtstadium	7	II	II	7

*Dieser Bogen ist nur für die Arztbefragung validiert.

Abb. 14.5 Erfassung des Grades der Schmerzchronifizierung mittels PHQ-D (Patient Health Questionnaire – Deutsch) [W1214, L231]

14.6 Sichtung vorhandener Unterlagen

Hier wird auf die Ermittlungen des Gerichts zurückgegriffen: In der Regel erfolgt die schriftliche Befragung der behandelnden Ärzt*innen im Zusammenhang mit dem vorliegenden Sachverhalt. Aber auch Vorgutachten und andere medizinische Befunde werden im Aktenkonvolut zu finden sein. Ebenso finden sich die Berichte bisheriger Behandlungen.

Wird akuter Schmerz nicht konsequent behandelt, dann ist die Chronifizierung meist auch später nicht aufzuhalten bzw. deren Auswirkungen auf die Leistungsfähigkeit sind anhaltend und der Prozess häufig nicht mehr umkehrbar. Die Ermittlung der bisherigen Therapie ermöglicht daher die Einschätzung, welche Ressourcen möglicherweise für eine Besserung der Leistungsfähigkeit noch vorhanden sind und welche mögliche Besserung in einem zeitlichen Abschnitt noch zu erreichen sind.

Häufig ist erkennbar, dass die Patient*innen keiner Schmerztherapie zugeführt werden, weil einerseits diese nicht flächendeckend zur Verfügung steht und andererseits die Kenntnisse und die Berücksichtigung dieser Chronifizierungsprozesse in verschiedenen, eher „mechanistisch" denkenden Fachrichtungen nicht vorhanden sind.

14.7 Zusammenfassung

Die Begutachtung von Menschen mit chronischen Schmerzen ist also ein komplizierter Prozess, der bei den Gutachter*innen grundlegendes Wissen und ausreichende Erfahrung voraussetzt.

Das Gericht muss von der Rechtsvertretung der Klägerin bzw. des Klägers darauf hingewiesen werden, dass das „normale" Begutachtungsmuster – das meist die Fachrichtungen Orthopädie und Psychiatrie stellen – nicht ausreicht, um chronische Schmerzpatient*innen und ihre Leistungsminderung einzuschätzen.

Wer keine Rechtsschutzversicherung hat, die solche sozialrechtlichen Dinge absichert, kann sich an den VdK Sozialverband wenden. Hier wird eine wirksame und fachgerechte Beratung und Begleitung in solchen Prozessen ermöglicht. Für eine Jahresgebühr von 72 Euro wird man Mitglied des Verbandes. Dafür hat der Verband auch Sozialanwält*innen, die entsprechende Gutachter*innen benennen können. So erhalten die Betroffenen eine kompetente, fachgerechte Betreuung über den häufig jahrelangen juristischen Vorgang.

LITERATUR

Deutsche Gesellschaft für Neurowissenschaftliche Begutachtung e.V. (DGNB) et al. S2k-Leitlinie Ärztliche Begutachtung von Menschen mit chronischen Schmerzen („Leitlinie Schmerzbegutachtung"). Letzte Aktualisierung 2018. AWMF-Reg.-Nr. 094-003. Aus: https://register.awmf.org/assets/guidelines/094-003l_S2k_Schmerzbegutachtung_2018-01-abgelaufen.pdf (letzter Zugriff: 24.01.2023)

Register